U0121656

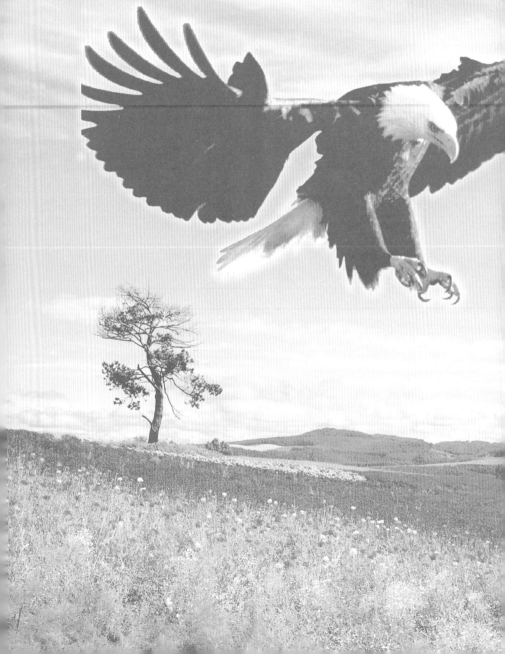

大展好書　好書大展
書好書　冠群可期

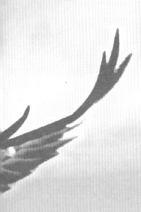

大展好書　好書大展
品嘗好書　冠群可期

武當道教醫藥：6

武當道醫

兒科臨證靈方妙法

尚儒彪／編著

品冠文化出版社

《武當道醫臨證靈方妙法系列叢書》
編委會

主　任：李光富

副主任：李光輝　盧家亮　徐增林　范學鋒　呂允嬌

武当灵方济世救
民千年艰辛潜心
挖整丛书问世乐
法永存

中国共产党好

社会主义好

伟大领袖好

病员八十六岁会将荣生拜

二〇二三年十二月十六日

弘揚道家醫學，使永垂壺濟世

羅鈞

中國印刷集團公司總經理

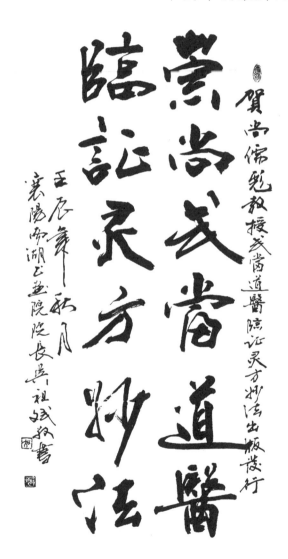

崇尚羌岩道醫
臨証靈方妙法

賀尚儒兗教授羌岩道醫臨証靈方妙法出版發行

王辰年秋月
襄陽市湖北省醫院院長吳祖斌敬書

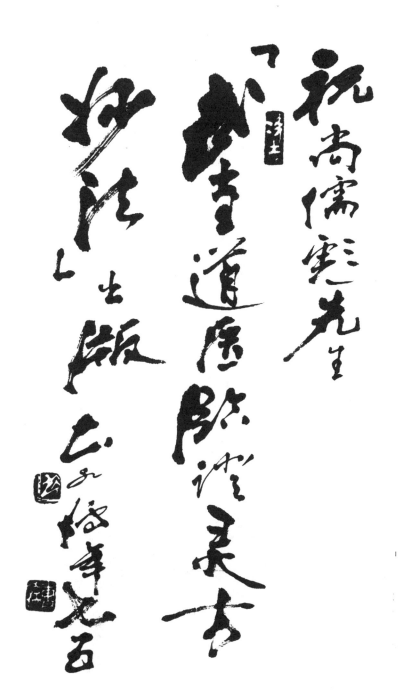

修心如佛

醫術勝仙

祝尚儒兄同志武常道醫臨證靈方妙法發行

壬辰年孟冬襄陽寒山人書賀

內容簡介
introduction

此書是一部武當道教醫藥治療小兒疾病的專著，全書共分五章。

第一章介紹了武當道醫兒科發展史，小兒年齡分期及意義，生理及病理特點，診斷及辨證要點，治療概要。

第二章介紹新生兒常見病的治療及預防；

第三章詳細地介紹小兒時行傳染性疾病的診斷、治療、預後的好壞、如何預防。

第四章介紹兒科常見病的診斷、治療及預防，特別是在臨床治療中多採用武當道醫的「四個一」療法以及中藥、針刺、推拿、敷藥等多種方法。

在以上三章臨床疾病治療中，特別提出有些危重病例，應請西醫採用西醫搶救治療或手術治療，表明了為醫者一定要實事求是，尊重西醫在臨床上的特長，表現出武當道醫寬廣的胸懷。

第五章介紹武當道教醫藥龍門派小兒推拿按摩術。

此書適合兒科專業醫師、在校醫科大學的學生學習參考。

武當道醫 兒科臨證靈方妙法

序言
foreword

　　我雖然沒有專門研究過武當山道教醫藥，但長期在武當山地區生活工作，長期閱讀道教史志及《正統道藏》，長期接觸道教界人士，耳濡目染，能感受到道教與中醫學的密切聯繫，對民間流傳的「醫道同源」「十道九醫」等習慣說法也有幾分體悟和認知。

　　道教與其他宗教相比，其教義思想的最大特色是「貴生」。生，是指生命存在和延續，「貴生」，即珍惜生命、善待生命之意。「貴生」的教義主要反映在三個層面：一是對自己；二是對他人；三是對其他有生命的物體。從這三個層面都可以看出「醫道同源」的軌跡。

　　對自己，道教追求修道成仙、長生久視，所以特別重視「生」。《道德經》說：「深根固柢，長生久視之道。」《太平經》說，天地之間，「壽最為善」，生命長久存在本身就意味著是最高的善。與生命存在相比，富貴功名都算不得什麼。《抱朴子》說：「『天地之大德曰生。』生好物者也，是以道家之所至秘而重者，莫過於長生之方也。」《抱朴子》說：「百病不癒，安得長生？」「古之初為道者，莫不兼修醫術」。道教修道成仙的信仰和理論促使其信奉者孜孜不倦地追求長生不老之藥，並伴隨「內以養己」的

炁功，透過導引、辟穀、清心寡慾以達到祛病延年、強健體魄的目的。歷代道士在修練過程中積累了大量有關醫藥衛生、祛病延年、保健強身的知識與方術，它包括服餌外用、內丹導引等方法。醫學治病要研究人的身體，道教養生也要研究人的身體，所以我們在道教《黃庭內景經》中可以看到《黃帝內經》的影響。

南朝道醫陶弘景《養性延命錄》高舉「我命在我不在天」的道教生命哲學大旗，強調修道之人如果平時能加強身心修養，注重合理飲食和房中衛生，善於調理，就能保持身心健康，防止疾病萌生。該書強調的「生道合一」的宗旨是「醫道同源」的典型案例。

對他人，道教宣揚重人貴生，濟世度人，所以特別重視「生」。《太平經》說：天地之性，萬千事物中「人命最重」。《三天內解經》說：「真道好生而惡殺。長生者，道也。死壞者，非道也。死王乃不如生鼠。故聖人教化，使民慈心於眾生，生可貴也。」在被道教奉為萬法之宗、群經之首的《度人經》中，開卷即宣揚「仙道貴生，無量度人」的教義。道教有以醫傳道的傳統，如東漢張陵創「五斗米道」是從為百姓治療疫病開始的，張角的「太平道」也是透過為民治病吸引了信眾。道教認為修練成仙必須做到功行雙全，道士們將各種修練養生的法門統稱為「功」，並認為在練功的同時還必須行善積德，濟世度

人，即所謂「行」，只有做到「功行圓滿」，才能得道成仙。而行醫施藥是濟世度人的一大功德，這無疑也會促使教門中人自覺研習醫術，由治病救人來行善立功德。

對其他有生命的物體，道教宣揚齊同慈愛，萬物遂生，所以特別重視「生」。

道教尊重生命、寶貴生命的思想並不僅僅是針對人的，天地日月、草木鳥獸等萬物的生命都是寶貴的，都需要人們憐憫善待，不可隨意傷害。武當道教敬奉的主神——玄天上帝是主宰天一之神，是水神。《敕建大岳太和山志》說：「其精氣所變曰雨露、曰江河湖海；應感變化，物之能飛能聲者，皆天一之所化也」；「玄帝有潤澤發生、至柔上善、滌穢蕩氣、平靜之德，上極重霄，下及飛潛，動植莫不資焉。」因此，武當道教的玄帝信仰也充分體現了「貴生」的教義精神。

古代道醫不僅為人治病，遇到動物有病也會積極施救，民間傳說道醫孫思邈為小蛇治傷的故事就反映道教齊同慈愛的「貴生」教義。

民間「十道九醫」之說，也不是空穴來風。翻閱道教史志就會發現，歷代道士中兼通醫術者不在少數。以武當山為例，宋代以來山志對通醫術為民治病的道士多有記載。元代《武當福地總真集》云：田蓑衣「人有疾厄叩之者，摘衣草吹氣與之，服者即癒。」孫寂然「以符水禳禱

為民除疾，眾皆歸之，數年之間，殿宇悉備。高宗詔赴闕庭，以符水稱旨，敕度道士十人。」鄧真官「遠邇疾患，皆奔趨之。」魯洞云「年八十餘，以道著遠，點墨片紙，可療民疾」。葉雲萊「至元乙酉，應詔赴闕，止風息霆，禱雨卻疾，悉皆稱旨。」明代《大岳太和山志》云：王一中（？～1416年）「符水濟人，禦災捍患，事多靈驗。」張道賢「奉命採藥於名山大川」。雷普明「御馬監馬大疫，檄普明治之，遂息」。《續修大岳太和山志》卷四《仙真》云：黃清一（？～1900年）「識藥性，苦修練。晝則入山採藥，和丸濟世」。黃承元（1785～1876年）「性慈祥，甘淡泊。日以採藥濟世為事」，治癒病人甚多。該志卷一記載：「紫霄宮楊來旺知醫，纂有《妙囊心法》；周府庵鄭信學、蒲高衡、饒崇印知醫；紫陽庵王太玉知外科；自在庵高明達外科。」20世紀90年代初，我在蒐集武當山道教歷史資料時，聽說清末民初武當山坤道胡合貞知醫術、識藥性，曾為武當山周圍許多民眾治癒過疾病；20世紀70年代，我曾見過沖虛庵趙元量道長為民推拿療傷，不取分文，頗受民眾尊敬。所以我和王光德會長合著《武當道教史略》時，專門為胡合貞、趙元量道長立傳，以表彰他們懸壺濟世之功。

尚儒彪先生，道名信德，是武當道教龍門派第25代俗家弟子。20世紀70年代初，因開展「一把草運動」進

入武當山採挖中草藥，認識了在廟道醫朱誠德，遂拜其為師，學習道教醫藥。經過長期的臨床實踐，他總結整理出武當山道教醫藥的「四個一」療法，即「一爐丹、一雙手、一根針、一把草」，並發表多篇文章介紹武當道教醫藥。尚醫生退休前為湖北省丹江口市第一醫院主任醫師，2002 年被十堰市衛生局評為「十堰十大名中醫」之一。他曾參與編寫《中國武當中草藥志》，著有《傷科方術秘笈》《古傳回春延命術》《中國武當醫藥秘方》《武當道教醫藥》等醫書。

《武當道醫臨證靈方妙法系列叢書》是尚儒彪先生總結研究武當道教醫藥的最新成果，該叢書由內科、兒科、婦科、男科、傷科、外科、方藥 7 個部分組成。作者長期從事中醫藥工作，除本人家傳及師授秘方外，還注意蒐集、整理武當山歷代道醫治療各種疾病的靈方妙法，並將其應用於臨床實踐，積累了大量的成功經驗。古人云：「施藥不如施方。」現在，作者將自己長期收集的靈方妙法全部公開地介紹給讀者，由讀者斟酌選用，這種做法完全符合道教重人貴生、濟世度人的教義，故樂為之序。

湖北省武當文化研究會會長　楊立志

自 序
preface

　　壬辰孟春，當我校完新作《武當道醫臨證靈方妙
法系列叢書》，真有新產婦視嬰之感。產婦只需十月
懷胎，吾作此書，積累資料數十載，辛苦撰寫近十
年。雖經精雕細琢，修改數遍，書中仍有不盡如人意
處，但慈母看嬌兒，雖醜亦舒坦。

　　余幼承家技，自幼受百草香氣薰染，從記事起，
常見將死者復活，危重者轉安，常與家人共享患者康
復之快樂，亦常為不治者而心酸，遂立志：長大學
醫，為人解苦救難。

　　1961 年我拜名醫齊正本為師學習中醫外傷科，
1963 年參加工作進入醫院，曾拜數位名醫為師，有湖
北當陽縣的朱家楷，宜昌許三友，襄陽鐵路醫院的鄧
鴻儒，襄陽中醫院的陳東陽和馬玉田。

　　參加工作後，我堅持在工作第一線，數年沒有休
過節假日，工作沒有黑夜與白天，玩命地工作，換來
的是歷屆領導信任，患者喜歡。組織上曾派我到湖北
洪湖中醫院學習治類風濕，赴山西省稷山縣楊文水處
學習治療骨髓炎，在襄陽鐵路醫院學習治療白癜風，
去北京參加「全國中草藥，新醫療法交流會」，使我

增長了見識，大開了眼界。

1971 年至 1973 年曾進修於武漢體育學院附屬醫院，成都體育學院附屬醫院，拜鄭懷賢教授為師，學習骨傷科。

1980 年進修於遼寧中醫學院附屬醫院，拜王樂善、田淑琴為師，學習中醫外科、皮膚科共 1 年。20世紀 80 年代初，我考入湖北中醫學院中醫系，經 4 年系統學習，以優異的成績完成學業。

20 世紀 70 年代初，因當時開展「一根針、一把草運動」，我多次進入武當山採挖中草藥，與在廟道醫朱誠德結緣，遂拜朱誠德為師，學習武當道教醫藥，這一拜，學習便是 40 年。

誰知我越學越覺得自己所知甚少，臨床窮技乏術常遇到疑難，得天時、地利之優勢，有困難即向恩師朱誠德求教，無數次地進入武當山，他每次總能為我釋疑解惑，用樸素的語言和形象的比喻，能使我通曉醫書之理，並語重心長地告訴我，在行醫的道路上要不斷地學習，學醫沒有終點站。

遵師訓，我發憤攻讀醫書，雖未懸樑刺股，但也是手不釋卷，讀《內經》忘了寒暑，背藥性午夜不眠。深山採藥，常拜師於道友，問方於民間，輒嘗盡人間辛勞與苦甜，我曾數次嘗毒，幾經風險，初衷不改，

苦而無怨。經數十年努力，現在我稍有所學，也有了一些臨床工作經驗。飲水思源，朱誠德恩師無私地傳授我道醫真學。

我第二任恩師李光富為我的工作亦給了很多方便。在他的安排下，我拜讀到《正統道藏》，並安排數位道友協助我採挖中草藥標本，收集醫藥文獻，為我撰寫此書作出了很大貢獻。受武當之恩惠比山還重，弘揚武當道教醫藥，義不容辭，我應勇挑重擔，可用什麼形式傳承，吾甚是為難。

武當道教醫藥文化深厚，源遠流長，發掘之、提高之，確為重要。但泥古不化，無以進步，執今斥古，難以繼承，以中拒外，有礙發展，化中為洋，有失根本。細思之，詳考之，本著博眾家之長，理當世菁英，與道教醫藥融會貫通，講究臨床實用，為人類健康做一份貢獻之初衷，我不顧年老多病，十年來上午接診病人，下午至午夜書寫書稿，從未間斷。雖然因用眼過度視力不斷減退，書寫時間太長，累得我頸僵背痛，手困腕酸。只覺得晝夜苦短，甚感艱辛，方信「文章千古事，甘苦寸心知」不是謬言。現書已完稿，我心中歡喜，不能忘我恩師朱誠德毫不保留地傳授道教醫術，亦不能忘武當山的道友，時常與我朝夕相伴，不能忘那些幫助過我，為我提供過資料，為我

講述過武當道教醫藥人物或傳奇故事的均州城裡數位知情老人，在此我再次謝過！

　　我還應感謝丹江口市的很多領導，對我研究武當道教醫藥給予的大力支持，感謝丹江口市第一醫院諸位領導，在我工作期間，為我研究武當道教醫藥營造了寬鬆的環境，並給予充分時間，更要感謝山西科學技術出版的領導和郝志崗編輯的人力支持，才使此書能順利地與讀者見面。書中不足，是作者水準有限，敬請諒解，並請提寶貴意見。

尚儒彪

前　言

　　小兒科疾病的治療，是武當道教醫藥的重要組成部分。唐代藥王孫思邈在他所著的《備急千金要方》一書中把「少小嬰孺方」列於卷首，並說「若無於小，卒不成大」，所以武當道教醫藥亦非常注重小兒科疾病的防治。武當道醫們積累過很多成功的治療經驗，可惜有些寶貴的醫藥資料，沒有留存下來。

　　吾自幼得武當山水穀乳養，更巧遇恩師受其武當道教醫藥之真傳，武當之恩，重如此山。自思別無他能，唯自幼習岐黃之術，行醫臨床 40 餘年，故繼承恩師遺願，弘揚武當道教醫藥自己應勇任重擔。因此，30 多年來常拜師於道友，問方於民間，從未間斷，尋求古訓，讀《內經》《傷寒》《肘後方》等十多部文獻，博採眾方，查閱多次醫學研討會的會議資料、眾多醫藥雜誌，結合自己 40 多年的臨床心得和成功經驗，編著此書，為光大武當道教醫藥做一點自己應做的貢獻。

　　書成後雖數易其稿，精心校點，但自知水準不高，精力有限，因此，書中不足及錯誤之處在所難免，敬請同道高人，給予批評指正，使其更加完善。

尚儒彪

目　錄

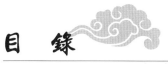

contents

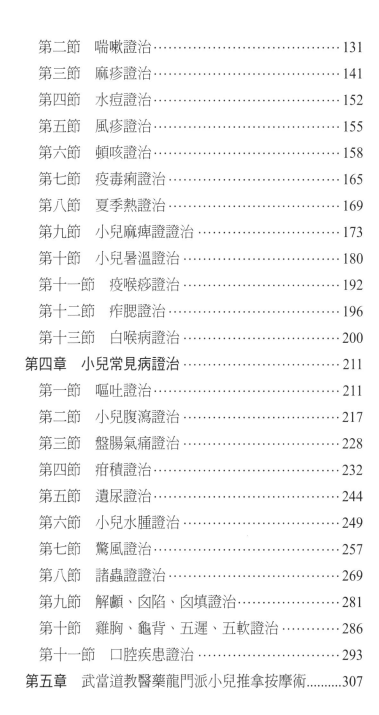

第一章

兒科學基礎知識

　　武當道教醫藥兒科學，是道教醫學領域裏的一個分科，是一門研究小兒生長發育及其疾病防治的醫學科學。從小兒出生至青春發育期這一階段內，其生長發育，飲食起居，疾病的預防、治療、護理等，都屬於兒科學範圍。

　　在中國醫學的發展過程中，隨著歷史和時代的推移，道教醫學兒科學亦隨著不斷充實並逐步完善。

　　中國醫學理論體系中的一些基本理論，如臟腑、經絡、營衛氣血以及四診八綱等等，同樣指導著武當道教醫藥兒科的臨床實踐。

　　但小兒在生理、病理上具有一定的特點：一方面由於發育未全，臟腑嬌嫩，容易發病，一旦有病，變化迅速；另一方面，小兒生機旺盛，病情一有好轉，較易康復。又如臍風、水痘、疳積、五遲、五軟等，則是小兒特有的疾病。幼小嬰兒還不能言語，即使會說話的兒童，亦往往講不清楚病情。因此，無論在保育、護理、診斷方法、治療措施等方面，都有其特殊性。兒科工作者必須對小兒的這些特點有全面的認識，才能更好地指導臨床實踐。

✳ 第一節　武當道教醫藥兒科發展史

　　從武當道教醫藥兒科學的基礎醫學和疾病防治學等方

面的形成來看，它和其他各科一樣，都是奠基於《內經》《難經》《神農本草經》和《傷寒雜病論》而發展起來的，並經歷代道教醫學家的補充和發展，而逐漸完善。

有關小兒疾病的記載，首見於《內經·素問》中，如：「乳子而病熱，脈弦小者何如？岐伯曰：手足溫則生，寒則死」，「乳子中風熱，喘鳴肩息者脈何如？岐伯曰：喘鳴肩息者脈實大也，緩則生，急則死」。反映了我國兩千多年前對小兒疾病，已經有了比較詳細的觀察。

從秦漢到隋唐，隨著生產力和科學文化的不斷發展，兒科醫學開始趨向專科發展。隋唐流傳至今我國最早兒科專書為《顱囟經》，內容有脈法、痛證、火丹證治以及雜證等，為後世兒科專業的發展奠定了一定的基礎。

隋·巢元方著《諸病源候論》，其中介紹小兒疾病多至 6 卷，有 225 候，對病因病理和證候的闡述較詳。

醫學教育方面，在公元七世紀唐代國家辦的大醫署內，設兒科（當時稱少兒小科）專業，規定五年畢業，經考試合格後錄用。

這是我國最早的專業分科，也是世界醫學教育中最早的兒科系。由於這種醫學教育制度的形成，促進了當時兒科學的發展。

唐代的醫學巨著中，都分別收集了大量的兒科資料。特別是道醫孫思邈的《備急千金要方》把「少子嬰孺方」列於卷首，並說：「若無於小，卒不成大」，載有兒科用方 320 首，並指出婦人受胎，要注意胎教、胎養，說明對婦人兒童的重視。

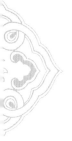

王燾編著《外台秘要》40 卷，是一部醫學各科綜合性著作，其中 35、36 兩卷為「小兒諸證」專著，分 86 門，著重論述了小兒初生調護、餵養、保育以及驚悸、夜啼、中風、咳嗽、天行、傷寒等載方 400 首，把唐以前治療小兒疾病的豐富經驗和有效方劑流傳了下來。

此外，唐代王超《水鏡圖訣》最早記述了小兒的指紋診法，是後世兒科醫家以「虎口診三關」脈紋形色辨別疾病的先聲。

宋代兒科有了新的發展，出現了專門兒科醫學家。北宋兒科專家錢乙，精勤好學，於書無不窺，反對靳新守古。閻孝忠整理的《小兒藥證直訣》反映了錢乙的學術思想和臨床經驗，闡明了小兒五臟寒熱虛實的證候，建立五臟之分治，如以地黃丸治療腎臟病，以瀉心湯療心氣實等，都是結合小兒疾病特點因證制方學術特點。

南宋劉昉的《幼幼新書》40 卷，包括病源形色、稟受諸病、驚風急慢、斑疹麻痘以及眼目耳鼻，口唇喉齒諸條，對癰疽、外傷尤為重視，是現存的宋代兒科巨著。

《小兒衛生總微論方》是一部較好的兒科專著，所謂保衛其生，總括精微，自嬰兒初生以至成童，內外五官諸證，無不悉備，並記載了多種先天性畸形疾患和外科術治法，如駢指、缺唇等，最突出的是認識到小兒臍風與大人破傷風為同一種病，主張用「烙臍餅子」燒烙斷臍以防臍風，在當時歷史條件下，是難能可貴的。

金元時期各家學說的爭鳴，又一次促進了兒科學的飛躍。善用寒涼著稱的劉完素，在其《宣明論方·兒科論》

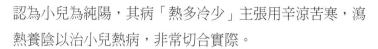

認為小兒為純陽，其病「熱多冷少」主張用辛涼苦寒，瀉熱養陰以治小兒熱病，非常切合實際。

善用攻下的張從正，依據《內經》「精不足者，補之以味」的原理，提出「養生當論食補，治病當論藥攻」的觀點，主張慎用補法。注意飲食調理，增強抗病能力，如偶然有病，則積極治療，以期邪去正安。這對保護兒童健康很為重要。同時，張氏還在《儒門事親》記載了「斑疹傷寒」的病名。

善用溫補的李東垣，認為脾胃氣虛，升降失常，是引起元氣與陰火關係失常，是導致疾病發生的主要因素。因此提出：「病從脾胃所生，養生當實元氣」，主張「陽氣衰弱，不能生發，當從《藏氣法時論》中升降浮沉補瀉法用藥」。脾胃為後天之本，在小兒生長發育中尤為重要。小兒臟腑柔弱，如何使其由弱轉強，全靠後天的飲食營養。小兒很多疾病皆源於脾胃失於健運。東垣學術思想的理論核心——脾胃學說，對促進兒科學的發展，具有重要意義。

善於滋陰的朱丹溪，首創「陽常有餘，陰常不足」之說，在《丹溪心法·小兒論》中指出「乳食小兒常多濕熱、食積、痰熱為病」，這類病證多從熱化，損傷陰津。當然，小兒時期沒有旺盛的陽氣，就難以促使其「成而未全，全而未壯」的臟腑和形體成長。

由於陽氣旺盛，小兒疾病以陽、熱、實證居多，因陰氣不足，熱盛易傷陰，實證又易轉為虛證。特別是熱病後期，傷及陰津尤為突出。故丹溪滋陰之法，實為兒科中不

可缺少的一環。

這些醫家均擅兒科，在其著作中關於小兒診法以及諸病治法有不少精闢的論述。如李東垣的《保嬰集》，朱丹溪的《幼科全書》對小兒診法中的觀察色、辨脈、審手冷熱、審手筋脈形色、聽聲知病以及胎疾、噤風等均有獨特的見解。元代曾世榮的《活幼心書》亦為當時兒科專著，對於小兒保育、審脈、辨證、用藥等方面，在總結前人經驗的基礎上，又有新的發揮，反映了金元時期兒科學發展的概貌，為武當道教醫藥兒科的進一步發展起到了促進作用。

明清時代，武當山道教醫藥由明代的鼎盛，到清朝的衰敗，但由於城市工商業的向前發展，對自然科學有一定的促進作用。兒科醫學的成就，較前又有了進一步的發展。有經驗的醫學家，總結和整理了有關兒科的許多著作，其中有關麻疹、痘瘡、種痘、驚風等的專著很多。

武當山上道醫們在與傳染病的長期的抗爭中，特別重視痘（天花）疹（麻疹）。自宋以來，武當山歷代道醫特別注意兒科傳染病防治，大量收集有關兒科病的書籍，特別是在痘疹方面，有很多道醫花費了很大精力，僅收集有關痘疹的專著達 50 部以上。在長期防治痘疹實踐的基礎上，積累了豐富經驗並與我國廣大醫務工作者的共同努力，終於發明了人工種痘的方法，為人類預防醫學史上開闢了新的一頁。

明清時代有經驗的醫生，總結和整理了有關兒科的許多著作。李時珍《本草綱目》，收集了很多兒科疾病的防

治藥物和防治方法，足供臨床參考。

薛己繼承了錢乙的「小兒五臟虛實辨證」，又以前賢之論加以補充，如在錢乙肝病勝肺、肺病勝肝的論治上，以道醫張潔古之說為註釋，相得益彰。在五臟辨證上，薛己特別重視脾腎與各臟之間的關係，他說：「凡脾之得病，必先察其肝心二臟之虛實而治之。蓋肝者脾之賊，心者脾之母也。」這是薛己應用臟腑學說聯繫臨床實踐而發揮的。

薛鎧、薛己父子著有《保嬰撮要》和《保嬰粹要》；萬密齋是當時名望很高的兒科醫生，著有《育嬰家秘》和《幼科發揮》，反映了他的豐富臨床經驗。

王肯堂的《幼科證治準繩》是集眾書之長，參以己見，使審證論治，有所遵循。《醫宗金鑑‧幼兒心法》是把清初以前的兒科學作了一次較全面的整理與總結。此外尚有夏禹鑄的《幼科鐵鏡》，重視「望面色、審苗竅」，以辨別臟腑的寒熱虛實，運用燈火療法以治臍風、驚風等證，具有獨到的經驗。

陳飛霞的《幼幼集成》，論證條分縷晰，論治存精去蕪，書中頗多臨證心得和治療經驗。

其他如葉天士的《幼科要略》，沈金鰲的《幼科釋迷》，吳瑭的《溫病條辨‧解兒難》等著作，也都各有成就。特別是吳瑭對小兒「暑痙」的證治，指出「痙因於暑，只治致痙之因，而痙自止，不必沾沾於痙中求之」。

總之清代溫病學說的興起，為武當道教醫藥開闊了兒科證治的視野，使武當道教醫藥避瘟防病學得以空前發

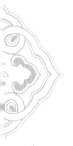

展。以後武當道醫對多種急性感染性疾病，如流行性日本腦炎、病毒性腦膜炎等的治療，就是根據溫病學說的理論知識和實踐經驗而取得顯著成效的。

兒科中的推拿療法，也於明清時著成專書。如《保嬰神術按摩法》，附於《針灸大成》內，《小兒推拿秘法》為明·周岳甫纂輯，是最早的一部小兒推拿專書。這種療法，具有簡便、速效、經濟、安全等優點，至今廣泛流傳於民間。武當清末民初道醫袁正道就精於此術，並有《按摩法》《按導醫學》《中國按摩學講話》等著作傳世，曾懸壺上海，久享盛名。

以上所述我國兒科學發展的概況，這些優異的成就對武當道教醫藥的發展起到很大作用。武當道教醫藥兒科是武當道教文化中重要成分，亦是我國醫學科學中一枝奇花。努力發掘，整理武當道醫兒科病證治，對我國醫學科學的發展能起到一定促進作用。

✳ 第二節　小兒年齡分期及意義

小兒的年齡分期，標誌著小兒生長發育的各個階段，以及與疾病發生的關係，從而有利於做好護理和保育工作。一般用「生長」表示形體的增加，「發育」表示功能的演進。小兒的發育有一定的進程，各個年齡階段有著不同的機體特點。

《內經》以年齡六歲以上為小兒，十八歲以下為少年。《千金要方》謂小兒「生後六十日瞳子成，能咳笑和人；百日任脈成，能自反覆；百八十日尻骨成，能獨坐；

二百一十日掌骨成，能匍匐；三百日髖骨成，能獨立；三百六十日膝骨成，能行。」《小兒衛生總微論方・大小論》：「當以十四歲以下為小兒治，其十五以上者，天癸已行，……則為大人治耳」。《幼科發揮・原病論》：「初生曰嬰兒，三歲曰小兒，十歲曰童子，兒有大小之不同，病有淺深之各異。」明《壽世保元》則以半歲至二歲內為嬰兒，三四歲為孩兒，七八歲為齠齡，九歲為童子，十歲為稚子。

現綜合古人的意見，武當道教醫藥結合各個時期生長發育的特點和實際情況的需要，將小兒年齡分期劃分如下：

一、胎兒期

從受孕至分娩共九個多月，小兒在母體中，稱胎兒期。應保護孕婦的身體健康，以避免胎兒發生先天性疾患。因孕婦患病，往往影響胎兒發育。在妊娠早期服用某些藥物，亦可影響胎兒，應加注意。

二、新生兒期

出生後一個月內為新生兒期。此期初離母體，開始接觸外界環境，機體柔弱，如胎內失調，發育不足，分娩不順，護理不當，均易引起疾病。患病後死亡率較其他時期為高。因此，在乳食、寒溫等調護方面，應特別注意。

三、嬰兒期

從滿月至一週歲為嬰兒期，亦稱乳兒期。這時期的生長發育最為迅速，生機蓬勃，但由於臟腑嬌嫩，形氣未充，抗病能力低下，故較易發生疾病。如餵養不當，容易

發生嘔吐和腹瀉，一遇外感，易致高熱驚風等。

應繼續注意飲食、寒暖等方面的調護，並應積極開展卡介苗、牛痘、麻疹減毒活疫苗、脊髓灰質炎疫苗等預防接種，以減少疾病，增強抵抗力。

四、幼兒期

一週歲至三週歲為幼兒期。這一時期對外界環境逐漸適應，各種生理功能逐步增強，語言及體格的迅速發育，促進了思維活動的發展，這時正在斷乳以後，如餵養調護不當，易患吐瀉、疳症等病。

由於與外界接觸增多，易感各種時行疾病，應積極做好預防工作，按時進行預防接種，培養良好的生活與衛生習慣。

五、幼童期

從三週歲至七週歲為幼童。這時期的體格生長較前緩慢，但各種生理功能日趨成熟，抗病能力增強，與外界環境的接觸日益廣泛，理解和模仿能力增強，語言豐富，需要很好的注意教養，並繼續做好預防保健工作。注意防止誤食藥物、毒物及溺水等意外事故。

六、兒童期

從七週歲到十四週歲為兒童期。這時期小兒的大部分臟器功能獲得充分發育，體格和智力發育旺盛，抗病能力增強，所發生的疾病已接近成人，並開始性的發育，而轉入少年。此時的家庭和學校的教育以及社會環境對小兒性格的形成影響很大，應重視正確的思想教育和適當的體育鍛鍊。

✻ 第三節　生理、病理特點

一、生理特點

（一）臟腑嬌嫩，形氣未充

小兒屬於「稚陰稚陽」之體。這裏所指的「陰」是指體內的精、血、津液而言，「陽」是臟腑的功能活動而言。這就是小兒機體無論在物質基礎和功能活動方面均未至完善。歷代兒科醫家把這種現象概括為臟腑嬌嫩，形氣未充。

如《諸病源候論》指出「小兒臟腑嬌弱」；《小兒藥證直訣》說：「五臟六腑，成而未正，……全而未壯。」「骨氣未成，形聲未成，悲啼喜笑，變態不常。」《育嬰家秘》也說：「血氣未充，……腸胃脆薄，精神怯弱。」這都是指小兒時期的機體與生理功能均未達到成熟完善。

清·吳瑭在總結前人經驗的基礎上，認為小兒機體柔嫩，氣血未充，經脈未盛，神氣怯弱，內臟精氣未足，衛外機能未固，在其所著《解兒難》篇中提出了「稚陰稚陽」的觀點，把小兒的生理特點，歸結為「稚陽未充，稚陰未長」。

（二）生機蓬勃，發育迅速

由於小兒臟腑嬌嫩，形氣未充，在生長發育過程中，從體格、智慧以及臟腑功能，均不斷向完善、成熟方面發展。年齡愈幼，其生長發育的速度也愈快。古代醫家把這種現象，稱為「純陽」。《顱囟經》首先提出孩子三歲以內，呼為「純陽」。

所謂純陽即指小兒的陽氣相對比陰氣蓬勃，有如旭日初昇，草木方萌，蒸蒸日上，欣欣向榮。但小兒生機旺盛，發育迅速，又特別需要乳汁、水穀精氣不斷加以補充，方能促進其健康地成長。

「稚陰稚陽」和「純陽」同為小兒生理特點的兩個側面。前者是指臟腑、氣血、機能發育均不夠完善而言；後者是指生長發育迅速，陽氣相對比陰氣旺盛及機體抗病功能而言。二者又互相關聯，在實踐中用以指導認識小兒生長發育以及疾病的防治具有重要意義。

二、病理特點

（一）發病容易，變化迅速

小兒由於臟腑嬌嫩，形氣未充，加以寒暖不能自調，乳食不知自節，故外易為六淫所侵，內易為飲食所傷。且年齡愈幼，發病率愈高。吳瑭說：「臟腑薄，藩籬疏，易於傳變；肌膚嫩，神氣怯，易於感觸。」概括地描述了小兒發病容易，變化迅速的病理特點。

肺為嬌臟，外合皮毛，小兒衛外機能未固，病邪易從皮毛或口鼻襲入，首先犯肺，故易患感冒、咳嗽、肺炎喘嗽等病。

小兒「脾常不足」，運化功能尚未健全，而所需水穀的供養較為迫切，若飲食不當，乳食不潔，過飢過飽，均易影響脾胃，致生疾病，故常見嘔吐、泄瀉、疳積、蟲證等脾胃病證。

小兒神氣怯弱，邪毒為害，易陷心包而常發生驚悸、神昏。小兒「肝常有餘」，熱證最多，熱盛易引動肝風故

又易發生驚厥。

小兒肺嬌胃弱，易受時行邪氣而患溫熱疾病最多。清·葉桂《幼科要略》中提出「六氣之邪，皆從火化；飲食停留，鬱蒸化熱，驚恐內迫，五志動極皆陽。」說明了小兒患病易從熱化。

小兒發病容易，變化迅速，容易輕病變重，重病轉危。吳瑭所謂「蓋小兒膚薄神怯，經絡臟腑嫩小，不奈三氣發洩。邪之來也，勢如奔馬，其傳變也，急如掣電」就是很形象的描述。

邪氣盛則實，精氣奪則虛。小兒臟腑嬌嫩，氣血未盛，稚陽未充，稚陰未長，一旦患病，則邪氣易實而精氣易虛。

病之初期，熱邪壅盛多為實證，病之後期，氣陽易耗，真陰內虧，而又易變虛證，或虛實夾雜。如泄瀉病初期，水穀邪氣滯留腸胃，發熱，腹脹，泄瀉穢濁，苔黃膩，脈數有力，此為實熱證；若吐瀉不止，脾胃之陰液耗損，中氣虛弱，氣陰兩傷，而又易出現肺氣不宣、發熱、喘咳、苔黃、脈數有力，此為實熱證；若肺氣閉塞，氣機不利，氣鬱而影響心血之流通，致使心血瘀滯，心陽不振而出現肢厥，面青，脈象沉微之虛脫證。

總之，小兒患病，寒熱虛實的變化，比成人更為迅速而複雜，可以朝呈實熱之陽證，暮轉虛寒的陰證；也有實熱內閉的同時，轉瞬出現虛寒外脫之危候。因此，認真掌握小兒病理的特點，以幫助正確地辨證和及時地治療，在臨床上是有重要意義的。

（二）臟氣清靈，易趨康復

兒科在病情發展轉歸的過程中，由於臟腑氣機清靈，反應敏捷，活力充沛，恢復容易，這是小兒病理特點的另一個方面。因此，對於小兒的病理機轉，既要掌握其寒熱虛實易變，病情易轉惡化的一面，也應看到臟腑清靈，病因比較單純，極少情慾的傷害，患病之後，只要及時處理，用藥恰當，護理得宜，病情向癒迅速，又比較容易康復的一面。

正如《景岳全書‧小兒則》中所說：「其臟氣清靈，隨拔隨應，但確得其本而攝取之，一藥可癒。」概括地反映了兒科生理、病理以至診療上的特點，符合臨床實際，具有一定的指導意義。

❋ 第四節　小兒的保育

一、保胎、養胎

武當道教醫藥認為，對新生兒保健工作必須從妊娠期做起，歷代道醫們所說的「護胎」「養胎」有關這方面的寶貴經驗，體現了「治未病」的預防醫學思想，值得認真總結。

如《幼幼集成》認為：「胎嬰在腹，與母同呼吸，共安危，而母之飢飽勞逸，喜怒憂驚，食飲寒溫，起居慎肆，莫不相為休戚。古人胎教，今實難言，但願妊娠之母，能節飲食，適寒暑，戒嗔恚，寡嗜慾則善矣，此尤切於胞胎之急務，幸毋視為泛常而忽之。」

要加強孕婦的營養，以利胎兒的正常發育，但也不可

恣食厚味太過，以免胎兒過大而難產。孕婦的精神情志因素對胎兒亦有影響，要心情舒暢，避免強烈的七情刺激。古人又認為房勞太過不僅可能引起流產或早產，還可使新生兒稟賦虛弱。

　　孕婦不宜輕率服藥，以免胎兒受到傷害，但根據「有故無殞亦無殞」的原則，對孕婦的疾病還應積極治療。孕婦要注意參加一定的體力勞動，如《幼幼集成》曰：「蓋婦人懷胎，血以養之，氣以護之，宜常時微勞，令氣血周流，胞胎活動。如久坐久臥，以致氣不運行，血不流順，胎亦沉滯不活動，故令難產。」此外，孕婦吸菸，飲酒都會使胎兒受害，應該戒除。

二、初生兒的護理

　　嬰兒出生後，從胎內的生活環境轉變為胎外的環境生活，在生理上起了很大的變化。因此，對初生兒，無論呼吸、吮乳和氣候寒溫的適應，都需要很好的護理，使之能逐漸適應新的生活環境。

　　嬰兒初生時，往往口中留有穢液，需用清潔棉花拭淨，以免引起口腔及胃腸疾患。也可用金銀花、甘草各3g，煎濃汁拭口，並以少量給小兒吮啜。要瞭解新生兒的身高，體重情況，觀察面色、呼吸、哭聲、吸吮力、體溫和大小便，並檢查有無畸形等。注意斷臍和臍部護理，必須嚴格消毒和保持清潔，防止感染病邪，引起臍風或臍部疾患。

　　嬰兒出生後，可用潔淨棉花蘸植物油將腋下和鼠蹊部積聚的皮脂輕輕揩拭，然後穿衣。在生後次日可給新生兒

沐浴，注意保護臍部，浴後用清潔柔軟的紗布拭乾周身，隨用六一散撲之。

三、嬰幼兒的保健

對於嬰幼兒的哺乳，飲食營養，起居遊息，調節寒溫等保健方法，都應加以注意，《育嬰家秘》謂之「鞠養以慎其疾」，茲分述如下：

（一）正確的餵養

母乳是嬰兒最好的養料，所以人乳餵養最為適宜，小兒出生後 12 小時內，可任其安睡，不必餵乳，但可以餵以適量開水。12 小時以後開始餵乳，一般每隔 3 小時一次，根據具體情況，不宜過飽或不足。第三個月起每日哺乳六次，到五六個月時可改為每日五次，並逐漸養成夜間不餵乳的習慣。四五個月以後可根據小兒的適應力，除餵乳外，逐漸增加輔助食物，如米湯、蔬菜湯、稀粥、粉糊、麵條、少許蛋黃、瘦肉末等，以保證小兒迅速生長發育的需要，並為斷乳做好準備。

乳母應注意營養、生活起居和精神情慾等的調節，不可偏食，以免乳汁變異，影響乳兒的營養。《保嬰撮要》提出：「小兒初生，須令乳母預慎七情、六淫、厚味炙搏，則乳汁清寧，兒不致疾。否則陰陽偏勝，氣血沸騰，乳汁敗壞，必生諸證。」

說明乳母的健康狀況，對乳兒有很大的影響，哺乳前應將儲存於乳頭部的「宿乳」擠出，輕柔乳房，使乳汁流暢，並用溫開水將乳頭洗淨，然後哺乳。

當母乳不足、缺乏，或母體患病時，可兼用或改用代

乳品，如牛乳、羊乳或奶粉、代乳粉等餵養。無論何種乳食，均應定時、定量，所謂「乳貴有時，食貴有節」。否則，易於引起疾病。

嬰兒週歲左右，便當斷乳。如哺乳期過長，不添加其他食品，則令小兒營養不足，脾胃虛弱，影響發育。但必須採用逐漸減少餵奶次數，逐漸增加輔食的辦法，不可突然斷乳。在夏季或小兒患病時，一般不宜斷奶，以免影響脾胃功能，發生吐瀉，積滯等證。

小兒斷乳後，腸胃功能起了新的變化，餵養方面應注意：

1.飲食要定時，定量，養成不吃零食的習慣。

2.食品要選用富有營養而又易於消化的食物，不要偏食，不要隨成人的喜好，給以過多的葷腥、厚味、辛辣或過於酸鹹的食物，不要吃生拌菜。

3.進食時，應用小匙耐心慢慢地餵，慎勿以手指將食物向口內塞入。不要口對口餵食，週歲以後的小兒可逐漸教會自己用小匙來吃。

（二）調節寒溫

小兒衛氣不固，對氣候的適應能力較差，容易受風、寒、暑熱影響和病邪的侵襲，故小兒衣服應隨氣候變化而適當增減。《諸病源候論》提出，小兒初生，肌膚嬌嫩，衣著不可過多，致令汗出，汗後則易感冒，但又不可穿著過少，以免感受風寒。

《小兒病源方論》根據臟腑、腹背陰陽的特點，提出了頭要涼，背腹、足要暖的觀點。認為頭要涼，因頭為諸

陽之會，熱則易患頭瘡目疾，背要暖，若背受風寒，傷於肺俞，可致憎寒、壯熱、咳喘等證；腹要暖，因肚腹為脾胃所主，若腹部受冷，能影響受納運化之機，容易發生吐瀉、腹痛之證，足膝要暖，足為陰陽經所主，腰膝屬腎，足膝受冷，則影響脾腎，易生傷風、冷洩等證。古人的這些育嬰經驗，可資參考。

（三）起居遊息

小兒應有充足的睡眠才能保證健康成長。根據年齡長幼的不同，需要睡眠時間各有差異。一般 4 個月以內的幼兒，每天睡眠約需 20 小時；6 個月的，約需 16 小時；1 週歲的，約需 14 小時，二至三週歲的，約需 12 小時，兒童時期，約需 10 小時。小兒能按時入睡，是健康的徵象。最好能養成自動入睡的習慣，儘量避免抱在懷中抖動及口含乳頭等入睡方法。

室內應空氣流通，日光充足，冷暖燥濕要適宜。冬季取暖要防止煤氣中毒。對新生兒和嬰兒，應注意保持一定的室溫。

氣候適宜，可常抱嬰兒到戶外接觸和暖的陽光與新鮮空氣。《諸病源候論・養小兒候》說：「宜時見風日。若都不見風日，則令肌膚脆軟，便易傷損。凡天和日暖無風之時，令母將兒抱日中嬉戲，數見風日，則血凝氣剛，肌肉硬密，堪耐風寒，不致疾病。」

幼兒漸長，應有適當的遊戲活動，使其筋骨堅強，呼吸暢利，食慾增加，排泄通調，以助長其身體正常地發育，有利於預防疾病，增進健康。

（四）講衛生，預防疾病

對於小兒要注意勤洗澡，勤換衣服，勤換尿布，保持皮膚清潔。小兒皮膚嬌嫩，洗澡後須將水擦乾，在皮膚縐摺處，可撲些六一散或爽身粉，還要注意勤理髮，勤修指甲。對較大兒童，教育他們養成飯前便後洗手，早晚刷牙漱口等衛生習慣。

應對小兒做定期的體格檢查，以便掌握生長發育等健康情況，及時發現問題，及時正確處理。要注意防止小兒的意外傷害，防止誤吞及吸入有害物品，燒傷、燙傷等等。年齡漸大，要注意防止溺水、跌傷、觸電、車禍等等的意外事故。

（五）合理教育

除重視小兒的身體健康外，還應注意培養心理和思想的健康，使德育、智育、體育得到全面發展。《育嬰家秘》對於小兒教育方面說：「小兒能言，必教之以正言，如鄙俚之言勿語也，能行，則教之以恭敬，如褻慢之習勿作也；⋯⋯言語問答，教以誠實，勿使虛妄也；對賓客，教以禮貌，勿使退避也；衣服、器用、五穀、六畜之類，遇物則教之，使其知也；或教以數方隅，或教以歲、月、時日之類」。

✳ 第五節　診斷概要和辨證要點

武當道教醫藥對於小兒疾病的診斷，同樣運用四診八綱的方法以及臟腑、經絡、氣血等理論進行辨證。由於小兒有其生理、病理的特點，病情的反映也有一定的特徵，

故診法的運用，與成人不盡相同。如小兒寸口部位短小，診法便與成人不同，嬰兒就診時，往往啼哭呼擾，影響氣息脈象，不能與醫生取得合作。因此，診察小兒，在四診之中，必須掌握重點和爭取特有方法。

同時，在進行四診時，醫生應當態度和藹，言語親切，耐心細緻，不能操之過急。還要注意四診的步驟，如一般先進行問診，除問小兒實足年齡、詳細住址及家長姓名外，要抓住主要病情及治療經過，然後再切脈、察口、舌、咽喉、指紋、切腹等。在問診的同時，便要結合望診，注意小兒神色表情以及聞診等。

一、望診

望診是醫生運用視覺觀察病兒的神色、形態等變化，以測知病情，判斷病變所在的一種方法。

（一）望神志

神是精神狀態，人體精神狀態可以反映內在臟腑機能活動的情況。如小兒形體狀實，面部表情靈活愉快，且有光彩，面色紅潤，聲音洪亮，肌體活動靈敏，這是正氣未傷，精神充足的表現，叫做「得神」。若形體羸瘦，面部表情呆滯，目無光彩，面色晦暗，聲音低沉，意識不清，肢體活動遲鈍，甚至不能自主，這是正氣已傷，精神不足和精神失常的表現，叫做「失神」。

（二）望氣色

是指臟腑氣血的外榮，臟腑發生病變，相應地反映於色澤。根據不同的色澤，綜合病情，可以看出疾病的發展和演變。望色要注意察色的神氣。一般來說，氣怯則「色

必嫩，其為虛可知；氣壯則色必盛，其為實可知。

石芾南《醫原、望病須查神色論》：「神氣云者，有光有體是也。光者外面明朗，體者裏面潤澤。」所以正常小兒的膚色是紅黃隱隱，鮮明潤澤，表示氣血充盈，有光有體，神氣咸備，為健康無病。

但也稍偏白偏黃者，或隨著氣候不同而膚色亦微有變化者，均屬正常範圍，除了正常膚色及暫時因啼哭等引起的一時性膚色變化外，凡因病而出現的一切不正常的顏色均屬「病色」。

（三）望面色

小兒局部望色以面為主，五臟之氣形於面部，面部各部分分屬臟腑，是面部望色的基礎。色與部位結合起來看，能進一步瞭解病情。《小兒藥證直訣・面上證》：「左腮為肝，右腮為肺，額上為心，鼻為脾，頦為腎，赤者熱也」。然五臟之氣色，層見迭出，隨形流證，初無一定。

據《幼幼集成》引六朝高陽生《面部形色賦》載：「察兒形色，先分部位。左頰青龍屬肝，右頰白虎屬肺，天庭高而離陽心火，地角低而坎陰腎水，鼻在面中，脾應唇際，紅色見而熱痰壅盛，白色露而肝風怔悸，如煤之黑為痛，中惡傳逆；似橘之黃食傷，脾虛吐利；白乃疳癆，紫為青燧，青遮日角難醫，黑掩太陽不治，年壽赤光，多生膿血，山根青黑，頻適災異，朱雀貫於雙瞳，火入水鄉，青龍達於四白，肝乘肺位；瀉痢而太陽須防，咳嗽而拖藍可忌，疼痛方殷，面青而唇口攝；肝風欲發，面赤而上竄視；火光焰焰，外感風寒；金氣浮浮，中藏積滯，乍黃乍

白，疳積連綿；又赤又青，風邪瘦瘵；氣乏囪門成坑，血衰頭毛作穗，肝熱眼生眵淚，脾冷流涎滯頤；面目虛浮，定腹脹上喘，眉毛頻蹙，必腹痛而啼；左右兩頰似從青黛，知為客忤；風氣二池如黃土，無乃傷脾，風門黑主疝，青為風；方廣光滑吉，昏暗危，手如數物兮肝風將發；面若塗朱兮，心火燃眉；坐臥愛暖，風寒之入，伸縮就冷，煩躁何疑，肚大腳小，脾欲困而成疳；目瞪口張，勢已危而必斃。」

一般來看，面色緋紅，多屬於熱；若兩顴潮紅，則屬陰虛火旺；面色蒼白虛浮，則屬氣虛；面色枯槁為氣血俱虛；面色萎黃，屬血虛；面色青晦，屬寒屬痛；面唇青紫，多為驚風、瘀血；面色黑晦，屬虛屬實或為瘀積；面黑形瘦，多屬胎元不足或腎虛。

（四）望形態

即觀小兒形體的強弱，肥瘦，如動靜姿態。萬密齋曰：「形氣實者，此稟氣有餘」「形氣虛者，此稟氣不足」。人體是一個有機整體，有諸內必形諸外，臟腑經絡，內外貫通，內臟有病能夠反映到體表上來，故透過現象，可測知本質。

從整體來看，小兒形體結實，活動正常，為體質強壯，正氣充盈的表現；形體瘦弱，肢體疲倦，活動遲鈍，為體質虛弱，氣血不足的徵象。形體肥胖虛浮，多有痰濕，形體消瘦低燒，多為陰虛。

病兒動靜姿態，和疾病有密切關係，不同的疾病產生不同的姿態。眼、面、口唇、手指或足趾時振動，在急性

熱病中是發痙的先兆；在慢性虛損病中是陰虧，經脈失養；四肢全體出現抽、搦、掣、顫、反、引、竄、視多見於急慢驚風，為驚風八候。顫慄則見於瘧疾發作，或病邪留連，正氣集中抵抗而欲作戰汗之兆。

（五）望頭部

望頸項與頭顱部。《靈樞・邪氣臟腑病形篇》：「十二經脈，三百六十五絡，其氣血皆上走於面而走空竅」。

因此，頭面五官的神色形態，足以反映臟腑經絡的正常和變化。

頭為諸陽之會，元神之府，中藏腦髓，為腎所主，而腎之華在髮，故望頭的形態和髮的顏色，可以瞭解腦、腎、氣、血的盛衰。搖頭不能自主的，為風病；髮盛色黑，為腎氣盛；髮少稀疏為腎氣衰；黑髮變黃，為血不足；髮乾枯而無光澤，為津氣耗傷；髮結如穗，為血衰；疳積，髮自脫落，為液燥津虧。

（六）望顱囟腮頰

腎主骨髓，脊者髓之路，腦者髓之海。肝腎與督脈，行於脊骨，上會於腦，故望兒顱囟，能測知肝腎督脈之氣與腦的盛衰。前囟名囟門，後囟名後腦頂門，頭中心頂上名百會。凡小兒前後囟及百會開而虛軟或骨縫遲遲不合，為稟賦虛弱，精氣不充所致，稱為解顱。小兒頸項軟，見於病後，多為陽氣或精血大虛。《內經》：「頭者精明之府，頭傾視深，精明奪矣」。倘因先天不足者，為五軟之一（見五軟條）。

望顱囟時，要注意面部腮頰外形的變化。如面腫，多

見於水腫，有陰水與陽水之分。陽水腫，起病速，頭面及上肢先腫；陰水腫，起病慢，下肢腹痛、胸部先腫。腮腫起於突然，面色鮮紅，或咽喉腫痛，為痄腮；腮腫局部嫩紅、灼熱、疼痛，逐漸成膿者為腮癰；頭面、頸項、腮頰亦腫，發熱，咽喉腫痛，或兼耳聾者為大頭瘟，多由風溫熱毒壅遏三陽所致。腫起下頜角，逐漸延向耳前耳後，初起腫如結核，漸大如李者，發為頤。

小兒頸項外形望診應注意頸脈的動態。《靈樞・水腫篇》：「水始起也，目窠上微腫，如新臥起之狀，頸脈動」。它有助於水腫病的診斷。

（七）望皮膚、肌肉

小兒皮膚嬌嫩，黃疸、腫脹、斑疹、痘瘡反映最為明顯。黃疸除辨別陽黃及陰黃之外，凡兒初生，面目通身皆黃如金色者為胎黃。腫與脹不同，全身浮腫，按之沒指者為腫，或稱水腫；全身消瘦，腹部鼓起而膨脹者為脹，或稱疳脹；皮膚紅如塗丹，為丹毒，發無定處的名赤游丹。斑和疹都是皮膚上的病變，斑色紅，點大如片，平攤於皮膚之上，疹形如粟粒，色紅或高起。皮膚出痘，有水痘和天花兩種，天花已徹底消滅，唯水痘仍有出現。

在暑溫、濕溫過程中，皮膚出現一種白色小顆粒，晶瑩如粟，稱為「白蓓」。多由濕鬱，汗出不徹所致。

肌肉為脾胃之氣所充，觀察肌肉，可測知脾胃的盛衰，氣血的有餘不足。肌肉充盛的為脾胃氣實；肌肉消瘦的為脾氣虛；肥而潤澤是氣血有餘；瘦而乾枯，為氣血不足。

（八）望四肢

小兒四肢異於正常，多為病候。如脛腫胕腫，按之凹下為水腫，單獨膝關節腫大的為鶴節。手足臃腫多為實證；手足枯細多屬虛。手足軟弱，不能動作而不痛的為痿；關節腫或不腫而痛，肢體運動困難的為痺。手、足、頭、項和肌肉無力者為五軟。手足心冷而硬，頭項硬不能俯視，口及肌肉硬者為五硬。

小兒生下筋骨軟弱，行步艱難，齒遲不生，坐不能穩，為先天不足的五遲證候。

（九）望胸腹

胸為心肺的外廓，初生兒胸廓軟圓，隨年齡的增長而與成人相似。胸廓顯著畸形，多為病態。如胸廓凹陷或扁平的為小兒肺痿。胸廓突起或如桶狀的，為肺脹氣壅。胸骨突出形如雞胸者為佝僂病。但應與小兒久病喘咳，肺脹痰壅，攻於胸膈所致者相鑑別。

嬰兒腹部大小與胸相仿，以後則較胸部為小，腹大有氣和水之分，皮厚色蒼的多屬氣，皮薄色亮的多屬水。氣為陽脹速，每從上腫而漸下，能安臥；水為陰脹緩，每從下而漸上，更兼喘咳不能平臥，見於水腫為惡候。初生兒臍濕腫，口噤為臍風。

（十）望脊背

背為陽，脊為督脈所貫。龜背，多因風客於脊，入於骨髓，或由胎元不足，督脈空虛所致，亦有由於坐式不正常，以致形成脊柱彎曲變形，而成龜背者，角弓反張，多因風邪所傷，或高熱灼腦，病在督脈，見於驚風、臍風腦

病。脊柱畸形，為小兒脊疳，發育不良。

（十一）審苗竅

苗竅是指舌、目、鼻、口、耳、前後兩陰。苗竅與臟腑有著密切的聯繫，舌為心之苗，肝開竅於目，肺開竅於鼻，脾開竅於口，腎開竅於耳，亦主前後二陰。如臟腑有病，往往能反映於苗竅，是兒科望診中的重要組成部分。

1.察目：

小兒黑睛圓大靈活，神采奕奕，是肝腎精血充沛的表現。白珠紅赤，為感受風熱，眼淚汪汪，多為將出麻疹或重感冒之象。白睛色黃，為脾經濕鬱，如兼見皮膚發黃，為黃疸之徵。白珠淡青色的，多為身體怯弱而肝風盛。目眥赤爛，多是大小腸鬱積。睡時露睛多是脾虛。白膜遮睛，多是疳積攻目。上下眼瞼浮腫，甚至目下如臥蠶，是水濕上泛。哭而無淚，多屬重證。目睛轉動呆滯，或見直視、上視、竄視等，多為驚癇動風。瞳神散大或縮小，而無反應，為腎氣將絕，證屬危殆。

2.察鼻：

鼻塞流清涕，為感冒風寒。流濁涕為感冒風熱。若長期流濁而氣味臭穢，是肺經蘊熱，稱為「鼻淵」。呼吸困難而鼻翼煽，均是重證，初病出現為肺氣閉鬱，久病而見鼻煽，汗出而喘者，則是肺氣虛弱證。鼻孔乾燥，為肺經燥熱。鼻衄，多為肺火上炎，迫血妄行。

3.察唇口：

唇口屬脾，而口腔內又有齒、齦、舌、咽喉、腮、齶等部，各有分屬。

（1）**唇色淡白，為脾虛血弱**。唇色鮮紅而深，為心脾鬱熱。深紅而乾焦的是熱甚傷津。唇焦紫黑，為血熱傷津惡候。環唇青色，主肝木乘脾，須防抽搐驚掣。唇紅腫痛，是脾經火熱上熾。

（2）**齒、齦**：齒為骨之餘，齒齦屬胃。牙齒逾期不出，為腎氣不足。齒燥而乾，主胃熱津傷。久病而齒乾燥如枯骨，是腎的精氣耗竭。齒縫出血，多屬胃熱上衝，或虛火上炎所致。齒齦紅腫赤爛，為胃火上衝。如潰爛色黑，氣穢異常的，須防走馬牙疳。

（3）**咽喉、腮、齶**：咽喉與肺胃相通，而乳蛾、喉痧、白喉等病，多見於小兒，所以診小兒必須觀察咽喉。凡吞嚥困難或疼痛，一側或雙側紅腫如蛾，或兼有寒熱的，是為乳蛾。若紅爛疼痛，同時身發壯熱而全身出現丹痧的為喉痧。喉部疼腫或梗塞不通，有灰白色假膜，不易拭去，應注意白喉。咽部潮紅乾痛，聲音嘶啞或懸壅舌紅腫下墜，吞嚥困難疼痛為風熱上壅所致。

腮頰、上齶等出現白色潰爛小點的，稱為口瘡，繫心脾積熱所致，腮齶滿口糜爛，色紅而痛，稱為口糜。上齶腫起如水泡，稱為上齶癰。腮齶及口舌滿佈白屑，隨拭隨生，稱為鵝口瘡。兩頰黏膜有淡黃或白色的小點，周圍紅暈，為麻疹口腔黏膜斑。

4.察耳：

耳為宗脈之所繫，腎氣之所通。外感則或冷或熱，內傷則或枯或滯。小兒沐浴水入耳中而未清除至盡，搏於氣血，蘊結成熱，濃汁溢出為聤耳。凡耳輪紅潤者生，耳輪

枯燥者病重。耳形腫起者病，邪氣實；乾縮者，精氣虛。耳廓黃赤為風熱，青白為虛寒，黑為腎虛，青黑相兼為痛證。又急病暴聾，多由熱郁少陽；久病而聾，多由腎陰不足。

5.舌：

兒科舌診主要觀察舌和苔兩個方面，兩者臨床意義各有不同。章虛谷說：「觀舌質可以驗其正之陰陽虛實，審苔垢即知其邪之寒熱深淺。」

觀舌質：著重察舌質的顏色和形態。正常小兒及多數初生兒舌質淡紅、潤澤，部分初生兒及早產兒舌質鮮紅。舌淡白屬虛寒，陽氣衰弱，氣血不足，見於營養不良 I、II 度及貧血。舌鮮紅，主裏熱，見於感染性高熱，毒血症等。舌色深紅為絳舌，係熱入營血，見於感染性疾病及敗血症。舌青紫或有瘀斑、瘀塊，為瘀血入臟腑，氣滯血瘀，見於嚴重感染及呼吸、循環衰竭。

察舌形態：小兒正常舌質較成人為細嫩，運動自如。胖嫩而色淡者主虛；舌胖，主水濕，痰飲及心火，水腫或熱毒可上壅於舌；舌縮，主心虛血微，內熱消灼；木舌，主驚風，脈絡失養；重舌，主痰火上攻；吐舌，主風火攻心；舌顫，舌歪斜，舌萎軟，主肝風內動。

審苔垢：正常兒為薄白苔，早產兒及部分初生兒可無苔。一般苔白主表證，厚白苔主痰濕，黃苔主濕已化痰，邪在營衛之間，黑灰苔為病情嚴重的反映。正常舌苔乾濕適度。若苔濕潤而厚膩為濕邪滯留；舌苔乾燥少津，為熱已傷津；若少苔、無苔、花剝或光剝者均為津液虧，胃氣

受損；花剝苔如「地圖」者，為脾陰大虧。小兒因吃有色糖果或食品及某些藥物，往往舌苔被染，此係假象，不屬病苔，應當辨別。

總之，望舌之重要性在於：辨舌色以分析正氣的虛實為主，但也察病邪的深淺，如舌質淡為氣虛，而舌質紅為陰虛火旺，或邪入營；辨舌苔以分析邪氣之淺深為主，但也可觀察正氣的虛實，如舌苔厚膩為濕邪內阻，舌苔光剝，屬胃虛或津傷，再察其潤燥以驗津液的虧盈。小兒外感熱病，望舌辨證最為重要。《察舌辨證歌》：「表白黑黃分汗下，營絳白衛治更歧，次將津液探消息，潤澤無傷澀已虧。」

（十二）望二便

1.大便：

正常小兒的大便色黃，乾濕適中。大便燥結如羊屎，數日一行，為腸熱腑實，或熱病傷陰，津液不足所致。大便稀薄夾有色乳塊，或色黃有完穀，多為傷食泄瀉。下利清穀，滑洩不止，宛如鴨溏者，為脾腎陽虛的虛寒泄瀉。大便有紅白黏凍，次數頻頻，裏急後重，為濕熱蘊阻大腸，多為痢疾。乳兒見鮮紅或果醬色血便，陣陣哭鬧，須防腸套疊。大便常伴鮮血，解時並無痛苦，應注意腸中息肉。

2.小便：

正常小便為淡黃色而清澈。夏令因出汗較多，津液外洩，小便減少而色較黃，不是病態。小便黃赤，混濁，解時刺痛，為濕熱下注。小便混濁如米泔水，多為飲食失

調，運化失職之徵。小便色深紅或呈褐色，多是尿血之徵。小便色深黃，染衣不褪，多屬黃疸。小便清白量多，伴口渴大量飲水見於消渴等證。小便清長而多，夜間遺尿，多為腎氣虛虧。

（十三）察指紋

察指紋是對三歲以內小兒的一種診法。指紋是指從虎口直至食指掌側外沿所顯現的脈絡。食指近掌部虎口第一節為風關，第二節為氣關，第三關為命關。正常的指紋，顏色大部分是紅中帶黃，隱約而不顯露於風關以上。若發生疾病，則指紋的隱顯、色澤、部位多隨之而引起變化，如能掌握其規律，有助於診斷。

【看指紋的方法】應在向光處，醫生以左手兩手指執患兒食指尖端，另以右手拇指從命關輕輕向風關推按，使指紋浮露，便於察看。根據指紋的沉浮、色澤和透達的部位等以辨別病情。

1.浮沉分表裏：

指紋浮而顯現為病邪在表；沉而隱約的多為邪已入裏。

2.紅紫辨寒熱：

紋色鮮紅而紋體浮露，為風寒發熱表證；深紅多為熱邪內鬱；淡紅多屬虛寒。紋色青紫，主驚、主痛、主抽搐；青而紫黑，是病邪深重，氣滯血瘀，證屬危重。

3.淡滯定虛實：

凡見指紋色淡，不論新病久病，均屬虛證；指紋鬱滯，推之不暢，多因痰濕、食滯、邪熱鬱結，病邪稽留，

均屬實證，多見於重證或頑痰。

4.三關測輕重：

指紋現於風關，為病邪初侵，證尚輕淺；見於氣關，為邪已深入，病勢正盛；若從風關、氣關或直透指端爪甲，即所謂「透關射甲」，病多危重。

察指紋僅是望診中的一個部分，不能以此作為唯一的診斷依據，必須四診合參，才能正確辨證。

二、聞診

聞診是醫生運用聽覺和嗅覺以診察病證，如聽小兒的啼哭、語言、呼吸、咳嗽等聲音。

（一）啼哭聲

健康嬰幼兒哭聲洪亮，並有淚液。乳兒偶然啼哭，並無病狀，或作吮乳動作，應注意是否由飢餓思食或便溺浸濕尿布等原因引起。若哭聲尖銳，忽急忽緩，時作時止，多為腹痛。啼哭聲啞，拒絕嚥食或呼吸不利，多屬咽喉腫痛，或兼痰涎所致。小兒哭聲，在病時洪大的多為實證，微弱的多為虛證。

（二）語言聲

已會講話的小兒，語言清晰響亮為正常。語聲低弱無力為病重氣虛的表現。高聲尖呼，多由劇烈疼痛所致。譫語狂言，多為溫熱化火入營。突然聲啞，多由風熱痰火鬱閉所致。

（三）呼吸聲

呼吸以平順調暢為正常。若呼吸氣粗，喘息鼻煽，痰鳴如鋸，為肺氣鬱閉，風痰上壅之象。若抬肩喘息，氣促

聲嘶，煩躁不寧，面色青暗，為「馬脾風」危候。

呼吸微弱無力，概屬虛證。呼吸低弱，斷續如泣，為肺氣將絕亡之險證。

（四）咳嗽聲

咳嗽稀疏，咳聲暢利，神色如常，為外邪犯肺之輕證。咳聲不爽，痰涎清稀，鼻塞涕清為外感風寒。咳而氣粗聲重，痰稠色黃，多屬肺熱。咳聲嘶啞，聲聲如破竹，喉鳴氣促，為喉痺肺閉之重證。久咳聲啞，乾澀無痰，為肺燥陰虛。咳呈陣發，連聲不斷，氣逆上衝，並有回聲，或繼以嘔吐，為頓咳。

（五）嗅氣味

小兒口氣臭穢，或見疳瘡齦腐，多是肺胃積熱。噯氣酸腐，大便酸臭，為傷食傷乳之證。大便臭穢不堪，是大腸積熱，便稀腥臊，是脾虛不運，下利清穀，不臭而腥，為脾腎虛寒。小便黃赤臊穢，是三焦蘊熱，清長少臭，是脾腎虛寒，混濁而帶腥臭，是膀胱濕熱。

三、問診

兒科問診，主要是向親屬或保育人員瞭解患兒病情和有關病史。對於年齡較大的兒童也可直接詢問，但往往不能如實反映，應注意與家屬觀察所得的敘述以及和其他診斷方法相互參證，以提高問診的診斷價值。現將有關兒科的問診內容，分述如下：

（一）問寒熱

授乳時感覺乳兒口舌氣熱，頭、身、皮膚灼熱，便是發熱之徵。小兒依偎母懷，蜷縮就暖的，則為惡寒怕冷之

象。發熱初起，頭身灼熱而手足清涼，多屬風寒外邪鬱閉衛表，須防病勢進展；若頭身四肢俱熱，而神志昏沉，為熱邪熾盛，須防發生驚搐；寒熱起伏，定時而作，往來不已者，可能為瘧疾；如在夏令，久熱不退，口渴神煩，無汗多尿者，多為小兒夏季熱；形疲色奪，盜汗淋漓者，多屬疳癆發熱；掌心獨熱或脘腹灼熱，多屬脾胃食滯，蘊積發熱。

（二）問汗

小兒由於生機蓬勃，肌膚嫩薄，腠理不固，故較成人容易出汗，一般不屬病態。如外感表邪，應問有汗無汗，以別表虛表實。若汗出較多，稍動即出，稱之「自汗」，多為氣虛衛弱之象。寐後汗出，甚至衣襟皆濕，稱之「盜汗」，多為陰虛內熱之象。若在病中，突然汗出如珠，肢端不溫，精神淡漠者，為亡陽虛脫之危象。

（三）問頭身

小兒啼哭搖頭，或發熱而喜伏睡，多屬頭痛。發熱而轉側不寧，或四肢屈伸而呻吟，多屬肢體疼痛。頭仰而不能俯，頸項強直，或兼身熱嘔逆，或有睡中驚跳，皆是熱盛動風驚搐之徵。

（四）問二便

新生兒，大便較稀軟，次數較多，屬正常狀態。問二便情況，當結合望診，才能正確判斷病情，故應參閱「望二便」一段，關於小便的顏色、次數、尿量的多少，大便的硬結或稀溏，次數等情況，其意義與前述相同。大便時啼哭叫擾，多下腹痛所致。

（五）問飲食

按時飲食，食量正常，是健康之徵。新生兒吮乳之後偶爾發生嘔吐，稱為溢乳，一般並非病象。若乳兒唇口乾燥，頻思吮乳，為口渴之象。若胃呆納少，腹部脹滿，噯氣吞酸，甚至兼有吐瀉，則為傷於乳食，食滯內停。若長期胃納不旺，形神萎頓，主脾胃虛弱。

（六）問胸腹

對較大兒童問胸腹之疾苦，具有一定的診斷意義。如胸部刺痛，伴咳嗽發熱，為溫邪犯肺。脘腹飽脹，多為傷食積滯。腹痛泄瀉，多為脾不健運。突發繞臍腹痛如絞，屈腰啼哭，多為盤腸氣痛；若腹痛繞臍，陣發陣止，或有吐出蛔蟲、便出蛔蟲，則屬蟲積腹痛。

（七）問睡眠

小兒無論有病無病，以能安靜睡眠為佳。夜間煩躁，睡中驚叫，多受驚恐，或有邪熱內蘊所致。睡中咬牙磨牙，多是蟲積鬱熱。

睏倦思睡，呼之則醒，神志尚清者，謂之嗜睡，多由濕邪內困所致；沉睡睏乏，呼之不醒，對強烈刺激尚有一定反應者，謂之沉睡；如神志完全喪失，對任何刺激毫無反應者，謂之昏睡，則屬內閉重證。

（八）問其他

除上述的內容外，對小兒病前的健康狀況，本次的發病經過，治療過程，以往患過何種疾病，接受過何種預防接種，有無與傳染病者接觸，父母的健康情況，以及胎產時的情況等等，均應詳細詢問，以助診斷。

四、切診

切診包括切脈和按診兩大部分。

（一）切脈

小兒寸脈部位短小，不能容三指以候寸、關、尺，故採用一指定三部的方法。

小兒的脈搏次數，每因哺乳、啼哭、走動等而加快，以入睡安靜時切脈較為正確。

小兒年齡越小，脈搏次數越速，歲數漸增，則脈搏次數相對減少。正常的小兒脈搏次數，按每分鐘計算，大致如下。

初生兒：120～140 次（合成人每次呼吸 7~8 至）。

一歲：110～120（合成人每次呼吸 6~7 至）。

四歲：110 次（合成人每次呼吸 6 至）。

八歲：90 次（合成人每次呼吸 5 至）。

十四歲：75～80 次。

小兒病脈，主要分浮、沉、遲、數和有力無力六種為主。輕按即得為浮脈，主表證，浮而有力為表實，浮而無力為表虛。重按者得為沉脈，主裏證，沉而有力為裏實，沉而無力為裏虛。

脈搏一息，五次以下為遲脈，主寒證，遲而有力為寒實，遲而無力為虛寒。脈搏一息六七次以上，多為數脈，主熱證，數而有力為實熱，數而無力為虛熱。

此外，還有幾種脈象，在兒科臨床上也常可遇到，如弦脈，多見於腹痛、驚風，芤脈，多見於大失血後，滑脈，多見於痰熱壅盛或食積內停，濡脈，多見於氣血不足

或濕邪致病。

（二）按診

按診，就是醫者用手觸摸和按壓患兒的皮膚、頭、頸、胸、背、腹、脅、四肢等部，以診察病證的一種方法。

1.皮膚：

膚冷汗多為陽虛、衛陽不固；皮膚灼熱無汗，為表邪鬱閉；皮膚水腫，按之凹陷不起，多為虛證；按之凹陷即起，多為實證；皮膚乾燥鬆弛，多為氣液耗損。

2.頭、頸部：

嬰兒在 18 個月內，顱囟未合，按之柔軟，略為低凹的為正常現象。若前囟逾期不閉，為腎氣不足，不能充髓，多為小兒弱證；凹陷如坑，稱為囟陷，起於吐瀉之後者，則由津虧液耗所致；若囟門高凸，稱為囟填，並有高熱神昏者，屬火熱上衝，亦有少數為寒凝氣聚所致的，當予鑑別。頭頸軟弱不能抬舉，為腎精不充，元陽不振；頸項強直，或兼抽搐，概屬肝風。頸項兩側有腫物如杏粒，按之微痛的，多屬痰核；如連珠成串，推之能移的，則為瘰癧。

3.胸背部：

胸背屬肺，左側胸膺屬心。胸部以兩側對稱，不高不陷，按之不痛，叩之聲音清亮為正常。前胸高凸，為「雞胸」，脊背後凸為「龜背」。胸高氣促，按之灼熱，多屬肺熱痰喘。一側胸滿，呼吸引痛，或一處腫硬疼痛拒按，則多懸飲、結胸、流痰之類。診小兒左乳下「虛裏」，可助脈診，如撲動過甚，則為宗氣大洩之虛證。

4.脅腹部：

腹部以柔軟溫和，按之不脹不痛為正常。腹痛喜按、喜暖、按之痛減，為虛證、寒證。腹部脹硬，疼痛拒按、按之灼熱，為實證、熱證。腹脹滿，中空如鼓，多是氣脹，腹皮光亮，如囊裹水，多是水濕停積。

左脅下觸及痞塊，多屬脾臟病，右脅下觸及痞塊，多屬肝臟腫大。

小腹脹痛拒按，小便不通的多屬膀胱氣化不利。

5.四肢：

四肢厥冷，多為陽氣虛衰，或熱深厥深之兆。但如指頭冷，而身灼熱，多為外感初期，表邪鬱閉之象。四肢拘急，為驚風之證。

一側或兩側肢體瘦削，多屬小兒麻痺證。

五、辨證要點

辨證，就是把由四診所得的資料，運用八綱、臟腑、經絡、病因、病機等基本理論，進行分析，加以歸納的過程。兒科臨床上同樣運用八綱辨證、臟腑辨證、六經辨證、衛氣營血辨證等方法，但在運用這些辨證方法時，必須結合小兒各方面的特點，有重點地進行。

例如小兒熱病較多，應首先辨表裏，一般以外感表熱證為多見，若一旦出現口渴、神煩，則為熱已入裏。裏熱證中若見神昏、舌絳、出血，多屬熱灼營血。小兒高熱易生驚抽或驚厥，來勢急，變化快，多是熱盛生風所致。若發熱稽留不退，伴有困頓食減，渴不欲飲或飲水不多，小便短赤，舌苔黃膩等，則屬於濕熱見證。

對於小兒危重證候，應首辨虛實。以肺炎喘嗽為例，多數見發熱、咳嗽、氣喘、鼻煽、煩渴、發紺等，以痰熱內閉之實證為主；若幼年體弱患兒，身熱雖高，四肢欠溫，面色蒼白，咳嗽氣促，喘憋痰鳴，則為正虛邪實之虛實夾雜證；若見面色蒼白，呼吸淺促，大汗淋漓，四肢厥冷，則屬陽氣虛脫之虛證。

根據小兒在病理上易虛、易實、易寒、易熱、傳變迅速的特點，臨床上隨時觀察小兒的病情變化，尤應注意細審其證，以便給予恰當的治療，促使病變趨向康復。

武當道教醫藥的歷代兒科醫家，經過長期臨床實踐的經驗總結，提出了五臟證治的方法，發展了《內經》五臟分證的理論。其法首先於《小兒藥證直訣》，以後張潔古、萬密齋等各有補充，《幼科證治準繩》更以五臟而作證候分類。此種方法，對於兒科辨證，可以幫助確定病位，判別病情的寒熱虛實，從而指導治療，具有一定的參考價值。現綜合列表附下。

五臟辨證綱要表

五臟	所主	性能表現	本病	色診	脈象		辨別
肝	風	常有餘	大叫、啼哭，目直視，呵欠頸項強直，四肢抽搐	青	弦	實	目直視，大叫，呵欠，頓悶，頸項強急，風搐力大
						虛	咬牙，多呵欠，風搐力小
						熱	壯熱飲水，喘悶，口中氣熱，目內青，目直視，身反折強直，手亂捻物

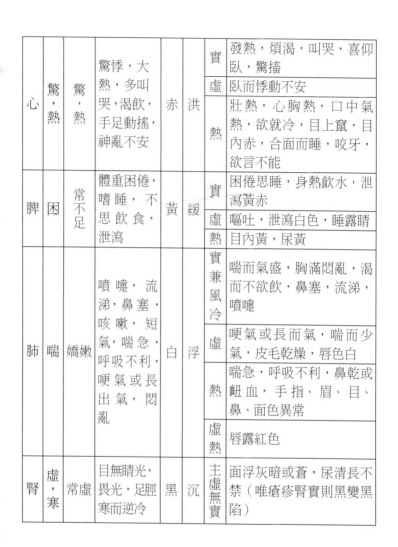

心	驚，熱	驚，熱	驚悸，大熱，多叫哭，渴飲，手足動搖，神亂不安	赤	洪	實	發熱，煩渴，叫哭，喜仰臥，驚搐
						虛	臥而悸動不安
						熱	壯熱，心胸熱，口中氣熱，欲就冷，目上竄，目內赤，合面而睡，咬牙，欲言不能
脾	困	常不足	體重困倦，嗜睡，不思飲食，泄瀉	黃	緩	實	困倦思睡，身熱飲水，泄瀉黃赤
						虛	嘔吐，泄瀉白色，睡露睛
						熱	目內黃，尿黃
肺	喘	嬌嫩	噴嚏，流涕，鼻塞，咳嗽，短氣，喘急，呼吸不利，哽氣或長出氣，悶亂	白	浮	實兼風冷	喘而氣盛，胸滿悶亂，渴而不欲飲，鼻塞，流涕，噴嚏
						虛	哽氣或長而氣，喘而少氣，皮毛乾燥，唇色白
						熱	喘急，呼吸不利，鼻乾或衄血，手指、眉、目、鼻、面色異常
						虛熱	唇露紅色
腎	虛，寒	常虛	目無睛光，畏光，足脛寒而逆冷	黑	沉	主虛無實	面浮灰暗或蒼，尿清長不禁（唯瘡疹腎實則黑變黑陷）

✷ 第六節　治療概要

　　武當道教醫藥的小兒疾病的治療大法，與成人大致相同，根據小兒特點，可分為內治和外治兩個方面。內治主

要是用藥物內服治療，外治則包括針灸、外敷藥膏、燻洗、熱熨、按摩等方法。

臨床時，在正確辨病與辨證的基礎上，根據治療原則，可適當選擇各種治療方法，武當歷代道醫都喜歡採用內外配合治療，以提高療效。

一、內治原則與用藥特點

小兒的生理特點為臟腑嬌嫩，形氣未充，病理特點為寒熱虛實，轉變迅速，治療稍有不當或不及時，則往往引起病情迅速變化。吳鞠通在《解兒難‧兒科總論》中特別提出：「其中藥也，稍呆則滯，稍重則傷，稍不對證，則莫知其鄉，捉風捕影，轉救轉劇，愈去愈遠。」因此，兒科疾病的治則，在治病求本，標本緩急，扶正祛邪，因時因地因人制宜，同病異治，異病同治等方面與成人相同外，更應注意及時、果敢、審慎等原則和精、輕、清、靈等用藥特點。

（一）治療必須及時、果敢和審慎

由於小兒病變迅速，易於輕病變重，重病轉危，故應及時診斷治療，用藥果敢，對於急重病兒，尤為重要。

另一方面，由於小兒稚陰稚陽，臟氣清靈，對藥的反應比較靈敏，治療必須採用適當方法，適當劑量，適當劑型，審慎從事，特別是大苦、大寒、大辛、大熱和有毒、攻伐之品，應用時更宜審慎。

苦寒能伐生發之氣，辛熱足以耗損真陰，當用則用，中病即止，若病重藥輕，則不能取效，貽誤時機，證輕藥重，則攻伐過甚，反傷正氣。

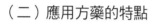

（二）應用方藥的特點

根據小兒易於發病，易於轉變，易於康復等特點，治療兒科疾病在理法方藥的應用上，應注意下列一些特點：

1.「精」：選用方藥宜精，藥味宜少，以使藥力集中。

2.「輕」：藥量宜輕，中病即止，不可過劑。

3.「清」：取氣味輕清，以舒暢氣機，並使小兒易於吞服。

4.「靈」：靈活機動，不死守成方。

對於熱性病的治療，強調顧護津液。在各種疾病的治療中，都要強調顧護脾胃。例如：寒涼藥容易損傷脾胃，辛熱藥容易耗傷津液，滋膩藥容易變生痰濕，如此等等，用之不當，都可能影響治療效果和病體的康復。

此外，還應注意內治和外治結合，能外治取效的，就不用內服藥。

（三）劑型和給藥方法

兒科常用藥的藥物劑型，有湯劑和丸、散、膏、丹、錠、片、糖漿、沖劑、注射液等。

湯劑能隨症加減，靈活應用，一般療效較高，故臨床使用較多。丸劑作用較慢，一般多用於治療慢性疾病，另有一種細小丸劑，如保赤丸、六神丸、消炎解毒丸等，體型小，用量少，尤便小兒服用。散、膏、丹、錠等劑型，分別有內服與外用的不同。

關於片劑、糖漿、沖劑、針劑等製劑，隨著現代醫藥對傳統藥物的不斷開發、研究，其新製劑日益增多，如抗炎靈片、小兒咳嗽糖漿、板藍根乾糖漿、夏天無沖劑、醒

腦靜、黃蓍針劑、魚腥草針劑等。這些劑型，量少易服，或能避免口服，而用於注射，並可隨時備用，具有便於應用，攜帶方便等優點。

小兒給藥方法，主要為口服，其次為注射與直腸給藥。

一般應儘量設法從口服給藥，在不影響疾病和藥效的前提下，可適當加入調味品。湯劑要力求濃縮。丸、片不便患兒吞服者，要研碎用於調服。散劑亦要水調送服。有些藥劑，可混入乳汁、粥湯或糕點內，以便服食。對一些輕證和慢性疾病，也可採用食品治療，如用山藥、扁豆、薏米仁和大米同煮粥服，以治脾虛泄瀉，葶藶子、大棗同煮，棄藥食棗，以治痰喘等。小兒服藥，以小量多次分服為宜，以免引起嘔吐，並使藥力持續。對於昏迷病兒不能服藥的，可以採用鼻飼給藥法。

注射給藥，將隨著中草藥製成注射液的品種逐漸增多，而使用日漸普及，給小兒治療帶來方便，特別是急性熱病常用之。

對於某些病證，可將藥液灌入直腸。如馬齒莧煎劑，治療痢疾，百部煎劑治療蟯蟲，都可以直腸注入。

（四）小兒藥量的計算

臨床上小兒用藥量沒有一個固定的計算方法，常因年齡大小，個體差異，病情輕重，季節氣候，地區差別，醫者經驗等而用量不同。

一般湯劑可按成人量略小些，但對某些辛熱、苦寒、攻伐及藥性較猛的藥物，如麻黃、附子、大黃、芒硝等

等，應依年齡遞減，如新生兒及乳兒，用成人量的 1/6～1/3，幼兒及兒童，用成人量的 1/4～1/2。

（五）常用治法

1.疏風解表法：

主要適用於外感病初起的表證。小兒肌膚薄，腠理疏，衛外機能不固，容易遭受外邪的侵襲。外感初起，邪在衛表，出現發熱、惡寒、無汗等表證，當以疏風解表法治療。如若風寒表證，宜用辛溫解表，可選用荊防敗毒散、蔥豉湯等；風熱表證，宜用辛涼解表，選用銀翹散、桑菊飲等。

2.止咳平喘法：

主要適用邪鬱肺經，痰阻肺絡所致的咳喘證。由於小兒肺臟嬌嫩，不耐邪侵，如肺經受邪，鬱阻肺絡，肺氣失宣容易發生咳嗽、氣喘等證。

其常用治法，屬痰熱的，以麻杏石甘湯、定喘湯為主；屬痰濕的用二陳湯為主；屬寒痰內阻的，則以小青龍湯、射干麻黃湯為主。

3.清熱解毒法：

主要適用於邪熱熾盛，濕熱內蘊等實證。小兒熱病較多，尤以時行溫熱，最易化火入營，而見高熱、煩躁、口乾以及斑疹熱毒等症狀。故凡邪熱熾盛，溫毒內陷，入營動血等證，均可使用清熱解毒法治之。常用方劑如清瘟敗毒飲、黃連解毒湯、犀角地黃湯等。

4.消食導滯法：

主要適用於飲食失調、乳食內積等證。小兒「脾常不

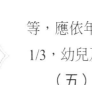

足」，稍有乳食不調，易傷脾胃，損害運化功能，導致種種病證。如嘔吐、厭食、腹痛、泄瀉，重者為積、為疳，影響氣血，甚至導致發育不良。因此，消食導滯為兒科常用的治療方法。如麥芽能消乳積，山楂能消肉食油膩，六麴能消穀食，萊菔子能消麥麵之積，同時佐用健脾、理氣之品，如焦白尤、山藥、木香、陳皮等。常用方保和丸、消乳丸、健脾丸等。

5.利水消腫法：

主要用於水濕停聚，其法主要為淡滲利水以通利小便，常用藥物如茯苓、豬苓、澤瀉、車前子等。屬風水腫加疏風宣肺之劑，脾虛腫加健脾益氣之劑，脾腎陽虛，不能化氣行水，則加桂附以溫通陽氣。常用方有五皮飲、五苓散、越婢加尤湯、防己黃蓍湯、金匱腎氣丸等。

6.安蛔驅蟲法：

主要用於蛔厥及諸蟲證。小兒較易感染諸蟲，尤以蛔蟲證居多。蛔蟲上竄，可以引起腹中劇痛，汗出肢冷，煩躁不安，甚至昏厥稱為「蛔厥」。治法當先安蛔，藥用烏梅丸或酸醋口服，驅蟲則有使君子、苦楝根皮、檳榔等。常用方如追蟲丸等。

7.息風開竅法：

主要適用於小兒抽搐、驚癇昏迷等證。小兒「肝常有餘」「神氣怯弱」，不論外感溫熱，卒受驚恐，內傷食滯等，均易發生抽風，清竅被蒙之證，常用息風開竅，藥如羚羊角、鉤藤、天麻、石決明、珍珠母、遠志、菖蒲、全蠍、白花蛇等。常用方劑及成藥有羚羊鉤藤湯、止痙散、

小兒回春丹、安宮牛黃丸、紫雪丹、至寶丹等。

由於抽風、驚厥、神昏多屬急重證，故及時而正確地使用息風開竅法，直接關係到患兒的安危，極為重要。

8.健脾益氣法：

主要適用於脾虛弱，氣虛不足的患兒。脾為後天之本，氣血生化之源，小兒「脾常不足」常因飲食失調，或病後失調。

9.培元補腎法：

主要適用於小兒腎氣虛弱諸證。腎為行天之本，主生長發育。若先天不足，筋骨軟弱，顱囟不合，均為腎氣虧虛的表現，如五遲、五軟、解顱等。還有久病由脾及腎、由肺及腎等病變，如久瀉、虛喘、虛腫等，均需培元補腎法治之。常用方藥有六味地黃丸、金匱腎氣丸。

10.回陽救逆法：

主要適用於正不勝邪，由虛致脫的證候。小兒稚陽稚陰，抗病能力較差，無論外感六淫、內傷飲食，或誤用攻伐、過用寒涼，都易耗損真元，耗陰傷陽，如病重正不勝邪，可驟致陽氣虛脫之證。救治方法，主要方藥有四逆湯加人參湯、參附龍牡救逆湯等。

以上列舉了小兒科常用的主要治法。其他尚有如通腑達邪、安神鎮驚、養陰生津、溫陽散寒等法，亦屬常用。可參照方藥、內科等有關學科隨證選用。

二、常用外治療法

（一）藥物外治法

把藥物應用於體表各部，借藥物的性能而發揮作用，

以達治療目的。常用於兒科的有下列幾種方法。

1.燻洗法：

是利用煎煮藥液的蒸氣以燻洗體表。如用芫荽煎湯燻洗皮膚，以助透達麻疹；花椒煎水燻洗，以治療皮膚濕疹瘙癢等。

2.蒸氣吸入法：

是用蒸氣吸入器，將藥液化成蒸氣噴入病兒口鼻內。其法先將蒸氣吸入器的酒精燈點燃，放好備用的藥液，待水沸而有蒸氣噴出時，攜至病兒床前，使藥液蒸氣直接噴射於病兒口鼻內，一般每次吸入 15～30 分鐘。如將三拗湯加減，以治小兒外感風寒、肺炎喘嗽等。

3.塗敷法：

用新鮮中草藥搗爛，或用藥末加入水、醋等液體調勻，敷於體表以治內臟疾病。如取新鮮的毛茛，洗淨切碎搗爛，塗敷內關，可治黃疸、風水等證；青黛用冷開水調勻，塗敷腮部，以治痄腮；吳茱萸研末，加米醋適量調勻，塗敷患兒足底湧泉穴以治小兒鵝口瘡等等。

4.罨包法：

用藥物置於局部皮膚上，加以包紮。如用朴硝扎於研細罨入臍部能消積滯；五倍子粉少許包於臍孔，可止盜汗；生山梔末、桃仁泥、麵粉、雞蛋調勻，罨包內關或足心，以治發熱急驚等等。

5.熱熨法：

將藥物炒熱後，用布包裹，乘熱摩熨體表。如用蔥白、生薑加麩皮炒熱布包好，熨腹部，治療風寒積滯腹痛

等。

6.貼膏法：

用藥物製成軟膏，或在布膏藥上加藥末，貼於局部。如用如意金黃散加蜂蜜調成軟膏，貼於局部，可治痄腮腫脹，或外癰紅腫疼痛。用暖臍膏貼於臍部，或用布膏藥加上丁香，肉桂末貼於臍部，治療慢性腹瀉等。

7.揩拭法：

用藥液揩拭局部，主要用於口腔疾患。如用生甘草煎液或野薔薇根煎液，洗刷口腔，以治口糜、口瘡、鵝口瘡等。

8.吹鼻、吹喉、滴耳法：

如用通關散吹鼻取嚏，以治風痰閉塞，昏迷不醒，用錫類散吹喉，以治乳蛾腫脹糜爛，用鮮虎耳草搗汁，滴入耳內，以治耳疳等等。

（二）針灸療法

小兒針灸的理論和所用經絡穴位基本上與成人相同。由於小兒對針灸不易合作，不宜深刺和留針，因此，小兒針灸在方法上有特殊性。常用針灸法，有下列幾種：

1.速刺法：

其法在針尖點近皮膚時，將拇、食二指迅速微捻約近45度，待針尖刺入皮膚後，隨著捻轉迅速將針提出。

2.瀉法：

其法以指甲做壓法，或用消毒棉球夾住針體，微露出針尖，快速刺入皮膚，隨用拇、食二指捻運進針，捻針的角度較大，針體進入一定深度後，即連續捻數次，然後停

捻，留針數秒鐘後再捻，隨著捻針緩慢地退出。

3.補法：

以輕微捻運，把針尖刺入皮膚，捻針的角度小，待針尖漸漸抵達適當深度便退針，迅速把針提出。

4.刺四縫法：

四縫是經外奇穴，在食、中、無名及小指的中節，繫手三陰經脈所過之處。刺四縫，有解熱除煩，通調百脈的作用。常用於治療小兒疳證、頓咳等。

其法將皮膚消毒後，用三棱針或粗毫針速刺上縫，約一分深，略加擠壓，即有黏性黃色透明液體隨針流出，用消毒棉球揩拭乾淨。每日或間日刺一次，直刺到不再有液體流出或症狀消失為止。

5.灸法：

小兒用直接灸或針上灸比較困難，可用隔薑艾灸法。其法取艾絨如綠豆大，置薑片上，用火灸之。如用此法灸尾閭穴、命門穴，每穴以三炷為度，灸完，再用上法灸臍下關元穴、三陰交穴，以救治久病體虛，神志昏沉。

（三）小兒推拿按摩療法

小兒推拿按摩手法的適應症是很廣泛的，一般兒科疾病均可採用推拿按摩療法。

武當道教醫藥的小兒推拿按摩方法，適應於腸胃疾病、營養不良、感冒、發熱、遺尿、脫肛、小兒癱瘓及驚症、疳積等症。對骨折、脫骱、創傷出血、急性炎症、急性傳染病、皮膚病一般不主張用推拿按摩治療。

小兒推拿按摩手法要求用手輕而緩和，要作到先輕後

重，力量達到深部，還不能損傷皮膚。對做小兒推拿按摩的道醫，要先經過嚴格地訓練，做到治肉不傷皮，治骨不傷肉。取穴熟練、準確方能在臨床為患兒治病。

三、小結

（一）武當道教醫藥兒科學基礎知識

1.兒科學的研究範圍，是從出生以後至 14 歲左右這一階段內，有關小兒的生長發育、疾病預防、醫療、護理等方面的一門科學。其中又分為初生兒期、乳兒期、幼兒期、學童期等各個年齡分期。

武當道教醫藥兒科是在中國醫學理論體係指導下發展起來的一門專科，並與各科有密切的聯繫，特別是以內科學作為學科的基礎。

2.小兒有其生理特點，如「臟腑嬌嫩，形氣未充」，「生機勃勃，發育迅速」，在嬰幼兒時期，顯得尤為突出。

武當道教醫藥的醫家根據這些認識，總結為「稚陰稚陽」這一學說，對於臨床實踐，有指導價值。

3.小兒生長發育過程，有其一定規律，如何時能坐，何時能立，何時能行走，以及乳齒的生長等等，大體上都有一定的程序。

武當道教醫藥的醫家，對幼兒一般生長發育的規律，提出了「變蒸」之說，並認為在這個時期內若出現一些證候，是應有的現象，不屬病證。關於此點，根據後世醫家的認識和今天的實踐經驗，認為似不夠確切。

4.小兒有其生理特點，因而也有其病理特點，如「發病容易，變化迅速」，「臟氣清靈，易趨康復」等。這些

病理特點，對於臨床診療疾病，有其重要的意義。

5.武當道教醫藥的兒科學有其獨特的內容，僅僅具備成人的臨床知識是不夠的，決不能把小兒看成是成人的縮影。學習兒科必須首先理解其生理、病理特點，才能進一步學好兒科的診斷、治療、預防、護理等方面的知識。

（二）小兒保育

1.保育工作，主要是使小兒能正常地生長發育，同時要培養其成為具有健全體格、豐富知識、崇高品德的新生一代，這是醫護保育人員應有的職責。

2.對嬰幼兒的保育，應注意：① 飲食營養；② 調節寒溫；③ 起居遊戲；④ 合理教導等幾個方面。

（三）診斷概要和辨證要點

1.小兒科古稱啞科，四診之中，特別以望診為主。望診又可分為望形體、望神色、察苗竅、察指紋等幾方面。望體質形態，可以辨別身體的強弱，疾病的虛實，和病情的善惡。望神色，著重神氣的存亡和五色主病。察苗竅，包括審察眼、耳、鼻、唇、口（包括齒、齦、咽喉、腮、齶、舌）和前後陰的變化情況，以觀五臟六腑的病變。察指紋，以浮沉分表裏，紅紫辨寒熱，淡滯定虛實，三關測輕重，作為三歲以內小兒的輔助診法。

2.兒科聞診，主要是運用聽覺以辨別小兒的啼哭、語言、呼吸、咳嗽等聲音，並利用嗅覺以辨別其口氣、大便、小便等臭氣，以判別病情的寒、熱、虛、實，幫助診斷。

3.兒科問診，主要是向其家屬詢問，問的內容著重瞭

解：① 惡寒發熱的情況。② 問汗之有無，和汗出的情況。③ 有無頭痛、體弱、暈眩、腹痛等表現。④ 大小便的暢通與否和次數、性狀、氣味、顏色等。⑤ 問飲食情況，以瞭解幼兒渴或不渴，和胃納是否正常，有無食滯、蟲積等證候。⑥ 問睡眠，應瞭解其是否寧睡或嗜睡、昏睡等，以判別病情。⑦ 對疾病史、接觸史、預防接種、父母遺傳、發病過程、治療經過等，均應詳加查問。

4.小兒切脈，主要以浮、沉、遲、數而辨表、裏、寒、熱，以有力、無力而辨別虛、實。按診，主要按頭、項、胸、背、脅、腹、四肢，以診察其生長發育情況，並觸知其冷、熱、軟、硬、凹、凸等程度，以辨別寒、熱、虛、實。

5.根據四診所蒐集的證候，按五臟所主加以分析歸納，而進行五臟辨證。例如肝主風，多抽掣；心主驚、主熱，多壯熱、驚惕、瞀亂。脾主濕，多體重、思睡、不欲食。肺主喘，多喘、咳、氣逆。腎主虛，主寒，多目無睛光而足脛冷等等，這可以幫助對臟腑病變的認識。

（四）治療概要

1.爭取時間治療，用藥果敢、審慎，在小兒科更為重要，治療方法，一般有內服藥、外用藥、針灸等，但以內服藥為主。

2.服藥療法，按照小兒特點，有：① 疏風解表；② 清熱解毒；③ 消食導滯；④ 驅蟲安蛔；⑤ 平肝息風；⑥ 通竅化痰；⑦ 安神鎮驚；⑧ 補脾健胃；⑨ 培元補腎；⑩ 回陽救逆等常用治則。

3.對小兒用藥，必須審慎。凡大苦、大寒、大辛、大熱和一切有毒、攻伐的藥品，均應慎用，必須應用時，亦當中病即止，勿過劑量。凡藥物皆有所偏勝，濫用則引起不良後果。

4.小兒內服藥，一般以量少、效高、服用方便為佳。故除湯藥外，可適當選用丸、散、丹、錠等劑型，但使用成藥，必須符合病情需要為主。至於劑量的輕重，應根據年齡、病情、氣候、地區等適量掌握。

5.小兒外用藥療法：可分為：①燻洗法、塗敷法、罨包法、熱熨法、貼法、拭法、吹鼻法等，可以根據病情需要，適當配合或單獨使用。

6.小兒針灸療法的理論和所用經穴，基本與成人相同，但因不能忍受強烈和較長時間的刺激，故針法均採用快速、淺刺、不留針的手法，艾灸多採用隔薑灸的方法。至於燈火燋法，一般只適用於臍瘤、疝證、驚風等證。

7.小兒推拿按摩手法的適應症是很廣泛的，一般兒科疾病均可採用推拿按摩療法。

武當道教醫藥的小兒推拿按摩方法，適應於腸胃疾病、營養不良、感冒、發熱、遺尿、脫肛、小兒癱瘓及驚症、疳積等症。對骨折、脫骱、創傷出血、急性炎症、急性傳染病、皮膚病一般不主張用推拿按摩治療。

小兒推拿按摩手法要求用手輕而緩和，要做到先輕後重，力量達到深部，還不能損傷皮膚。對做小兒推拿按摩的道醫，要先經過嚴格地訓練，做到治肉不傷皮，治骨不傷肉，取穴熟練、準確方能在臨床為患兒治病。

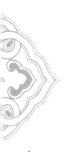

武當道醫兒科臨證靈方妙法

第二章
新生兒疾病

　　嬰兒出生後一個月以內，稱為新生兒時期，或叫初生兒期。在這時期發生的疾病，稱為新生兒疾病。因初生兒發育尚未完全成熟，對外界環境適應力差，抵抗力低，易感外邪，死亡率也較高，故應認真做好新生兒的護理及疾病的防治工作。

　　新生兒疾病，有先天和後天兩個方面的原因。先天的原因，常由於孕期保養不當，體質虛弱，致令胎稟不足，或胎寒、胎熱、胎毒為患。後天的原因，多由於接生的方法、斷臍、哺乳不當，或因外傷、感受時邪所致。

　　本章論述內容，以新生兒特有病和常見病為主，其他各病，見於別章和其他科的，不再贅述。

✳ 第一節　不乳證治

　　吮乳，是嬰兒的生理本能。嬰兒出生 24 小時以後，尚不能吮乳者，稱為「不乳」，又稱「難乳」。

　　不乳常由元氣虛弱、脾胃虛寒、穢熱鬱積等原因引起。《醫宗金鑑·幼科心法要訣》說：「不乳，謂初出胞胎不吮乳也。其故有二，不可不辨。兒生腹中臍糞未下，能令小兒腹滿氣短，嘔吐不乳。……若兒母過食寒涼，胎受其氣，兒必腹痛多啼，面色青白。」指出了不乳的主要

原因。本病的治療方法，根據不同的病因，分別以培補元氣、溫中散寒、逐穢清熱等為原則。

此外，如果因口腔疾患或先天性缺陷而導致不乳的，則不屬本篇論述範圍。

病因病機

一、元氣虛弱

孕母素體虛弱，或由於早產，則先天稟賦不足，形氣怯弱，或因難產等，以致元氣受傷太甚，氣息奄奄，無力吮乳。

二、脾胃虛寒

孕母體質素虛，致令胎兒稟賦不足，加以在妊娠期間，過食寒涼之品，或生產時為寒涼所侵，致令胎兒脾胃虛寒。脾胃虛弱，寒凝氣滯，則受納運化之機能受阻，因而不乳。

三、穢熱鬱積

嬰兒在出生過程中，因吞入惡血羊水，穢濁入腹，壅結腸胃，影響脾胃氣機升降，或因胎糞不下，或因小便不利，致使穢熱壅結，氣機不運，皆可導致不乳。

辨證施治

一、元氣虛弱

【主證】無力吮奶，形神虛怯，面白唇淡，哭聲低沉，氣息微弱，甚或昏睡不醒。

【證候分析】嬰兒先天稟賦不足，元氣虛弱。氣為一

身之主，氣虛則形神虛怯，息微聲低，無力吮乳，甚或昏睡不醒。氣虛則血亦虛，氣血不能上榮，故見面白唇淡。

【治法】以培補元氣為主。

【方藥】① 人參 5g，水煎服。② 人參 3g、茯苓 3g、炒白朮 3g、炙甘草 2g，水煎服。③ 陳皮 2g、桔梗 2g、炮薑 1g、砂仁 2g、木香 2g、紅棗 2 枚、炙甘草 2g，水煎服。

二、脾胃虛寒

【主證】不乳，面色蒼白，四肢欠溫，口鼻氣冷，唇舌色淡，綿綿啼哭。

【證候分析】脾胃為後天之本，主受納運化水穀，脾胃虛寒，受納運化機能受阻，因而不乳。脾主四肢，開竅於口，脾胃虛寒，故見四肢欠溫，口鼻氣冷，唇舌色淡，面色蒼白。寒邪在裏，陽氣不布，氣血不足，故啼哭綿綿。

【治法】溫中散寒，健脾行氣。

【方藥】陳皮、桔梗、炮薑、砂仁、木香、炙甘草、白朮、黨參。水煎服。

三、穢熱鬱結

【主證】不乳，腹部脹滿，大便不通，小便不利，啼哭聲粗，煩躁不寧，氣息短促，或有嘔吐，舌苔黃膩。

【證候分析】由於穢熱鬱積，壅結腸胃，傳導失職，受納運化機能受阻，故不乳、腹部滿、大便不通。穢熱積於膀胱，則膀胱氣化受阻，故小便不利。穢熱之邪上干於胃，胃氣上逆，則嘔吐。邪熱內擾，則啼哭聲粗，煩躁不

寧。舌苔黃膩，屬穢熱鬱積之證。

【治法】逐穢、清熱、通便。

【方藥】① 川芎、大黃、黃芩、黃柏、二丑、薄荷葉、滑石、檳榔、枳殼、連翹、赤芍製成丹丸服。② 生地、木通、生甘草梢、燈芯、竹葉、麥冬，水煎服。

✳ 第二節　初生兒二便不通證治

大便不通

嬰兒出生後，一般應在 24 小時內排出「胎糞」，每天 3～4 次不等，便色初呈暗綠色，黏稠而無臭氣。3～4 天以後，便色逐漸變為赤褐色，並有酸臭氣味，形成正常嬰兒糞便。

如果嬰兒出生後二天內，仍無大便，稱為「初生兒大便不通」，古人稱為「鎖肚」。

對於初生時大便通暢，以後因其他原因引起的便秘，則不屬本節討論範圍。

一、病因病機

（一）胎稟不足

由於母體素虛，或早產兒，致令嬰兒稟賦不足，元氣虛憊，形體怯弱，氣機不運，因而便秘不通。

（二）胎熱壅結

由於孕婦過食辛熱炙烤之物，致熱邪蘊結，胎熱內盛，壅積腸胃，氣滯不行，傳導失職，或因嬰兒出生時，吞入羊水穢濁之物，壅結腸胃，凝滯氣機，腸失傳導，以

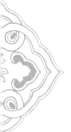

致大便秘結不通。

（三）先天畸形

由於先天畸形，肛門狹窄，排便受阻，或肛門閉鎖無孔，不能排出糞便，古人稱之為「無穀道」。

二、辨證施治

（一）胎稟不足

【主證】生後大便不通，面色蒼白，唇淡不紅，神疲氣怯，啼哭聲低，手足不溫，口舌潤滑，指紋淡紅。

【證候分析】由於胎稟不足，元氣衰微，氣機不運，腸道無所濡養，大腸傳導無力，故大便不通。氣為血帥，血隨氣行，氣虛則血不華色，故面唇淡，口舌潤滑，指紋淡紅。元氣不足，形體怯弱，故見四肢不溫，神疲氣怯，啼哭聲低。

【治法】培補元氣為先，佐以溫通導下。

【方藥】先以獨參湯培補元氣，繼以導便法，以溫通行氣導便。

（二）胎熱壅結

【主證】大便不通肚腹脹滿甚則嘔吐，煩躁多啼，哭聲粗亮，面赤唇紅，口舌乾燥，小便短赤，指紋紫滯。

【證候分析】由於胎熱內盛，壅結腸胃，氣滯不行，大腸傳導失職，故大便不通。熱為陽邪，燻蒸於上，灼傷津液，故見面赤紅，口舌乾燥。熱邪內擾，則煩躁多啼，哭聲粗亮。腑氣不通，壅結於裏，故見肚腹脹滿。腑氣不降，胃氣上逆，則發為嘔吐。熱移膀胱，則小便短赤。指紋紫滯，為熱邪鬱裏之徵。

【治法】清熱散結,行氣通便。

【方藥】一般可先用黃連 1～2g、甘草 1～2g 或生大黃 1～1.5g,煎水調入適量的蜂糖,多次分服,以清其熱。服後數小時,如仍不大便,可用一捻金中成藥以開其結,瀉下穢濁,並外用導便法以導引大便。

先天畸形:大便不通,如因肛門閉鎖或狹窄而引起者,由於腑氣不能通降,可見腹部膨脹,嘔吐頻作,嘔吐物可有膽汁或糞便,精神煩躁,啼哭不安。本證宜及早採用外科手術治療。

明《古今醫統》指出:「治療小兒出生無穀道者,必須及早刀刺之,切開腸孔,後用棉捲如指粗以香油浸透插之,使其不合縫,四旁用生肌散(人參、牛黃、珍珠、琥珀、熊膽、乳香、沒藥、爐甘石、海螵蛸、龍骨、石膏、輕粉、白鉛粉)搽之自癒。」

可見古人早已採用手術治療。

小便不利

嬰兒出生不久,即當有小便。若在出生二天以內無尿者,稱之為「初生兒小便不通」。

本病除胎兒虛弱,熱蘊膀胱等因素外,亦須注意尿道有無先天畸形。其治療原則:屬元氣虛弱的,應培補元氣;屬熱蘊膀胱的,應清熱利尿;屬尿道無孔等先天畸形的,當予手術治療。小便不通,若延緩時日,未及時治療,可出現危證。

嬰兒出生後,小便本來通暢,因其他疾病而致小便癃

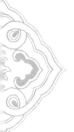

閉的，則不屬本節討論範圍。

一、病因病機

（一）元氣虛弱

由於母體虛弱或因早產，致令嬰兒胎稟不足，元氣虛弱，氣化功能失調，則水道不利，而致小便不通。

（二）熱蘊膀胱

由於感受胎中熱毒，壅結膀胱，影響氣化，膀胱不得宣通，則水道受阻，以致小便不通。

（三）先天畸形

嬰兒出生後，因尿道無孔等先天畸形，致使小便不通。

二、辨證施治

（一）元氣虛弱

【主證】小便不通，面白唇淡，形神怯弱，啼哭聲低，四肢欠溫，口舌潤滑，指紋淡紅。

【證候分析】由於嬰兒先天稟賦不足，元氣虛弱，氣化失調，水道不利，故小便不通。形氣俱虛，故神疲、聲低。氣虛則血不華色，故見面白唇淡。指紋淡紅，四肢欠溫，口舌潤滑，均為元氣虛弱之證。

【治法】培補元氣，溫化利水。

【方藥】人參 5g，煎濃汁，調服下方。茯苓、豬苓、桂枝、白朮、澤瀉，共研細末，每用 1g，調煎藥服。

（二）熱蘊膀胱

【主證】小便不通，小腹脹滿，唇紅口乾，煩躁多啼，哭聲粗亮，指紋多紫滯。嚴重的可導致胸腹脹滿，喘

促煩擾，抽搐昏迷等危急證。

【證候分析】由於胎熱壅結膀胱，膀胱氣化不宣，故小便不通，小腹作脹。熱邪在裏，灼傷津液，內動心火，故見唇紅口乾，煩躁多啼，哭聲粗亮，指紋紫滯，熱鬱於裏之證。嚴重的，則毒壅中宮，形成胸腹脹滿，喘促煩擾。熱陷厥陰，則引起抽搐昏迷等危象。

【治法】清熱、利尿、解毒。

【方藥】初起可用導赤散，以清心火而利小便。濕熱重的酌加黃連、滑石、車前子、赤茯苓。若熱邪壅結過甚，出現腹脹喘急，抽搐昏迷的，宜用八正散，加黃柏、知母，調服羚羊角屑、犀角屑，外用豆豉膏，敷貼臍上，內外兼治，以清熱解毒，利尿止驚。

（三）附方

1. 導赤散方：生地、木通、生甘草梢、燈芯、竹葉。

2. 八正散方：瞿麥、萹蓄、車前子、滑石、甘草、木通、大黃、梔子。

3. 豆豉膏方：淡豆豉、田螺、蔥白。製法和用法：搗爛，用芭蕉根汁調貼臍上。

先天畸形

出生後小便不通，尿道無孔宜外科手術治療。

此外，初生兒大小便均不通者，稱為「初生兒二便不通」。症見：肚腹膨脹而硬，喘促不能吮乳，呻吟難受，煩躁不安等，是一種非常危險的證候。其原因大多由於胎熱過盛，壅結於腸胃膀胱而致，也有因胎稟不足，元氣虛

弱而引起的。

　　如果胎熱過盛而致的，可用木通散，合一捻金，利尿
通便，並可配合豆豉膏加麝香，敷貼臍上，內外合治，以
收清熱利尿、開閉散結之效。

　　若由元氣虛弱而致的，宜急予獨參湯調服五苓散，以
扶元益氣，溫化利水，兼用罨臍法，以溫通行氣，再以導
便法通大便。

常用驗方

　　1.蜜煎導法（《傷寒論》）：白蜜。製法和用法：微火
煎熱，候可丸，即捏作錠，如小兒小指大，每用一錠，納
穀道中。

　　2.豬膽汁導法（《傷寒論》）：豬膽一枚，取膽汁，和
醋少許，酌加開水稀釋，灌入穀道中。

　　3.一捻金（《醫宗金鑑》）：大黃、黑丑、人參、檳榔
各等份。製服法：研細末，蜜水調服。

✳ 第三節　胎黃證治

　　胎黃，又名「膽疸」，是指嬰兒出生以後，皮膚、面
目發黃的一種病證。因與胎孕有關，故名「胎黃」。

　　嬰兒出生後 2～4 天，面目即可出現黃疸。一般在一
週之後便逐漸消退，稱之為生理性黃疸，亦屬胎黃，不必
給藥治療。

　　若黃疸超過 7～10 天，並日漸加深，則多為病態，
常因胎毒較盛，或感邪毒所致。

本病治則：以清熱利濕，健脾化濕為主。

病因病機

一、濕熱發黃

由於母體素蘊濕熱邪毒，遺於胎兒，或於胎產之時，出生之後，感受濕熱邪毒，鬱蒸於內，透發於外而發黃，其色多深而鮮明。

二、寒濕發黃

小兒稟賦不足，脾氣虛弱，健運失常，寒濕內盛，或於胎產之時，出生之後，感受寒濕之邪，濕滯不化，溢於肌膚而發黃。或因邪氣日久而致正氣受傷，脾陽不振，運化失司，濕從寒化，而轉寒濕之證，其色多淡而晦暗。

辨證施治

一、濕熱發黃

【主證】面目皮膚發黃，顏色黃而鮮明，或有發熱，小便黃赤，腹部脹滿，不欲飲乳，舌苔黃膩，指紋紫。

【證候分析】由於濕熱蘊鬱於內，燻蒸於外，故發熱，面目皮膚發黃，色黃而鮮明。濕熱移於膀胱，則小便黃赤。濕熱內蘊，阻礙氣機，故見腹部脹滿，不欲吮乳。舌苔黃膩，指紋紫，均屬濕熱內盛之象。

【治法】清熱利濕。

【方藥】熱重於濕者，用茵陳蒿湯以清熱利濕、通瘀逐穢；濕重於熱者，用茵陳五苓散，以清熱利濕。若症見壯熱煩躁，遍身面目黃如金色，身現斑疹，舌絳溲赤，則

為濕熱傷營入血，宜急用犀角散，以涼血解毒，清熱化濕。

二、寒濕發黃

【主證】面目皮膚發黃，顏色晦暗，精神疲乏，四肢欠溫，不思吮乳，大便溏薄灰白，舌苔白膩，指紋較淡。

【證候分析】由於寒濕阻遏，溢於肌膚故見面目皮膚發黃，顏色晦暗。濕蘊於內，脾陽受損，則精神疲乏，四肢欠溫，不思吮乳，大便溏薄灰白。舌苔白膩，指紋較淡，為脾氣虛弱，濕邪不化之象。

【治法】健脾化濕。

【方藥】用茵陳理中湯為主，溫中健脾，化濕祛寒。若見神萎，四肢不溫甚者，可加附子，以溫脾陽。

至於因先天肝外膽道畸形而引起發黃者，應請西醫外科治療。

單方驗方

1. 茵陳 9g、麻黃 1g，酌加黃酒煎服，治療濕熱黃。

2. 茵陳 9g、梔子 3g、大黃 1g、黃連 1g、黃柏 4g、黃芩 4g，濃煎加糖漿適量，空腹服下，少量多次，每日 1劑，至黃疸消退為止。

預防

1. 患兒母親禁食油膩、辛辣、海腥之物。

2. 妊母有黃疸史者，可在妊娠 24 週開始服茵陳、金錢草、陰行草各 10～16g，連服數次，進行預防。

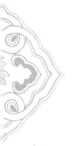

3. 益母草 500g、當歸尾 156g、川芎 156g、白芍 187g、廣木香 12g，共研細末，煉蜜為丸，每丸重 9g。自妊娠 4 個月（妊娠 17 週）後開始服用，每日 1～3 次，每次 1 丸，直至分娩。用於預防 ABO 型新生兒溶血症。（《新醫藥學雜誌》1978 年 11 期方）

4. 黃疸茵陳沖劑：茵陳 15g、黃芩 9g、製大黃 3g、甘草 1g。每日 2 次，每次 1 包，用於預防新生兒溶血症，自確診後一直服藥至分娩為止。（《新醫藥學雜誌》1978 年 11 期方）

附方

1. 茵陳蒿湯（《傷寒論》）：茵陳蒿，梔子、大黃。

2. 茵陳五苓散（《金匱要略》）：茵陳蒿末，五苓散末。

3. 犀角散（《證治準繩》）：犀角、茵陳蒿、瓜蔞根、升麻、甘草、龍膽草、生地黃、寒水石（煆）。

4. 茵陳理中湯（《陳氏醫通》）：茵陳蒿、黨參、白朮、乾薑、炙甘草。

附錄

《小兒衛生總微論方》：「又有自生下，面身深黃者，此胎疸也。因母臟氣有熱，燻蒸於胎故也。」

《幼科準繩》：「……此胎黃之候，皆因乳母受濕熱而傳於胎也。」

《幼生鐵鏡》：「胎黃由娠母感受濕熱，傳於胞胎。故

兒生下，面目通身，皆如黃金色，壯熱便秘溺赤者是也。」

✳ 第四節　臍風證治

臍風又名新生兒破傷風，是斷臍時處理不當，接觸不潔之物，致使風毒由臍部入侵而引起的一種嚴重的新生兒動風的疾病。

本證以唇青口撮、牙關緊閉甚則四肢抽搐、角弓反張等為特徵。一般多在出生後 4～7 天發病，故俗稱「四六風」和「七日風」，但亦有極少數延至數週才發生的。發病愈早，危險性也愈大。

武當道教醫藥歷代醫家對本病很早已有認識，如宋朝《小兒衛生總微論方》指出本病與成人破傷風是同一病原，其病變機理，亦大體相類：「臍風撮口，亦如大人因破傷而感風，則牙關噤而口撮，不能入食，身硬，四肢厥逆，與此候頗同……乃最惡之病也。」明朝《女科撮要》已提倡燒灼斷臍法，以作預防。

病因病機

本病的發病原因，現代醫學認為是由於斷臍時剪臍帶太短，結紮不緊，以致風毒侵入臍中，或因用不潔之鐵器斷臍，為污濁之冷氣所侵；或由於浴兒時臍部為水濕客風所乘。總的來說，是由於斷臍工具不潔，護理不當，風毒外邪由臍侵襲所致。

初生嬰兒臟腑嬌嫩，神氣怯弱，而臍部又名「神闕」

穴，近三陰經脈，是小兒的根蒂，最宜溫而乾，最忌冷而濕。故一旦風邪穢毒由臍部而入，可使經絡受阻，營衛壅滯，氣血不運，經脈為邪毒所閉，外風引致肝風內動，故出現痙厥。此病若不及時救治，邪毒入臟則病情往往迅速惡化而導致死亡。

辨證施治

本病發病過程，一般可分為潛伏期、先兆期、發作期三個階段。潛伏期一般為 5～14 天，以 7 天內為最多見。最短為 4 天，最長可達 20 天。在發作前 1～2 天內，可見精神躁擾，經常啼哭，吮乳口鬆，不時噴嚏等先兆證候。經過短暫的先兆期，便進入發作期，自牙關緊閉至全身痙攣出現為發作期。口噤和痙攣這兩種症狀的出現間隔時間長短不一，短則數小時，長則 2～3 天。

發作時，神志清醒，形寒身熱或無熱，唇口撮合，舌體強硬，牙關緊閉，時吐白沫，啼聲不出，吞咽困難，口眼顏面不斷收縮牽引，呈苦笑面容，全身肌肉痙攣。重則面青唇紫，頸項強直，角弓反張，四肢頻頻抽搐，呼吸喘促，汗出不止而危及生命。

【主證】唇青，口撮，牙關緊閉，痰聲轆轆，不能乳食，營衛不得宣通，內風陡動，筋脈拘急，故見唇青口撮，牙關緊閉，啼哭不出，口眼顏面牽引，呈苦笑面容，四肢抽搐。邪毒入於督脈，故頸項強直，角弓反張。邪入於裏，肝木乘脾，故臍突腹緊，不能乳食。加臍邊青黑，呼吸喘促，汗出不止，則是邪毒中臟的危亡證候。指紋青

色亦為風邪入絡之徵。

【治法】病初起主證尚輕微時，可急用祛風散疏解風寒，至發作期主證悉具，則以撮風散為主方，祛風通絡，鎮痙止搐。

若稟賦壯實，兼見腹滿脹硬，大便不通的，急當通利，可加服黑白散以通便逐穢。

若壯熱、面赤口乾的，可配合千金龍膽湯以平肝清熱。

若患兒面色青白，四肢厥冷，大便溏瀉，小便清長的，是臍風而兼裏虛之證，應當用撮風散加溫中祛寒的理中湯同服。

其他療法

一、單方驗方

1. 殭蠶 3 個，炒去絲，研極細末，以蔥汁調勻，塗母乳頭上，令兒吮之，或灌兒口內亦可。（《幼幼集成》）

2. 炙蜈蚣 4 份，蠍尾 2 份，殭蠶 6 份，硃砂（水飛）1 份。各研細末，和勻，用竹瀝調拌吞服，每次 1～1.5g，每日用 2～4 次。

二、外治法

1. 用「臍風鎖口方」吹鼻，以通竅息風。其組成為：蜈蚣 1 條，蠍梢 5 個，殭蠶 7 個，瞿麥 1.5g。製法和用法：為細末，每用 0.3g，吹入鼻中。有反應而啼哭的，可用薄荷 1g，煎湯調下藥末 0.6g。（《證治準繩》）

2. 蒜灸法：以大蒜搗爛作餅，納於臍上，以艾灸 5~7

壯，灸後仍用艾葉與蒜搗泥如棉子大一團，貼於臍上，外以膏藥封之。

3. 燈火灸法（《幼科鐵鏡》）：囟門、眉心、人中、承漿、少商（雙）各一燋，臍輪六燋，臍帶未落的臍帶口一燋，既落的可於落處一燋，共十三燋。

註：燈火，是用米粒大小的燈草，蘸麻油，按穴燃灸，手法宜快速，不可灼傷皮膚太甚，以免疤痕引起化膿，發生不良後果。

預防及護理

1. 廣泛宣傳科學接生的重要意義，大力培養助產醫師，推廣科學的接生方法。

2. 嚴密注意斷臍操作消毒方法和斷臍後護理，避免感染。

3. 認真做好妊娠後期的定期隨訪工作，防止急產，以免臨時用不潔工具斷臍和污染創口。

4. 患兒臥室必須安靜，光線宜暗，醫護人員必須耐心細緻，用最輕的操作進行治療和護理。如無必要，不宜多用針灸推拿療法，以免引起抽搐發作。痙厥頻繁時應及時吸痰，防止窒息，必要時應作氣管切開術。

附方

1. 祛風散（《醫宗金鑑》）：蘇葉、防風、陳皮、厚朴（薑炒）、枳殼（麩炒）、木香（煨）、殭蠶、鉤藤、生甘草。生薑為引，水煎服。

2. 撮風散（《證治準繩》）：蜈蚣（炙）、鉤藤、硃砂（水飛）、蠍尾、麝香、殭蠶。

製法和服法：研為細末，竹瀝汁調下。

3. 黑白散（《證治準繩》）：黑牽牛、白牽牛、檳榔、陳皮、生甘草、大黃、玄明粉。

製法和服法：除檳榔、玄明粉不過火，餘五味或曬或焙後，仍合檳榔為末，同玄明粉入乳缽內研細，溫蜜湯調化，空腹服。

4. 千金龍膽湯（《千金要方》）：龍膽草、柴胡、黃芩、生甘草、茯苓、鉤藤、赤芍、大棗肉、桔梗、蜣螂（去翅足、炙）、大黃（紙裹煨）。

5. 理中湯（《傷寒論》）：人參、乾薑、炙甘草、白朮。

附錄

《小兒衛生總微論方》：「兒初生七日內外，忽然面青啼聲不出，口撮唇緊，不能哺乳，面青色，吐白沫，四肢逆冷，乃臍風之症也。」

《幼科證治準繩》：「小兒初生臍風撮口諸藥不效者，灸然谷穴在內踝前起大骨下陷中，可灸三壯，針入三分，不宜見血，立效。」

《驗方新編》：「枯礬、硼砂各 7g、硃砂 0.6g、冰片、麝香各 0.15g，共為末，摻臍上，可預防臍風。」

昔人有預防臍風之訣，謂：「三朝一七看兒兩眼角黃必有臍風」，此法尚恐未確，唯摸兒兩乳，乳內有一小核

是其候也。

「臍風初發，吮乳必口鬆，兩眼角挨眉心處忽有黃色，宜急治之。」

※ 第五節　臍部疾患證治

嬰兒生後，因斷臍結紮欠妥或臍部護理不當，為不潔之物所污染，或因啼哭過多等原因，可以發生各種臍部疾患。本節選擇臨床上常見的臍濕、臍瘡、臍血、臍突介紹之。

臍濕是臍中濕潤久而不乾或腫痛作癢；臍瘡是臍部紅腫熱痛或有膿水溢出；臍血是血從臍中溢出；臍突是臍部突起而腫大光浮，亦稱「臍疝」。

古代醫籍很早就記載了這些臍部疾患。如《太平聖惠方》：「夫小兒臍濕者，亦由斷臍之後，洗浴傷於濕氣，水入臍口，致令腫濕經久不乾也……不得令兒尿濕著臍，切須慎之。」

臍部疾患的治療原則：臍濕，以收斂水濕、外治為主；臍瘡，以清熱解毒、內外合治為主；臍血，由於結紮不善的須重新結紮，因血熱的宜清熱涼血，因氣虛的宜益氣攝血；臍突，宜局部壓迫包裹，以助其復位消散。

病因病機

一、臍濕

是由斷臍後護理不當所引起。如新生兒洗浴時，臍部為水濕所侵，又未拭乾，或為尿布過分潮濕，久漬臍部所

致，或因臍帶尚未乾枯，脫落過早，致被水濕、邪毒感染，浸淫為患，久而不乾，形成臍濕。

二、臍瘡

大部分臍瘡是在臍濕的基礎上發展起來的，如《諸病源候論》指出：「因浴兒水入臍中，或尿濕裹袍，致臍中受濕，腫爛成瘡。若臍瘡失治，致邪毒入侵臟腑。內陷厥陰，可出現高熱、昏迷、抽搐等危急證候。臍瘡久不癒還可變成息肉、臍漏等。」

三、臍血

是由斷臍時，臍帶結紮過鬆，血滲於外，或結紮過緊，傷及血脈，因而出血。一般多在結紮後一晝夜內發生。

還有的是因胎熱內盛，迫血妄行，斷臍後，血從內出，或先天不足，氣不攝血，血從臍部徐徐流出不止。這些臍血多發生在出生後第二星期，臍帶脫落前後。

四、臍突

是由斷臍後嬰兒哭叫過多，或咳嗽劇烈，或用力努掙伸引，致小腸脂膜突入臍中，甚則脫出臍輪，隆然突起，便成臍突。還有的因蘊蓄胎熱，無所發洩，致令睡臥不寧，手足頻頻伸引，一旦努掙，其氣衝入臍間，亦易形成臍突。

辨證施治

一、臍濕

【主證】臍帶脫落以後，臍部仍見穢水滲出，濕潤不

乾，或微有紅腫而癢。

【證候分析】臍部水濕或尿濕浸漬，刺激肌膚，引起局部感染穢毒，影響創口癒合之機，故浸淫不乾。如不及時處理，穢毒之邪進一步擴展，則臍部漸紅腫突，並可以轉成臍瘡。

【治法】宜以外治法收斂固澀為主。

【方藥】摻臍散乾撒於臍部，以收斂水濕。或用煅牡蠣、爐甘石粉適量乾撒也可。濕熱證，明顯而紅腫，內服蒼朮、黃柏以清熱利濕。

二、臍瘡

【主證】臍部紅、腫、熱、痛甚至糜爛，膿水流溢。病情較重的紅腫波及臍部周圍，則見惡寒壯熱，啼哭煩躁，唇紅舌赤口乾。個別嚴重的，可出現昏迷、抽搐等險惡之證候。

【證候分析】由於臍部感染邪毒，壅於肌膚，鬱而成瘡，故局部紅、腫、熱、痛。

熱蒸肉腐，氣血敗壞，故糜爛化膿，潰則膿水流溢，紅腫波及臍部周圍。邪毒內攻，故煩躁多啼，唇紅舌赤口乾，惡寒壯熱。邪毒內陷心包，神明受擾，故昏迷，肝風內動則抽搐。

【治法】以清熱解毒為主，並宜內外兼治。

【方藥】輕證先用防風，金銀花煎湯，洗滌臍部，拭乾後，再以金黃散調敷，或用青黛散外摻即可。重證須同時內服犀角消毒飲酌加連翹、黃連、紫花地丁等藥，以清心解毒，涼血散邪。

三、臍血

【主證】斷臍後，臍部有血滲出，久而不止。胎熱內盛的，症見發熱、面亦、舌紅、口乾、指紋色紫，先天不足的，症見面色不華、唇淡紅、四肢欠溫。

【證候分析】斷臍後，臍部出血，無其他證候表現，若檢查臍帶結紮處，發現有過鬆過緊情況，這是由於結紮不當，故發生本證。

若臍帶脫落前後出血，兼見發熱、面赤等症，是先天不足，氣不攝血而使血從臍部徐徐滲出不止。指紋淡，乃氣血不足之證。

【治法】由斷臍結紮過緊過鬆者，應重新結紮，外摻收澀止血之品。

因胎熱過盛者，應內服清熱涼血之劑，兼以收澀止血之品外敷。

因氣不攝血者，應內服益氣攝血之藥，兼以收澀止血之品外敷。

【方藥】均可外用龍骨散摻患處，有收斂止血之效。胎熱者內服茜根散以清心解毒，涼血止血。先天不足者內服歸脾湯或獨參湯益氣攝血。

四、臍突

【主證】臍部呈半球狀突起，虛大光浮，大如胡桃，以指按之，腫物可以推回腹內，但當啼哭叫鬧時又復脹突。臍突皮色一般正常，唯胎熱重者皮色赤腫，且驚悸多啼。

【證候分析】由於嬰兒腹壁肌肉嫩薄鬆弛，又因啼哭叫擾過多，不時用力努掙，致使小腸脂膜突入臍中而成臍突。若因胎熱蘊蓄無所發洩者，則煩躁啼哭更甚而臍突兼見赤腫。

【治法】無赤腫者，一般無需內服藥物，只需儘可能設法減少嬰兒啼哭，並用局部壓臍法回納復位。其法是以棉花紗布厚墊腹部，再以紗帶緊紮。若時間過久，或臍突過大，壓臍法無效，可用手術切除疝囊，修補腹壁缺損。

【方藥】有赤腫者，內服清熱解毒之品如犀角消毒飲，外敷二豆散。

預防及護理

首先要注意斷臍時的局部消毒，避免感染穢毒，並防止結紮過鬆過緊。及時檢查臍孔有無滲血現象。臍部要保持清潔、溫暖、乾燥，勿為水濕、尿液、穢物和風冷所侵，加強護理。

臍帶脫落後，可外敷摻臍散，收斂水濕，避免感染。嬰兒啼哭過多的，要及時檢查有無衣著不適、飢餓等原因，避免過多啼哭以免發生臍突。

附方

1. 摻臍散（《醫宗金鑑》）：枯礬、龍骨（煅）、麝香。製法和用法：研細末，乾撒臍中。

2. 金黃散（張煥方）：川黃連、胡粉、龍骨（煅）。製法和用法：為細末，外敷患處。

3. 青黛散（驗方）：青黛、石膏、滑石、黃柏。製法和用法：研細末，乾摻或用麻油調敷患處。

4. 犀角消毒飲（《醫宗金鑑》）：防風、牛蒡子、生甘草、荊芥、犀角（銼細末）、金銀花。

5. 龍骨散（《證治準繩》）：龍骨、枯礬、胭脂、麝香。製法和用法：研細末，摻於臍部。

6. 茜根散（《證治準繩》）：茜根、地榆、生地黃、當歸、梔子、黃芩、黃連、犀角（銼細末）。

7. 歸脾湯（《濟生方》）：白朮、茯神、黃耆、龍眼肉、酸棗仁、黨參、木香、炙甘草、當歸、遠志、生薑、大棗。

8. 獨參湯（《景岳全書》）：人參。

9. 二豆散（《醫宗金鑑》）：赤小豆、豆豉、天南星、白斂。製法和用法：研細末，以芭蕉根汁調敷臍部。

附錄

《證治準繩‧幼科》：「《千金》有臍風、臍濕、臍瘡三者，皆因斷臍後為風濕傷而成。夫風入臍，臍腫腹脹，四肢不利，多啼，不能乳，甚者發搐，為臍風。腫濕經久不干，為臍濕，風濕相搏，令臍生瘡久不瘥，為臍瘡。有一不已，入於經脈，多變為癇。癇成作癇治。」

《證治準繩‧幼科》：「初生之兒有熱在胸膛，則頻頻伸引，呃呃作聲，努脹其氣抑入根本之中，所以臍突腫赤，虛大可畏。無識之夫，將為斷臍不利而使之然者，非也，此由胎中母多驚悸或恣食熱毒之物所致，宜對證與

藥，其然自散，其臍歸本。」

《諸病源候論・小兒雜病諸侯》：「臍瘡不瘥，風氣入傷經脈，則變為癇也。」

《聖濟總錄》：「瘡過百日雖瘥，或風邪入裏，則變為抽搐。」

※ 第六節　赤游丹證治

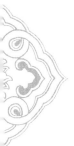

赤游丹，又稱「丹毒」，亦稱「赤游風」。它的特徵是皮膚紅赤如丹，形如雲片，游走不定，但邊界清楚。

本病為皮膚感染邪毒所引起的一種疾患，雖然年長兒亦可發生，但多見於新生兒。《聖濟總錄》云：「風熱發丹，古方謂小兒得之最忌，以其氣血未定，肌膚柔脆，無以勝悍毒故也。」本病發病迅速，變化急遽，必須及時處理。其治療原則以瀉火清熱，涼血解毒為主，並應內外兼治。

歷代醫家對本病很早就有詳細描述，如宋代《小兒衛生總微論方》指出：「其風邪毒氣隨經絡行游不定，故為赤游也。」明確指出了本病的臨床特徵。明代《外科正宗》具體敘述了症狀和預後：「先發身熱、啼叫、驚搐，次生紅腫光亮、發熱、瞬息游起，發無定處，……起於腹背流入四肢者輕，起於四肢流入胸腹者重。」

病因病機

本病的病因有內外兩種因素，外因是由於局部皮膚損傷，如臍部疾患或臀部濕疹等，使風熱邪毒乘隙侵入，感

染成病，內因是孕婦過食辛熱煎炒，胎中毒火內伏，或乳母飲食肥厚辛辣，或七情抑鬱、五志火動產生內熱，留於血分，化為熱毒。

正如《小兒衛生總微論方》指出：「小兒赤游腫病者，內有積熱，薰發於外，外被風毒所干，內外相乘，搏於氣血。」若邪毒由經絡氣血流入胸腹，則可出現邪毒入營，內陷心包，引動肝風等證候。

辨證施治

本病起病驟急，先見發熱煩躁多啼，或有嘔吐、腹瀉或便秘，並見局部皮膚有小片紅斑，迅速蔓延成鮮紅色一片，邊界清楚，略高於皮膚，用手按壓紅色消退，放手立即恢復。

紅腫疼痛，持續 2～4 天消退後，可見表層脫屑。嚴重的紅腫處可伴發出血點或水疱，甚至皮膚糜爛。同時還可能出現神昏、抽搐等危證。

根據病情輕重，可分輕證重證施治。

一、輕證

【主證】惡寒發熱，局部皮膚紅腫疼痛，形如雲片，游走不定，指紋紫浮。

【證候分析】風熱初入衛表，邪正相爭故惡寒發熱。風性善動而數，故丹毒游走無常。火熱毒蘊於肌表，搏於血分，鬱而成丹，故皮膚紅腫疼痛。

【治法】疏風鬱邪，清熱解毒。

【方藥】以犀角解毒飲加減，常去犀角、生地，加野

菊花、板藍根、水牛角。注意不可發散太過，以免表虛而赤不退。

大便秘結者可加用藍葉散以通下瀉火，或加大黃一味即可。尿赤者加木通、滑石以滲濕洩熱。

二、重證

【主證】壯熱，煩躁多啼，唇焦口乾，皮膚嫩赤腫痛，或潰爛流水，指紋紫滯，舌紅絳，嚴重者可出現神昏、抽搐。

【證候分析】邪毒內盛，故見壯熱。熱毒內擾神明，故煩躁多啼。邪熱灼傷津液，故見唇焦口乾。邪毒壅結血分，發於肌表，熱蒸肉腐故皮膚灼熱糜爛。邪陷心包，肝風內動，風火相煽，故出現神昏、抽搐等危候。指紋紫滯，舌紅絳均為邪毒壅盛之證。

【治法】清營解毒，涼血瀉火為主。

【方藥】以清瘟敗毒飲為主方。若見神昏、抽搐者，加服神犀丹或紫雪丹或安宮牛黃丸等以開竅息風。

除赤游丹外，新生兒因皮膚嫩薄或過於溫暖，護理不當，易使風毒鬱於腠理，致皮膚呈現紅赤，局部發熱，以手觸之則騷動啼哭，但吮乳正常，精神仍好的，古稱胎赤，兩者不可混淆。

治宜疏風散邪為主，用金銀花、薄荷、連翹殼、赤芍、木通、燈芯、甘草等煎水內服，外塗白玉散。

至於新生兒因胎脂脫落，與外界新環境接觸，皮膚顏色紅赤，經過數天即逐漸轉為正常顏色而無其他症狀的，係正常的生理變化，不屬病證。

其他療法

一、單方驗方

1. 牛蒡子 6g、野菊花 6g、板藍根 15g、黃芩 3g、生甘草 3g，赤芍 6g，黃連 1g。適用於風火熱毒型之新生兒丹毒。

2. 馬藍膏治新生兒紅赤游風丹毒。用馬藍頭洗去泥，搗爛取汁外蘸（《驗方新編》）。

3. 用赤小豆研末，雞子清調敷患處。（《南京中醫兒科臨床手冊》）

4. 生芭蕉根搗汁調敷。（同上）

5. 無論病情輕重，均可用如意金黃散適量，以大青葉煎水調敷患處，具有清熱解毒、消腫止痛之功。

二、針砭法

以消毒針尖飛刺其赤丹之處，令其出血，使血毒隨血而外洩。此法一般適用於四肢及臀部之丹毒，若丹毒發於胸腹之間不宜採用。

預防及護理

保持皮膚清潔，避免損傷感染，特別注意臍部、臀部的清潔乾燥。如發現濕疹或黏膜破損時，應及時治療，加強護理。

由於本病發展較快，須仔細觀察其紅腫病變之部位、分佈、發展，及時敷藥或少量多次餵藥。如出現直視、抽風，按「驚風」處理。

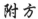

附方

1. 犀角解毒飲（《醫宗金鑑》）：犀角（銼細末）、牛蒡子、荊芥穗、防風、連翹、赤芍、甘草、生地、燈芯、金銀花、黃連。

2. 藍葉散（《證治準繩》）：藍葉（大青葉）、黃芩、犀角屑、川大黃（銼微炒）、柴胡、梔子、升麻、石膏、甘草。

3. 清瘟敗毒飲（《疫疹一得》）：生石膏、生地、犀角屑、黃連、梔子、桔梗、黃芩、知母、赤芍、玄參、連翹、甘草、丹皮、竹葉。

4. 神犀丹（《溫熱經緯》）：犀角、石菖蒲、黃芩、生地、銀花、連翹、金汁、板藍根、豆豉、玄參、花粉、紫草。

5. 紫雪丹（《和劑局方》）：滑石、石膏、寒水石、磁石、羚羊角、木香、丁香、犀角、沉香、升麻、玄參、甘草、朴硝、辰砂、硝石、麝香、金箔。

6. 安宮牛黃丸（《溫病條辨》）：牛黃、鬱金、犀角、黃連、雄黃、山梔、硃砂、梅片、麝香、珍珠、金箔。

7. 白玉散（《小兒藥證直訣》）：滑石、寒水石。
製法和用法：研細末，用米醋或冷開水調塗。

8. 如意金黃粉（《外科正宗》）：大黃、黃柏、薑黃、白芷、南星、陳皮、蒼朮、厚朴、甘草、天花粉。
製法和用法：共研細末，用涼開水調敷患處。

附錄

《證治準繩‧幼科》：「小兒丹毒及熱毒之氣極，與血相搏，而風乘之，故赤腫及游走遍身者，又名赤游風，入腎入腹，則殺人也。大抵丹毒雖有多種，病源則一。」

《證治準繩‧幼科》：「初生小兒蓄伏胎熱，欲發丹者，必先見於外，但人不察之耳。小兒在襁褓中，無故眼生厚眵者，此丹毒欲發之候也，更微喘者，毒氣已甚而上乘於肺也。才覺有此證，即以水調龍腦飲子或板藍根、犀角等藥消其毒。如渾身已有赤處，即更以芸苔等外挫其鋒，消息而次第治之。」

「大凡小兒病諸丹腫，其勢雖盛，均不可遽用大黃、芒硝輩快藥大下之，恐毒氣乘虛入裏，以客為主，即難施功也。但用性緩解毒托裏藥常調停臟腑，微微通利而已，此則護元氣而排外邪，庶保十全也。」

✳ 第七節　夜啼證治

小兒白天如常，入夜則間歇性啼哭，甚則持續不停，通宵達旦者，稱為夜啼。

夜啼原因甚多，大致可分脾寒、心熱、傷食、驚嚇四類。應分別予以溫脾散寒、清心導赤、消乳和中和鎮驚安神等治法。

此外，若因口瘡、發熱等疾病所引起的夜啼，應積極治療其主要病證。至於因尿布潮濕，或衣被過暖過寒，或因飢渴等引起者，找出原因及時處理後，啼哭可停止，不

必服藥。

《幼幼集成》：「小兒夜啼有數證，有臟寒、有心熱、有神不安、有拗哭，此中寒熱不同，切宜詳辨。」又說：「凡夜啼見燈即止者，此為點燈習慣，乃為拗哭，實非病也。夜間切勿燃燈，任彼啼哭二三夜自定。」

可見古人所稱之拗哭，相當於現代所稱的習慣性啼哭，臨床上並不少見，這類夜啼只需糾正其不良習慣即能安睡，不必服藥治療。

但由何種不良習慣所引起，亦需認真尋找，如有嬰兒須母懷抱方可睡，一放到床上即啼哭不已，有的嬰兒白天睡眠過多，入夜反不欲睡臥而多啼等等。

病因病機

一、脾寒

由於孕婦素體怯弱，胎兒稟賦不足。虛怯則臟冷，陰盛於夜，陰勝則臟冷愈盛，脾為陰中之至陰，喜溫而惡寒，寒則運化不健，氣機不利，綿綿腹痛而夜啼不止。

二、心熱

由於孕婦性素躁急，心火常旺，胎兒在母腹中感受已偏，出生後蘊有胎熱，熱盛則心煩而多啼，夜寢不安。

三、傷食

由於乳食不節，脾胃功能失調，積滯鬱結於胃腸不化，或有腹脹腹痛，故夜睡不安，時時啼哭。

四、驚嚇

小兒臟器嬌嫩，神氣怯弱，如遇非常之物或聞特異聲

響等意外刺激，則心神不寧，神志不安而夜間時時驚啼不寐。

綜上言之，寒則痛而啼，屬脾經多虛證，熱則心煩而啼，屬心經而多實證，積則腹脹而啼，屬胃經而多實證，驚則神不安而啼，屬心經而多虛證。

辨證施治

一、脾寒啼

【主證】面色白，手足欠溫，蜷屈而啼，啼聲無力，不欲吮乳，口中氣冷，腹中疼痛喜按喜暖，大便色青而溏，唇舌淡白，指紋淡紅。

【證候分析】脾主運化，脾陽不振則啼聲無力，食少便溏。陰盛於夜則冷動，冷動則脾寒愈盛，故口中氣冷，腹痛喜按喜暖。脾寒則四肢欠溫，面色白，唇舌淡白，指紋淡紅。

【治法】溫中散寒。

【方藥】以勻氣散為主方，寒重的合用理中湯。

二、心熱啼

【主證】面赤唇紅，神煩啼哭，啼聲洪亮有力，大便秘結，小便短赤，手腹俱熱，吮乳時口中氣熱，舌尖紅，指紋紫滯。

【證候分析】心屬火，心經積熱則火勝炎上，故面赤唇紅，舌尖紅，口中氣熱。心經有熱則煩躁不安，啼聲洪亮。實熱內蘊故便秘尿赤，手腹俱熱。指紋紫滯亦為內熱之象。

【治法】清心導赤。

【方藥】導赤散加黃連、梔子、蟬衣。

三、傷食啼

【主證】夜睡不安，時時啼哭，不欲吮乳，脘腹脹滿，或有腹痛拒按，甚則嘔吐酸臭不化，大便秘結或瀉下穢臭，苔厚膩，脈滑，指紋滯。

【證候分析】乳食不節，停滯不化，胃不和則臥不安，或有脘腹脹痛故啼哭不止，宿滯內停，胃氣上逆則吐，吐物酸臭，積滯蘊於胃腸，健運失職，故便秘或瀉下穢臭。至於苔厚，脈滑，指紋滯均為乳食積滯之證。

【治法】消導乳積。

【方藥】以消乳丸為主法。嘔吐者可加竹茹，便秘者酌加大黃少許，鬱久化熱者加黃連。

四、驚嚇啼

【主證】面色青，有恐懼啼哭之狀，若睡中時伴有驚惕不安，猝然啼哭驚叫，指紋青色。

【證候分析】小兒神氣怯弱，偶受驚恐，則神氣不寧，心神不安而驚惕啼哭不寐，指紋青色，主驚。

【治法】安神鎮驚。

【方藥】安神鎮驚丸為主方。

其他療法

一、單方驗方

1. 若小兒夜啼而寒、熱、積、驚等的徵象不甚明顯

的，可用蟬花散通治。

2. 夜啼而面赤屬心熱者，可用青黛 0.6g，燈芯 10 根，煎服。（《驗方新編》）

3. 夜啼而見面赤唇紅者，用吳萸 10g，好醋調敷兩足心。（同上）

4. 夜啼腹痛而唇白淡者，用淡豆豉、生薑、蔥白切細，鹽共炒熱，以手巾包熨臍腹部。（同上）

5. 紅頭繩（一定要純棉繩）40cm，用香油將紅頭繩浸濕，燒灰研麵，臨睡時用燈芯草 6cm，煎水送服。（本方乃報國寺一老僧所授，兩晚即能見效。）

6. 燈芯草 40cm，燒灰，分 3 次用，臨睡時將此灰敷在乳頭上，令小兒吸吮，連續 4～5 次。

7. 殭蠶 3g，水煎，分 2 次服。

8. 地龍（韭菜地裏紅蚯蚓最好）2～3 條，水煎，分 2 次服。

9. 車前草頭 3～4 根（帶青子者），水煎，分 2 次服（本方適用於熱證）。

10. 牛蒡子 3g，研細麵，摻膏藥上，貼臍上，每日換藥 1 次。

11. 黑丑 3g，研細麵，用清水調敷臍上，每日換藥 1 次。

12. 五倍子麵 2g，用清水調膏，敷於臍上，每日換藥 1 次。

5~12 方：來自《武當道醫精選》。

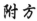

附方

1.勻氣散（《醫宗金鑑》）：陳皮、桔梗、炮薑、砂仁、木香、炙甘草。共研細末，紅棗湯調服。

2.理中湯（《傷寒論》）：人參、白朮、乾薑、甘草。

3.導赤散（《小兒藥證直訣》）：生地、木通、甘草梢。為粗末，用燈芯、竹葉煎水送服。

4.消乳丸（《證治準繩》）：香附、神麴、麥芽、陳皮、砂仁、炙甘草。研細末為丸，薑湯化服。

5.安神鎮驚丸（《醫宗金鑑》）：天竺黃、茯神、膽南星、棗仁、麥冬、赤芍、當歸、薄荷、黃連、硃砂、牛黃、梔子、木通、煅龍骨。煉蜜丸，金箔為衣，淡薑湯送服。

6.蟬花散（《醫宗金鑑》）：蟬衣去頭足，研細末，每次 0.5g，以薄荷煎湯調服，每日 3 次。

附錄

《諸病源候論》：「小兒夜尿啼者，臟冷故。夜陰氣盛，與冷相搏則冷動，冷動與臟相併，或煩或痛，故小兒夜啼也。」

《醫宗金鑑》：「小兒初生夜啼，其因有二，一曰脾寒，一曰心熱，皆受自胎中，觀其形色便知病情矣。如面色青白，手腹俱冷，不欲吮乳，曲腰不伸者，脾寒也，鉤藤飲主之；面赤唇紅，身腹俱熱，小便不利，煩躁多啼者，心熱也，導赤散主之。」

✳ 第八節　重齦、重齶證治

病因病機

　　重齦和重齶的致病原因，內因熱毒蘊積胃腸，上薰齒齦、上齶，外因口腔不潔，感受穢毒所致。足陽明胃經，循鼻入上齒中，還出挾口，手陽明大腸經，上頸貫頰，入下齒中，故胃腸熱毒內盛，可循經上行，薰灼口腔，加之外感穢毒而形成重齦、重齶。

辨證施治

一、重齦

　　【主證】牙齦紅腫，腫脹狀如水泡，經常啼哭，吮乳口鬆或吞吐不便，甚則不乳，面赤唇紅，口涎外流，苔黃，指紋紫滯。

二、重齶

　　【主證】在喉間上顎部，腫起水泡如懸癰形狀，舌難伸縮，口開難合，不能吮乳，甚則阻塞喉部，影響呼吸，面赤唇紅，舌苔黃乾，指紋紫滯。

　　【證候分析】足陽明胃經與手陽明大腸經都經過口腔齒齦上齶等處，若熱毒內盛，邪火循經上行，薰灼口腔，加之口腔不潔，感受穢毒，則發為重齦或重齶。因紅腫疼痛，故不能吮乳，口涎外流，經常啼哭。腫甚則口開難合，甚則影響呼吸。至於面赤唇紅，舌苔黃，指紋紫滯，都是邪熱內盛之徵。

【治法】清熱、降火、解毒為主，並宜內外合治。

【方藥】二證均可內服清胃散。外用消毒長針將紅腫處刺破，洩惡液，用藥棉拭去，再用淡鹽湯漱口，外搽涼心散或冰硼散以清火解毒，防腐消腫。

若次日又見腫脹，可再刺一次後搽塗上藥。

附：馬牙

馬牙，俗稱「板牙」，也是新生兒常見的口腔疾患，常影響吮乳而啼哭不安，其臨床特徵，是新生兒牙齦部突然出現白色小粒，形似馬牙，頗硬，甚至發生紅腫疼痛，妨礙吮乳。其發病原因多為胎熱蘊伏，胃火上炎所致。治療以內外合治為宜。

若熱毒重者，見面赤舌紅、煩躁啼哭、大便乾結、小便短赤等症，可內服加減清胃散，再加外治法。若熱毒輕者，則單純外治即可，不必內服藥物。

其外治法是：用藥棉捲消毒長針露鋒挑破患處，剔去白色小粒，拭去惡血，以淡鹽湯拭口後搽上涼心散或冰硼散。若次日又見白色小粒，可再剔去後搽塗上藥。

附方

1. 清胃散（《醫宗金鑑》）：生地、丹皮、黃連、升麻、石膏、燈芯、當歸。

2. 涼心散（《醫宗金鑑》）：青黛、硼砂、黃柏、黃連、人中白（煅）、風化硝、冰片。

製法和用法：研極細末，以少許塗患處。

3. 冰硼散（《外科正宗》）：冰片、硼砂、玄明粉、

硃砂。

製法和用法：為極細末，調敷患處。

附錄

《醫宗金鑑》：「重齦者，因小兒在胎有熱蓄於胃中，故牙根腫如水泡，名曰重齦。」

「凡喉裏上齶腫起，如蘆箄盛水狀者，名曰懸癰（蘆箄者，蘆筍也）。此胎毒上攻。」

《嬰童百問》：「重齶，此乃脾胃挾熱，血氣不能收斂。」

《幼幼集成》：「上下牙床腫者，此手足陽明實熱也。涼膈散為君，加知母、石膏、升麻為佐，頻頻含咽。」

「重齦者，腎臟積熱，附齦而腫痛也。以針刺去其血，用鹽湯洗淨，黃柏為末，塗患處。」

《驗方新編》：「初生小兒或兩腮腫硬，或口內生馬牙或重舌、木舌、蛇舌、吐舌及口不開、不食乳等症，芙蓉花或葉或皮根均可用，搗極融爛，用雞蛋二個和勻煎熟，候冷敷心口並肚臍，用布紮緊。」

※ 第九節　木舌、重舌證治

舌體腫大，板硬麻木，轉動不靈，甚則腫塞滿口，稱為木舌。在舌下近根處，紅腫脹突，形如小舌，稱為重舌。

木舌、重舌都是新生兒常見舌部疾患，均與胎熱、胎毒內蘊有關。治療原則，以清心瀉脾、涼血解毒為主。

病因病機

　　木舌、重舌，主要由於心脾積熱所致。舌為心之苗，胃之根，脾絡繫於舌。如心經或脾胃熱熾，火熱循經上行，可使舌體腫脹，板硬麻木，滿塞口中，或因火爍陰津，舌體枯涸，而致木硬不靈，形成木舌。如心脾火熾，循經上衝舌本，以致血脈腫脹，變生小舌，可形成重舌。

一、木舌

　　【主證】舌體腫大，板硬麻木，轉動不靈，甚則腫塞口腔，難以開合，啼聲不暢，不能吮乳，並有面赤，唇紅，口乾，煩躁，小便短赤，大便臭穢，指紋紫滯等症。嚴重的，舌部糜爛或乾燥，啼哭無聲，面色蒼白無華，憎寒壯熱，氣喘，而轉危證。

　　【證候分析】心脾二經積熱，熱邪循經上炎，氣機壅滯，血絡閉鬱，故舌體腫大，板硬麻木，腫塞口腔，開合困難，啼聲不暢，不能吮乳。邪熱內盛，故面赤、唇紅、口乾。邪熱內擾神明，故煩躁不安。熱移膀胱，故小便短赤。熱鬱大腸，故大便臭穢。指紋紫滯，亦為邪熱內盛之證。

　　若由於失治或誤治，真陰大虧，則舌體乾燥萎縮，啼哭無聲。邪毒熾盛，氣血兩燔，則舌體腐爛，出現危急凶證，而呈面色蒼白無華、憎寒、壯熱、氣喘。

　　【治法】以清心瀉火、解毒消腫為主，並宜內外合治。

　　【方藥】內服瀉心導赤湯加犀角、連翹、銀花以瀉心

火、解熱毒。外用川硝散塗舌上，或用蒲黃、黃柏、人中白、梅片研末，竹瀝水調塗，以清熱、解毒、消腫。

重證用涼膈散加丹皮、生地、玄參、石斛或用清瘟敗毒飲主治。

二、重舌

【主證】舌下連筋處紅腫脹突，形如小舌，或聯貫而生，形如蓮花。輕證不感疼痛，唯吮乳障礙，重證則感疼痛，甚或潰爛。

【證候分析】由於心脾二經蘊熱，火熱上炎，循經上壅舌本，致血脈腫脹，故變生重舌。輕則吮乳受阻，重則火熱壅迫而感疼痛，甚則熱毒壅結，腐蒸氣血而潰爛。

【治法】以清心、瀉脾消腫為主，並宜內外合治。

【方藥】內服清熱瀉脾散，外吹涼心散以清心瀉脾，解毒消腫。

重證可用清瘟敗毒飲清熱涼血解毒。

其他療法

一、單方驗方

1. 用皂礬適量，新瓦上煆紅為度，放地上候冷，研細，搽舌上有消腫作用。重舌、木舌均有效。（《幼幼集成》）

2. 舌腫滿不能出聲，以梅花冰片研末敷之，或以食鹽、百草霜共為末，井水調敷亦有效。（《同上》）

3. 巴豆半粒，飯四五粒共搗爛為餅如黃豆大，貼在印堂中，待四周起泡去即癒，各種舌病皆有效。（《驗方新

編》）

4. 蓖麻子 40 粒紙上取油，將油紙燒煙燻舌，可消木舌。（《同上》）

二、針刺療法

重舌、木舌均可用消毒長針砭刺去其惡血，再以淡鹽湯拭淨，塗以冰硼散或蒲黃、黃柏末。須注意只可針舌尖及舌兩旁，切不可針舌中心及舌下，以免出血不止。

預防及護理

嬰兒出生後，凡見有面赤舌紅等胎熱火毒偏重者，應以黃連、銀花、甘草等煎水餵服，以清心脾之蘊熱，可預防重舌、木舌之發生，並對重齦、重齶、馬牙等口腔疾患均有預防作用。此外，還須經常注意嬰兒口腔衛生，避免感染穢毒。

附：吐舌、弄舌、連舌

嬰兒不斷地把舌頭伸出口外，或竟伸出而不縮入的稱為「吐舌」。舌頭時露時收，頻頻掉弄有似蛇舌的稱為「弄舌」。吐舌、弄舌雖然表現為局部的舌部證候，但多出現嚴重的全身性疾病中，並非新生兒特有的舌部疾患，故附於木舌、重舌後論述，以利於辨證論治。

吐舌、弄舌的病因病機大致分心脾積熱和氣血兩虛二類。

若吐舌、弄舌出現於溫熱病，兼見壯熱、面赤、唇焦、煩渴、小便短赤、大便穢臭、舌紅絳、脈滑數等症，是溫熱內蘊，灼傷心脾，循經上炎，故時時吐舌、弄舌，

以求有餘之火得以暫時地宣散緩解。病情較輕的，可清心瀉脾，用瀉心導赤湯合清熱瀉脾散。全身病情嚴重的，則應按溫熱病辨證論治，不可貽誤。

吐舌、弄舌亦往往是小兒驚風的先兆症狀，應引起警惕。由於熱盛生風，肝風內動，故有吐弄舌頭之「風象」先露，常伴見高熱，兩目上視或斜視，搖頭煩躁不寧，時發驚啼等，應在清熱瀉火方中急加平肝息風之品，如鉤藤、羚羊角、天麻、殭蠶、白芍等。若驚風已成，牙關緊閉，四肢抽搐，則按「驚風」辨證論治。

若吐舌、弄舌出現於久病、大病後，兼見神疲氣怯，飲食少思，面色蒼白，舌質淡紅，脈細弱等症，是心脾虧損，氣血兩虛，可予十全大補湯治之，預後較差。

至於因先天性造成的痴呆兒，或因某些嚴重疾病後遺症引起之痴呆兒，往往也會有吐舌、弄舌等類似動作反覆出現，則治療時比較困難，應配合針刺等綜合治療，或可取效。

此外，健康嬰兒在口渴或吮乳時，甚至在睡夢中，有時也會出現類似吐舌、弄舌動作，這些暫時現象，不一定是病理變化，須識別清楚，以免誤投藥物。

連舌，亦稱「絆舌」，是舌下繫帶把舌端牽連，以致舌頭轉動伸縮不靈，影響吮乳。年齡稍大，能令語言發音不夠正確。

【處理方法】可用消毒的鈍頭小剪刀，剪開舌下繫帶，並在剪口處搽以枯礬水，以收斂止血。但不可誤傷舌本，以免發生疼痛和出血不止等情況。

最好轉口腔專科處理。

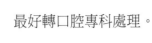

附 方

1. 瀉心導赤湯（《醫宗金鑑》）：木通、生地、黃連、甘草、燈芯。

2. 川硝散（《醫宗金鑑》）：朴硝、紫雪丹、鹽。
製法和用法：研細末，以竹瀝汁調塗舌上。

3. 涼膈散（《和劑局方》）：大黃、芒硝、甘草、梔子、黃芩、薄荷、連翹、竹葉、蜜。

4. 清瘟敗毒飲（《疫疹一得》）：生石膏、生地、犀角、川連、薄荷、梔子、桔梗、黃芩、知母、赤芍、玄參、連翹、丹皮、竹葉、甘草。

5. 清熱瀉脾散（《醫宗金鑑》）：山梔、石膏、黃連、生地、黃芩、赤茯苓、燈芯。

6. 涼心散（《醫宗金鑑》）：青黛、硼砂、玄明粉、硃砂。

7. 冰硼散（《外科正宗》）：冰片、硼砂、玄明粉、硃砂。

8. 十全大補湯（《醫學發明》）：當歸、人參、白芍、白朮、熟地、茯苓、川芎、炙甘草、黃蓍、肉桂。

附 錄

《嬰童百問》：「巢氏云，小兒重舌者，心脾俱有熱也。心候於舌而主血，脾之絡脈出於舌下。若心脾有熱，則血氣俱盛，附於舌根，重生壅出如舌而短小是也。又木

舌證，舌者心之候，脾之脈絡是舌也。臟腑壅滯，心脾積熱，熱氣上衝，故令舌腫漸漸脹大，塞滿口中，是為木舌。若不急療，必致害人。」

《幼幼集成》:「絆舌者，舌根下有筋一條，絆其舌尖，令舌短縮不能吮乳。細視之，明見舌根之下有筋如線，牽絆其舌。用針輕輕佻斷之。挑時但挑其筋，不可誤傷舌根，為禍不少，曾見愚婦以刀割斷之，誤傷舌根，流血不止而死。」

《幼幼集成》:「弄舌者，脾臟虛熱，令舌絡緊，時時舔舌，妄人稱為蛇舌驚者是也。切勿以寒涼攻下治之。少與瀉黃散服之，不效，四君子湯。或渴欲飲水，面無紅赤色，此脾胃津液不足，不可誤認為熱，宜七味白朮散。」

「面黃肌瘦，五心煩熱而弄舌者，此疳證也。須從疳證門參考，宜集聖丸。」

「大病後精神困憊，飲食少思而弄舌者，凶候。蓋氣血兩虛，精神將脫，速以十全大補湯挽救之。」

第十節　硬腫症證治

新生兒硬腫症是由於先天稟賦不足，元氣虛弱，寒凝經脈，氣滯血瘀所致的一種病證。臨床以肌肉硬腫，全身發涼，哭聲低微，吸吮困難為其特徵。

本病常見於一週以內的新生兒，寒冷季節發病率較高，早產、體弱兒更易罹患。根據其臨床證候表現，本病屬於武當道教醫藥「五硬」「胎寒」「血瘀」等範疇之內。發病多在出生後一週以內。症見皮膚硬腫，先從小腿、大

腿外側，繼之波及臀部、腹部，重者可發展到全身。皮膚板硬，按之似硬橡皮，不易捏起，伴水腫者，按壓凹陷，膚色暗紅，甚或青紫。全身冰冷，哭聲低下，肢體少動，呼吸微弱，體溫不升。

病因病機

本病的發生，是因先天稟賦不足，氣陽虛弱，感受寒邪所致。

小兒體稟不足，形氣虛弱，元陽不振，護理不當，復感寒邪，氣陽更虧，元陽不足溫煦肌膚，寒邪阻滯經脈，血脈不足營於四末而致病，故肢涼硬腫，膚色紫暗，氣息微弱。

辨證論治

本病根據臨床證候分寒凝血滯型及陽氣虛衰型。前者治以活血通絡，後者治以益氣溫陽，並加復溫保暖等措施。

一、寒凝血滯

【主證】全身欠溫，四肢發涼，皮膚硬腫，不能捏起，先見小腿大腿，繼之臀部甚則波及上肢面頰等部位。患處皮膚色暗發紫，或者紅腫，面色晦暗，唇色暗紅。

【證候分析】寒主凝滯，寒邪內侵，氣血運行不暢，不能溫煦肌膚及四末，故全身欠溫，四肢發涼，皮膚硬腫，不能捏起。脾腎陽虛，寒濕內盛，故病變易從小腿大腿向上發展。寒邪凝滯，血脈瘀阻，故皮膚色暗發紫或紅

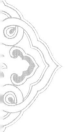

齦。面色晦暗，唇色暗紅，均為寒凝血瘀之象。

【治則】溫經通絡。

【方藥】當歸四逆湯（《傷寒論》）：桂枝、細辛、白芍、當歸、炙甘草、木通、大棗。

本證為寒邪阻滯經絡，氣血運行不暢所致。當歸四逆湯其性溫，能溫煦氣血，通暢經脈，故可達溫經散寒，養血通脈之功。

【加減】面色蒼白者，加黨參、黃耆益氣助陽；見腹脹氣滯者，加木香、烏藥行氣助運；肢厥寒甚者加吳茱萸以祛寒溫經；膚紫血瘀較甚者，加紅花、丹參以活血祛瘀。本證亦可用黃耆桂枝五物湯治之。

二、陽氣虛衰

【主證】全身涼冷，僵臥少動，昏昏多睡，氣息微弱，哭聲無力，吸吮困難，肌膚板硬，硬腫範圍較廣，面色蒼白，唇舌淡白。

【證候分析】小兒陰寒內盛，元陽微弱，故見全身冰冷，僵臥少動，昏昏多睡，氣息微弱，哭聲無力，吸吮困難。寒主凝斂，寒凝血滯，故肌膚板硬。面色蒼白，唇舌淡白均為陽氣虛衰之象。

【治則】益氣溫陽。

【方藥】參附湯（《世醫得效方》）：人參、炮附子。

本證陰寒內盛，陽氣衰弱，故用甘溫力宏之人參，大補元氣；配大辛大熱之附子，溫壯元陽，以達益氣溫陽散寒之功。

【加減】四肢冷厥者，加桂枝、當歸、黃耆益氣溫

陽，活血通脈。

其他療法

1. 復溫甚為重要，但要注意逐漸復溫，方法多種，可用熱水袋，使包被溫暖，但不可直接接觸嬰兒皮膚以防燙傷。或由人貼肉緊抱於母懷，使患兒體溫緩慢上升。也可用暖箱，自 26℃ 開始，每小時上升 1℃ 為宜，4～6 小時內逐漸上升 30～32℃，使體溫升到 36℃ 左右。還可用微波、水浴等復溫。

2. 餵養：應給足夠熱量，以幫助疾病恢復，不能吸吮者，可用滴管餵奶，必要時鼻飼或靜脈點滴葡萄糖、血漿等。

預防與調護

1. 指導孕婦的保健及營養，做好產前檢查，儘量避免早產。

2. 加強新生兒護理，特別對早產兒、體弱兒應做好保暖工作。

3. 耐心餵養，對吸吮力差的新生兒，應採用滴餵或鼻飼，以保證足夠的水分及熱量。

近年來認為本病的主要病機為氣滯血瘀，採用活血化瘀等方法取得了一定的療效。如用川芎、紅花注射液（每毫升含生藥川芎 1g、紅花 0.6g），複方丹參注射液 20ml（含桃仁、紅花各 3g，丹參 9g，當歸 6g）等，靜脈點滴。曾有人用溫陽救逆、益氣活血的中藥，治療新生兒硬

腫症 84 例，基本方為黨參、製附子、乾薑、當歸、炙麻黃、川芎、赤芍、丹參、澤瀉、茯苓、桃仁、紅花等，取得了較好的療效。

《王鵬飛兒科臨床經驗選·新生兒硬腫症》：「王鵬飛老醫生認為，此症為小兒先天稟賦不足，胎母濕熱侵及小兒引起氣血瘀滯、水濕侵入肌膚所致。因此，除用青黛、紫草、寒水石清熱利濕外，還須配乳香、白及活血，才能奏效。」

✵第十一節　新生兒敗血症證治

新生兒敗血症為新生兒時期一種較重的感染性疾病，感染可在胎內、產時或產後發生，主要感染途徑為臍部、皮膚黏膜及呼吸道的病灶。臨床以壯熱煩躁，或體溫不升，精神委靡，不願吮乳，皮膚瘀點，或見黃疸為其特徵。早產兒及分娩時間過長、皮膚損傷或臍部污染的嬰兒較易得病。

根據臨床表現，屬於武當道教醫藥「毒邪內陷」或「瘡毒走黃」等範疇。起病可見精神委靡，不吃不哭，皮膚蒼白，發熱不退或體溫不升，或見皮膚黃疸，肝脾腫大，或皮膚瘀點等。

病因病機

本病主要因感染邪毒所致。感邪可在孕期胎內，或產時、產後從臍部、皮膚或口腔黏膜侵入。初生小兒如草木之嫩芽，臟腑柔弱，形氣未充，表衛不固。感邪之後，邪

盛易於化火，內陷氣營，內閉心包，而見高熱神昏，或邪毒傷陽，正氣潰敗，而見面蒼肢厥，或邪毒久留，耗傷真陰，而見潮熱虛煩等證。

辨證論治

本病按其經過以及邪正力量的消長，可分實證與虛證兩大類。實證為熱毒熾盛，治以清熱解毒，清營涼血；虛證分陽虛邪陷，治以溫陽扶正，扶正祛邪；陰虛火旺，治以滋陰清熱，降火解毒。

一、邪毒熾盛

【主證】發病急驟，壯熱煩躁，斑疹隱隱，甚則神昏抽搐，舌質紅絳，苔黃。

【證候分析】本證邪盛正強，正邪相爭，病在氣營，故見壯熱煩躁。邪毒化熱化火，內竄營血，故見斑疹隱隱，甚則神昏抽搐。舌質紅絳，苔黃，為邪毒壅盛之象。

【治則】清熱解毒，清營涼血。

【方藥】清瘟敗毒飲（《疫疹一得》）：生石膏、生地、水牛角、黃連、梔子、桔梗、黃芩、知母、赤芍、玄參、連翹、丹皮、竹葉、甘草。

本劑為白虎湯、犀角地黃湯、黃連解毒湯三方加減組合而成，為治療疫毒內竄氣血的主要方劑，有清氣涼血，瀉火解毒的功效。故可用之。

【加減】皮膚黃疸，小便深黃，可選茵陳蒿湯合犀角地黃湯治之，以清利濕熱，涼血解毒；若高熱神昏，加紫雪丹；昏迷抽搐，加安宮牛黃丸或紫雪丹，以清心息風開

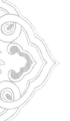

竅。

二、邪陷陽虛

【主證】體溫不升，面色蒼白或青灰，精神委靡，哭聲低微，不吮乳汁，四肢厥冷，舌淡苔白。

【證候分析】本證因邪毒內陷，正不勝邪，氣陽微弱，故見體溫不升，面色蒼白或青灰，精神委靡，哭聲低微，不吮乳汁，四肢厥冷，舌淡苔白。

【治則】溫陽救逆，扶正祛邪。

【方藥】四逆湯加味：附子、乾薑、甘草、人參、黃蓍、川芎、當歸、銀花、黃連。

本方以四逆湯回陽固脫，加人參、黃蓍扶正托毒，加川芎、當歸養血活血，加銀花、黃連以清內邪，共達扶正祛邪之效。

此證應回陽救逆在先，急時可用人參注射液或參附湯，待氣陽回覆後，再予驅邪。此病多危重必要時請西醫，採用西醫搶救治療。

三、陰虛火旺

【主證】發熱稽留，午後尤甚，兩顴發紅，口乾舌燥，虛煩不安，手足心熱，舌光紅有裂紋。

【證候分析】此係疾病遷延，精陰虧損，陰虛內熱，故見發熱稽留，午後尤甚，兩顴發紅，口乾舌燥，手足心熱。心陰被耗則虛煩不安，舌光紅有裂紋，為陰虧火旺之象。

【治則】滋陰清熱，降火解毒。

【方藥】知柏地黃湯：知母、黃柏、熟地、山萸、山

藥、丹皮、澤瀉、白茯苓。

本證係因真陰虧損，虛火上炎，陰虧火旺所致。本方由六味地黃湯合知母、黃柏所組成，六味地黃湯為滋陰補腎之主方，合知母、黃柏以達滋腎水清虛火之功。

預防與調護

1. 做好孕母產前保健衛生，避免孕期感染。

2. 提倡新法接生，做到分娩過程無菌操作，避免產程損傷。

3. 做好臍帶處理，避免損傷皮膚黏膜。

4. 提倡母乳餵養，預防感冒，增強嬰兒抵抗力。

小結

嬰兒出生後一個月內，稱為初生兒期，在這時期所發生的疾病，稱為初生兒疾病。

導致初生兒疾病的原因，有先天和後天的兩個方面。先天的原因，常由於胎稟不足，或胎寒、胎熱為患，後天的原因，多由於斷臍、哺養等不當所致。總與妊娠生活、接生方法、嬰兒護理等有關。

本章論述內容，以初生兒特有病和常見病為主。其他各病，見於另篇別章或其他科的，不再贅述。

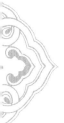

第三章

時行疾病

時行疾病的範圍較廣，發病與季節、氣候、時邪有密切關係，並有一定的傳染性。根據中醫理論和傳統分類方法分類。驚風、嘔吐、腹瀉雖與時邪有關，蟲證亦可傳染，但均未列入本章，而放在小兒常見病證章中論述。

小兒時行病多與溫病學有密切聯繫，應相互參考。

對本章某些傳染性較強的疾病，應該按制度及時報告，以便及時控制疫情，做好隔離防治工作。

✳ 第一節　感冒證治

感冒是小兒最常見的時行疾病，一年四季皆可發生，但以氣候變化、冷暖失常時多見，如冬末春初，秋末冬初之際，至於夏秋季節亦偶有流行發生。

本病常因感受風寒或風熱時邪所引起，臨床以惡寒、發熱、頭痛、咳嗽、鼻塞為特點，與成人感冒基本相同。但由於小兒臟腑嬌嫩，氣血未充，故患病之後，傳變且往往兼夾它證，如夾滯、夾驚、夾痰等，使病情複雜，臨床時必須注意辨別清楚。

病因病機

本病的主要原因為外感時邪（風寒、風熱）所致。小

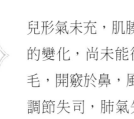

兒形氣未充，肌腠疏薄，衛外機能未固，加以對外界氣候的變化，尚未能很好地適應特別易為風邪所侵。肺合皮毛，開竅於鼻，風邪自口鼻皮毛而入，客於肺衛導致衛表調節失司，肺氣失宣，太陽經脈不利，因而出現發熱惡寒、鼻塞流涕、咳嗽、頭痛身疼等證。

根據臨床表現，感冒大致可分風熱與風寒兩大類。若風寒襲肺者，則郁阻肺竅，肺氣失宣，皮毛閉塞，故見鼻塞、流清涕、咳嗽、頭痛、身痛、無汗、惡寒發熱等風寒表證。若風熱犯肺者，則邪熱上蒸，肺失清肅，皮毛疏洩失常，故見身熱微惡風，或有汗洩，咳嗽痰稠黃，咽喉紅腫等風熱表證。

一般說來，由於小兒純陽之體，故風熱感冒較為多見，或寒從熱化，表現為有汗而熱不解。當然，由於氣候變化，地區的差異和體質的強弱，病情也有差異。

小兒脾常不足，胃氣薄弱，感受風邪後，往往也可影響脾胃運化功能，造成乳食停滯不化，或先有乳食積滯又感風邪，均可出現不思乳食、脘腹脹滿、嘔吐、腹瀉等症，這就是常見的小兒夾滯感冒，若小兒脾胃素虧，則更易受外邪影響。

小兒神氣怯弱，感受外邪後，容易出現熱擾神明而見煩躁不安，睡臥不寧，驚恐叫擾，更因小兒肝常有餘，由熱生痰生風，每易引動肝風而見抽搐，這就是所謂的感冒夾驚。

小兒肺臟嬌嫩，或為脾虛痰濕體質，感受時邪後，肺氣失宣，津液停積而為痰，常出現咳嗽劇烈、氣喘、喉間

痰鳴不易消失，即所謂感冒夾痰。

辨證施治

一、風寒感冒

【主證】發熱怕冷無汗，鼻塞流清涕，噴嚏咳嗽喉癢，頭痛身疼，苔薄白，脈浮緊，指紋浮紅。

【證候分析】外感風寒之邪，邪在衛表，寒為陰邪，其氣凝閉，衛陽被遏，故發熱、怕冷、無汗。肺開竅於鼻，肺氣失宣，故鼻塞、流清涕、打噴嚏。風邪犯肺咳嗽喉癢。太陽經脈循行頭項脊背，邪鬱太陽，經脈不利，故頭痛身疼。至於苔薄白，脈浮緊，指紋浮紅等，均為風寒客表，表衛調節失司之證。

【治法】辛溫解表。

【方藥】荊防敗毒散為主。

【加減】發熱不高，證輕者可用蔥豉湯；咳嗽痰多用杏蘇散；若表虛汗出怕風者可選用桂枝湯，或加黃蓍、防風、白朮等藥。

二、風熱感冒

【主證】發熱較高，微惡風寒或不惡風寒，微汗出，頭痛，鼻流濃涕，咳嗽痰稠或黃，咽紅痛，口渴，苔薄黃，脈浮數，指紋浮紫。

【證候分析】外感風熱之邪，風為陽邪，陽從熱化，故發熱較高，有汗不解。風熱上擾故頭痛。風熱犯肺，肺失清肅，故鼻流濃涕，咳嗽痰稠或黃，風熱上灼，故咽喉紅腫疼痛。熱傷津液，故口乾而渴。至於苔黃，脈浮數，

指紋浮紫，均為風熱在表之證。

【治法】辛涼解表。

【方藥】發熱高者選銀翹散為主方，或加黃芩、山梔。咳嗽劇者選桑菊飲為主方。

【加減】咽喉紅腫劇者，加土牛膝、射干、山豆根等清熱解毒利咽；口渴加天花粉；納呆加山楂、麥芽；頭痛加蔓荊子；鼻衄加白茅根。

此外，如在夏季感受暑濕之邪，症見身熱惡寒無汗，頭痛，四肢睏倦，煩躁口渴，胸悶脘痞，泛惡欲吐，苔黃膩脈數者，可用新加香薷飲祛暑化濕表。

兼證

一、夾滯

除感冒症狀外，尚見脘腹脹滿，不思乳食，嘔吐酸腐，口氣穢濁，大便酸臭或泄瀉，苔垢膩等症，可於解表方中加入消食導滯之藥物，如山楂、麥芽等，或合用保和丸。

若腹脹便秘，壯熱口渴，此為鬱滯化熱，胃腸熱盛，可用涼膈散表裏雙解。

二、夾驚

除感冒症狀外，尚見煩躁不安，睡臥不安，磨牙弄舌，驚惕啼叫，脈弦數等症，可於解表方中加入殭蠶、鉤藤、菊花、蟬衣、地龍、水牛角等，或兼服小兒回春丹以安神鎮驚、平肝息風。

若高熱昏睡抽搐者，可參照「驚風」節治法。

三、夾痰

除感冒症狀外，咳嗽較劇，喉間痰鳴，甚則呼吸急促，治宜疏風解表，宣肺化痰，可用杏蘇飲加減。

其他療法

一、單方驗方

1. 午時茶：每次半塊或一塊，開水浸泡代茶，治風寒感冒，食積吐瀉等。（成藥）

2. 感冒退熱沖劑：板藍根、大青葉各 3kg，草河車、連翹 1.5kg，製成沖劑，每服 9g，日 3 次，治風熱感冒等。（《全國新藥介紹》）

3. 複方柴胡注射液：柴胡、細辛。每次 2ml，每日 1~2 次。退熱較佳。（成藥）

4. 柴胡、黃芩各 15g，大青葉 30g，水煎服，治小兒流感高熱不退者。（南京中醫學院《溫病學》）

5. 防風 6g、砂仁 1.5g、藿香 3、生薑 1 片，水煎徐徐溫服，治小兒感冒吐乳。（常見病驗方研究參考資料）

6. 殭蠶 3g，研末，白蜜燉熱，頻服，治小兒感冒。（同上）

7. 蔥頭 7 個，生薑 1 片，淡豆豉 7 粒，搗爛蒸熟敷厚紙上（如膏藥狀），微熱貼小兒囟門上，貼藥後有發汗反應，可治小兒風寒感冒、鼻塞不通。（同上）

8. 感冒效方：荊芥、防風、藿香、蒼朮、薄荷、二花、蘇葉各 3g，黃蓍 5g，甘草 2g，水煎溫服。

9. 鼻炎妙方：辛荑、蒼耳各 5g，柴胡、桔梗各 10g，

葶藶子 20g，水煎取藥汁，溫敷大椎穴、肺俞穴。

8~9 方為作者經驗方。

二、針灸推拿

1. 針刺大椎、間使、合谷。

2. 推拿：運太陽，掐揉風池、百會、印堂。

預防

1. 多到戶外活動，鍛鍊身體，增強對疾病的抵抗力。

2. 注意氣候變化，隨時增減及衣服，防止小兒受涼或過熱。

3. 在感冒流行季節，不要帶小孩去公共場所，以免感染。

4. 藥物預防：感冒在流行期間，可用貫眾 3～6g，煎服，每日 1 劑，分 3 次服。連服 3 天，或常吃大蒜頭，或以 10%大蒜汁滴鼻孔內，每天 1 次，每次 2~3 滴，連用 3 天。

附方

1. 荊防敗毒散（《攝生眾妙方》）：荊芥、防風、羌活、獨活、柴胡、川芎、枳殼、茯苓、甘草、桔梗。

2. 蔥豉湯（《肘後方》）：蔥白、淡豆豉。

3. 杏蘇散（《溫病條辨》）：杏仁、紫蘇、前胡、桔梗、橘皮、法半夏、茯苓、甘草、枳殼、生薑、大棗。

4. 桂枝湯（《傷寒論》）：桂枝、芍藥、甘草、生薑、大棗。

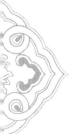

5. 銀翹散（《溫病條辨》）：銀花、連翹、豆豉、牛蒡子、荊芥、薄荷、桔梗、生甘草、蘆根、竹葉。

6. 桑菊飲（《溫病條辨》）：桑葉、菊花、連翹、薄荷、杏仁、桔梗、生甘草、鮮蘆根。

7. 新加藿香飲（《溫病條辨》）：藿香、銀花、鮮扁豆花、厚朴、連翹。

8. 保和丸（《丹溪心法》）：山楂、六麴、半夏、茯苓、陳皮、連翹、萊菔子。

9. 涼膈散（《和劑局方》）：大黃、芒硝、甘草、栀子、黃芩、薄荷、連翹、竹葉、蜜。

10. 小兒回春丹（《蘇州市中藥成方配本》）：牛黃、麝香、天竺黃、煅青礞石、製半夏、黃連、膽南星、川貝母、胡黃連、硃砂、九節菖蒲、珍珠粉。為末。用薄荷、鉤藤煎汁加蜜為丸。

11. 杏蘇飲（《醫宗金鑑》）：苦杏仁、紫蘇、前胡、桔梗、枳殼、橘紅、貝母、桑皮、甘草、黃芩、麥冬。

❋ 第二節　喘嗽證治

喘嗽是小兒主要的常見時行性疾病，一年四季都可發病，尤其是在冬春兩季最為多見。臨床以發熱、咳嗽、氣急、鼻煽為特徵。此症與現代醫學的小兒肺炎基本相同，本病主要為外感時邪，內蘊痰熱導致肺失宣肅、肺氣鬱閉而發病。在麻疹、感冒、頓咳等其他疾病的過程中，由於肺氣虛弱，亦可併發或續發本病。

喘嗽這一病名，首先見於《麻科活人全書》。歷代文

獻所述的「咳嗽上氣」「肺脹」「肺風痰喘」「水熱喘急」「馬脾風」等，多與本病相似。

本病以 3 歲以下嬰幼兒最為多見，具有發病急，變化快的特點。而稟賦不足、體質素弱或患有疳證病的小兒，更易罹患本病，且病情嚴重或遷延難癒。

本病的治則，以宣肺定喘、清熱化痰、養陰清肺為主，如發生的內陷厥陰、心陽虛衰等變證，則應隨證施治。

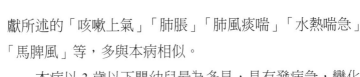

病因病機

喘嗽發生的原因，主要由於感受外邪，如風寒、風溫最為常見，特別以風溫犯肺居多數。此外，在其他疾病過程中，因毒邪犯肺的影響，亦可併發。

小兒形氣未充，肺臟嬌嫩，脾胃薄弱，衛外功能較差，加之氣候變化，冷熱失常，易為風寒、風溫所侵而致病。如素稟正氣不足，肺衛失於固密，則外邪更可乘虛而入。肺居上焦，其位最高，故邪從上受，必先犯肺。肺主衛而外合皮毛，故初起即有發熱等衛分證。

肺主氣而司呼吸，時邪犯肺，肺氣閉鬱，失卻宣降之職能，以致肺氣上逆而生咳喘，或因肺中津液化為痰液，阻於氣道，致使痰鳴喘促。痰熱壅遏肺經，則肺氣上逆而生咳喘，痰熱壅肺經，則肺氣更為閉塞，氣為血之帥，氣滯則血瘀，故肺炎喘嗽除見喘憋、鼻煽等症外，每見口唇發紺、面色、指甲青紫等症。

由於邪熱傳變迅速，可內陷厥陰，熱盛動風引起驚厥

抽搐，熱閉心包可突然神昏譫語。

若邪氣熾盛，正氣虛衰，則因正氣不勝邪而在肺氣閉塞的同時出現心氣不足、心陽虛衰之證，如呼吸淺短、四肢厥冷、脈細數無力等，甚則可亡陽虛脫而死亡。

若病久傷陰，餘熱不解，每致正虛邪戀，遷延不已，或素體氣陽不足，而致脾肺氣虛，不易恢復。

辨證施治

喘嗽初起一般有類似風寒或風熱感冒之證，如發熱惡寒或不惡寒，無汗或微汗，咳嗽等，但必有呼吸喘促氣憋，鼻煽等症。重者常持續高熱不退，嚴重氣急喘憋，面色青紫，痰鳴喉間，涕淚俱無，煩躁不安，甚則昏迷、譫妄、驚厥抽搐。

在多數表現為實證、熱證中，也可突然因正不勝邪而出現呼吸無力淺短，面色青灰，汗出肢冷，脈來數疾而細等心陽虛衰證，若不及時救治，可致虛脫亡陽。若患兒先、後天不足或患有疳證，則患病後易於遷延。

由於本病病因有風寒、風溫的不同，發病有緩急、病情輕重以及年齡、體質等因素，故臨床表現亦有異。但應抓住肺閉這一基本矛盾，掌握宣肺這一基本治法，再根據具體情況，靈活用藥，或祛邪為主，或扶正達邪，以達到治療目的。

一、風寒閉肺

【主證】惡寒發熱，無汗，口不渴，咳嗽氣喘，甚則鼻煽，苔薄白，脈浮緊，指紋浮紅。

【證候分析】本證多見於肺炎喘嗽早期，由於感受風寒之邪，肺氣失宣，肺絡閉阻，導致肺氣上逆而咳嗽氣喘鼻煽。衛陽被寒邪所遏，皮毛開合失司，故惡寒發熱無汗。風寒束表，故脈浮緊，苔薄白，指紋浮紅。

【治法】辛溫解表，宣肺平喘。

【方藥】以華蓋散為方。

【加減】若外有寒邪，內有痰飲者，每見咳喘明顯，痰稀白多泡沫，治宜小青龍湯解表散寒，溫肺化飲。

若因肺臟本有伏熱，復感風寒，或暴冷，先受溫邪，繼為寒束，出現寒包熱郁之證，在表寒證時的同時，見有裏熱者，治宜大青龍湯表裏雙解。

二、風溫犯肺

【主證】發熱惡風微汗出，咳嗽痰稠，氣促鼻煽，口渴咽紅，煩躁面赤，舌苔薄黃，脈浮數，指紋浮紫。

【證候分析】由於風溫犯肺或寒鬱化熱，肺失宣肅而致，故見高熱有汗不解，口渴咽紅，煩躁面赤。熱灼肺津，煉津為痰，阻塞氣道故咳嗽，痰稠難咯出。邪熱迫肺，肺氣閉鬱，故氣喘鼻煽。脈浮數，苔薄黃，指紋浮紫，均為風溫上犯肺衛之象。

【治法】辛涼解表，宣肺化痰。

【方藥】用銀翹散合麻杏石甘湯。蓋麻杏石甘湯具辛涼宣洩、清肺平喘的作用，可以說是治療肺炎喘嗽的常用方。

【加減】咳嗽重者，可加桑白皮、蘇子；發熱高者，可加重生石膏，並加黃芩、山梔等；痰稠不易咯出者，可

加貝母、瓜蔞皮、鮮竹瀝。

三、痰熱壅肺

【主證】壯熱持續不退，神煩，咳嗽氣急，痰涎壅盛，鼻煽明顯，甚則兩脅煽動，胸高肩抬，面唇青紫，涕淚無，腹脹便結，尿赤短澀，舌質紅赤，苔黃厚或黃膩，脈洪數或滑數，指紋紫。

【證候分析】風溫之邪化熱入裏，衛分表證已罷，故無惡寒而高熱持續不退，煩躁不安。裏熱亢盛，充斥內外，壅迫肺臟，煉液為痰，痰熱互結，壅阻氣道，故氣急明顯，痰涎壅盛。氣閉則血滯，血流不暢，故面唇青紫發紺。肺之化源欲絕，故涕淚俱無，肺與大腸相表裏，實熱結於大腸，故腹脹便秘。

至於兩脅煽動，胸高肩抬，均為肺閉而致極度的呼吸困難之徵。舌紅、苔黃膩、脈滑數等均為痰熱內盛之徵。

【治法】宣肺洩熱，滌痰通腑。

【方藥】麻杏石甘湯合涼膈散為主，以宣肺洩熱而平咳喘，蕩滌喘痰而通腑氣。

【加減】氣喘重加葶藶子瀉肺氣；熱毒重應增強清熱解毒之力，加魚腥草、大青葉、黃連、黃柏等；若痰鳴甚，加膽南星、天竺黃，並可用鮮竹瀝頻頻灌服，以化痰熱；若發紺明顯，可加丹參、紅花、丹皮等活血化瘀藥；口渴甚加天花粉、石斛生津；若出現邪陷營血，舌紅絳，神煩狂躁，外發斑疹者，加用犀角（或用水牛角代），或用清營湯。

總之，本證比較凶險，變化甚快，必要時配合吸痰、

給氧、輸液等法，或請西醫為主採用西醫療法，待病情緩解再配道醫以善其後，以提高治癒率。

變證

一、脈陷厥陰

肺炎喘咳既以風溫犯肺為多，而溫者熱之漸，故化熱化火亦速，容易內陷厥陰，引動肝風，所謂熱盛生風，出現驚搐口噤，兩目竄視等變證，同時仍見高熱、咳嗽、氣憋鼻煽等肺閉本證，治宜選用羚角鉤藤湯合麻杏石甘湯宣肺洩熱，涼肝息風。若溫邪逆轉傳心包，熱閉包絡，則可見嗜睡或煩躁狂亂，神志不清，急灌服紫雪丹、安宮牛黃丸等清心開竅。

二、心陽虛衰

肺主氣，貫心脈而司呼吸。氣血關係密切，若肺氣閉鬱可引起心血瘀滯，導致心肺同病。若小兒先天不足或素體虛弱，突患肺炎咳嗽，每可因邪氣熾盛，正氣虛衰而出現正不勝邪，在肺閉同時發生心氣不足、心陽虛衰之變證，如面色蒼灰，呼吸淺促，額汗不溫，四肢厥冷，脈微細而數，口唇指甲青紫發紺，肝臟迅速腫大等。

心陽虛衰則血脈運行失其推動之力，血滯更為嚴重，反過來又可加重肺氣之閉塞，兩者互為因果。若不及時救治，則進一步可因正氣潰敗、陽氣暴脫而亡。救治方法，以回陽固脫為先，用參附湯合生脈散加龍骨、牡蠣等。

此變證來勢急驟，應請西醫搶救。經救治，陽復厥回之後如邪熱仍熾，則治以祛邪為主，不外宣肺洩熱，化痰

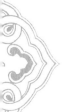
武當道醫兒科臨證靈方妙法

平喘之劑。

三、正虛邪戀

多見於肺炎喘嗽後期恢復階段。此時邪熱雖漸除但猶未盡徹，而氣陰已經虧損，根據臨床表現，還可分：

（一）肺陰虛

由於久熱久咳耗傷肺陰，痰熱餘邪留戀，故見低熱久稽不退，五心煩熱，乾咳少痰，神疲盜汗，舌紅苔光剝少津，脈細數，治宜養陰清肺為主，方用沙參麥冬湯為主，可加青蒿、白薇、地骨皮、五味子、瓜蔞皮、川貝母等。

（二）脾肺氣虛

多見於平素陽氣不足之小兒，或脾虛濕勝者，或有疳證而患肺炎喘嗽，遷延不癒。因久病邪正相爭而正氣大傷，症見精神不振，飲食欠佳，咳嗽無力，痰稀而多，面色少華，動則汗出，四肢欠溫，或有低熱。舌質淡紅，脈細無力，治療上應以扶正祛邪，健脾益氣，用六君子湯為主方，可加紫菀、款冬花、白芥子等化痰。氣虛甚者加黃蓍，納差加穀芽、麥芽。如有不規則發熱或出汗多，加桂枝、白芍、龍骨、牡蠣。

其他療法

一、單方驗方

1. 魚腥草 30g，水煎服，分 2 次服。（《常見病驗方研究參考資料》）

2. 金蕎麥根 90g，水煎服，每日 1～2 劑。（南京中醫學院《溫病學》）

3. 馬鞭草、板藍根各 30g，水煎服。（同上）

4. 四季青 30g，水煎服，或用四季青糖漿、四季青注射液等，連用 7~10 日。（見 1974 年版中醫學院試用教材《兒科學》）

5. 大板藍湯：板藍根 15g、大青葉 5g、百部 6g、銀花 15g、玄參 10g、甘草 3g。上藥加水 500～700ml 濃煎，此為週歲患兒一日量，分 3 次服用，不滿週歲者藥量減半，使用時可隨症加減，用於病毒性肺炎。（同上）

6. 腫節風 15~30g，水煎服。（見江西中醫學院函授部編《中醫兒科學》）

7. 向日葵根鬚 50~100g，水煎取汁，每日早、中、晚飯空腹服用。

8. 健壯雄雞苦膽 1 個，用針刺破，擠出膽汁，將膽汁烘乾，加入適量的白糖研末調勻，患兒週歲以下，分 3 天服完，1~2 歲分 2 天服完，2 歲以上 1 天服完，每天分 2~3 次服用。

9. 魚腥草 20g，水煎服汁，每日分 3~5 次溫服，連服 3～5 天。

10. 鮮絲瓜汁 30ml，白糖 6g，共攪勻一次服下，每日 1～2 次。

11. 大青葉、地錦草、野菊花、海金沙各 15g，水煎服。每日 1 劑，分 2～4 次服用。

12. 二丑 30g，明礬 30g，麵粉少許，醋適量。將前兩味共研細末，和麵粉與醋調成膏，每次取藥膏 12g，分 2 份，分別貼在兩足腳心湧泉穴。每日更換藥膏 1 次。

13. 北杏仁 15g、硃砂 3g、牛黃 0.6g、貝母 12g、海浮石 9g、膽南星 9g、生石膏 18g，共研細麵，3 歲以下兒童每用 3g，每日 3 次，用蜂蜜少許調服。（適宜小兒肺炎）

14. 蠶繭 1 個，白礬 1g。將白礬裝入蠶繭內，燒存性，研為細麵，每日分 3 次，溫開水服用。

15. 綠茶 20g，雞蛋 2 個（真土雞蛋）。二味加水 300ml，同煮至蛋熟，去蛋殼再煮至水乾，食蛋（每天吃雞蛋 2 個）。

16. 生明礬 30g。研為細末，用適量的醋調成糊敷貼在兩腳心，每日換藥 1 次。

17. 梨 1 個，川貝母 3g。將梨核挖去，裝入貝母，蒸熟吃梨，每天 1 個。

18. 蜂蜜 20g，香油 3g。將二味調勻，加少許開水服。

註：7~18 方，來自《武當道醫精選》一書。

二、針灸推拿

1. 針刺：取尺澤、列缺、肺俞為主。熱重可加曲池、合谷、大椎。痰多加豐隆、太淵。抽搐加行間、神門、照海。昏迷加中衝、內關、人中。以上手法，均用重刺疾出的瀉法。若肢冷汗出而出現虛脫現象者，可灸氣海、關元等穴，以回陽急救。

2. 推拿：推上三關，退下六腑，推天河水，水底撈月。咳嗽加推肺經，揉肺俞。昏迷者掐老龍穴，掐人中。抽風，拿精靈，掐崑崙。

預防及護理

1. 注意氣候的變化，隨時增減衣服，以避免受涼，預防感冒。

2. 冬春季節少去公共場所，減少疾病感染的機會；集體兒童發生呼吸道感染，應及早隔離與治療。

3. 平時加強鍛鍊，合理餵養，增強抵抗力，多曬太陽，防治各種傳染病。

4. 病兒應保持安靜，減少消耗，以利恢復，但應注意常換體位。

5. 給予環境清潔，空氣要新鮮流通，保證室內有充足的陽光，居室溫度適宜。

附方

1. 華蓋散（《和劑局方》）：麻黃、桑白皮、蘇子、杏仁、赤茯苓、陳皮、甘草。

2. 小青龍湯（《傷寒論》）：麻黃、白芍、細辛、乾薑、炙甘草、桂枝、五味子、半夏。

3. 大青龍湯（《傷寒論》）：麻黃、桂枝、杏仁、石膏、生薑、大棗。

4. 銀翹散（《溫病條辨》）：銀花、連翹、淡豆豉、牛蒡子、荊芥、薄荷、桔梗、竹葉、蘆根、甘草。

5. 麻石杏甘湯（《傷寒論》）：麻黃、杏仁、石膏、甘草。

6. 涼膈散（《和劑局方》）：芒硝、大黃、栀子、連

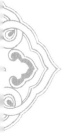

翹、黃芩、甘草、薄荷、竹葉、蜜。

7. 清營湯（《溫病條辨》）：犀角、生地、玄參、竹葉心、銀花、連翹、黃連、丹參、麥冬。

8. 羚角鉤藤湯（《通俗傷寒論》）：羚羊角、桑葉、川貝母、鮮生地、鉤藤、滁菊花、生白芍、生甘草、竹茹、茯神。

9. 紫雪丹（《和劑局方》）：滑石、石膏、寒水石、磁石、羚羊角、木香、丁香、犀角、沉香、升麻、玄參、甘草、朴硝、硝石、辰砂、麝香、金箔。

10. 安宮牛黃丸（《溫病條辨》）：牛黃、鬱金、犀角、黃連、硃砂、梅片、麝香、珍珠、山梔、雄黃、黃芩、金箔。

11. 參附湯（《世醫得效方》）：人參、附子。

12. 生麥散（《內外傷辨惑論》）：人參、麥冬、五味子。

13. 沙參麥冬湯（《溫病條辨》）：沙參、麥冬、玉竹、桑葉、天花粉、生扁豆、甘草。

14. 六君子湯（《和劑局方》）：人參、白朮、茯苓、陳皮、甘草、半夏。

❋ 第三節　麻疹證治

麻疹，民間俗稱「痧子」或稱「疹子」，武當山地區稱為「出麩子」，是小兒最常見的一種發疹性傳染病。病因為感受麻毒時邪所致，臨床以發熱、流涕、眼淚汪汪、兩頰黏膜出現麻疹黏膜斑，隨之遍身出現紅色疹點，稍隆

起於皮膚，捫之礙手，狀如麻粒為特徵，故名「麻疹」。

本病多流行於冬春季節，其他季節亦有散發，年齡以1～5 歲小兒患病最多，半歲以下者少見，若無合併症，預後一般良好。患過一次麻疹後，很少再發。

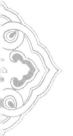

病因病機

本病因感受麻毒時邪主要侵犯肺、脾二經，也常累及其他臟腑。起初麻毒犯肺，肺衛失宣，故先見發熱、咳嗽、流涕等肺衛表證。致傷脾胃，內熱熾盛，移熱於大腸，故見飲食不振，大便溏洩等脾胃症狀。肺主皮毛，脾主肌肉，又主四肢，麻毒走竄血絡，鬱於肌膚，故疹點紅赤，從肌表而發。

一般疹透之後，熱毒外洩，邪以外解，則熱退疹收，體漸康復，此為順證。

如患兒素體虛弱，或熱毒壅盛，或護理不當，或復感寒邪，阻礙氣機，麻毒不得外洩而內陷，則可發生種種合併證，且多危重。

如麻毒陷肺，肺氣閉塞，則鼻煽喘促。若肺胃熱盛，上攻咽喉，則氣急聲嘶。若麻毒內陷心包則神昏譫語。引動肝風，則發驚厥。若心陽不振，則疹點可突然內陷，則面白肢厥，均為逆證。

此外，若麻後餘毒未清，調護不當，邪迫大腸，燻腸膜，可見下痢膿血，餘邪傷肺，肺陰虧虛，則低燒、乾咳，餘邪犯胃，循經上炎，燻灼口舌，則口舌生瘡，甚則齒齦腐爛。此為麻疹後遺病證。

辨證施治

一、順證

本病在臨床上，可分為疹前、出疹、收沒三期。順證在疾病過程中，身熱和緩，神氣清爽，咳不氣促，發病三四天疹點勻淨，色澤紅活，無其他合併症候。疹點在三天內透發完畢，而漸隱沒，熱退咳減，胃納轉佳而康復。此為患兒正氣充沛，邪毒熱輕的表現，屬麻疹順證。

治療原則，根據發病過程，以解表透疹、清熱解毒、養陰清肺為主。其關鍵在於使疹點出透，使邪氣有外透之機，故治法上總以透邪外出，防止內陷為目的。

1. 疹前期或稱初熱期，這個時期從開始發熱到出疹，經 3 天左右。

【主證】畏寒發熱，熱勢漸升，鼻塞，流涕，噴嚏，咳嗽，呵欠，目赤畏光，眼淚汪汪，倦怠思睡，飲食不振。肺與大腸相表裏，麻毒移於大腸則大便溏洩。舌苔薄白或微黃、舌質較紅，脈浮數，指紅赤浮露，均為邪在肺衛之象。口腔兩頰黏膜如見麻疹黏膜斑，是麻毒將出的先兆。

【治法】宣肺透疹為主。

【方藥】用宣毒發表湯為主方。

【加減】如見惡寒無汗、面白、肢冷、尿赤者，為熱毒熾盛，酌加銀花、蘆根之類以辛涼清熱；咳嗽痰多者，加杏仁、貝母。

2. 出疹期或稱見形期、發疹期，這個時期從見疹點到

透齊，經 3 天左右。

【主證】高熱不退，煩躁，口渴，咳嗽加劇。眼眵增多，小便短赤，或大便溏洩。出疹先自頭面、項背，漸至胸腹四肢，最後至手足心見疹點，即為疹已出透。

疹點初起稀疏，漸次加密，疹色鮮紅或暗色有潤澤，微隆起，捫之礙手。舌質紅赤，舌苔黃膩或黃燥，脈象洪數，指紋紫滯。

【證候分析】肺胃熱盛，故見發熱不退，煩躁口渴，咳嗽加劇。熱盛於內，透發於外，則疹色紅。熱邪下陷，故小便短赤。麻毒下注大腸，故大便溏洩。麻疹已現，為熱毒已有外透之機。由於麻毒屬陽，頭為諸陽之會，故疹點起於頭面項背，漸次胸腹四肢。舌質紅赤，苔黃，脈洪數，指紋紫滯，均為內熱熾盛證。

【治法】清熱解毒透疹。

【方藥】清解透表湯為主方。

【加減】若疹出不暢，身熱無汗，疹色淡紅而暗者，為風寒外束，宜加麻黃、蘇葉等加強發散透邪之力；若疹出不暢，舌質紅絳，壯熱煩躁者，為熱毒壅盛，宜用紫草紅花飲以加強發散透毒之力；若見疹色淡白，隱隱不透，四肢不溫，脈無力者，為正氣虛弱，不能抗毒外出，宜用補中益氣湯加紅花、當歸等益氣和中，活血透疹。

3. 收沒期或稱疹後期、恢復期，這個時期從疹點透齊至收沒，經 3 天左右。

【主證】疹點漸次隱沒，發熱漸減，胃納轉佳，精神漸復。或有低熱乾咳少痰，口乾舌光紅少苔，脈細數。再

經四五天後，皮膚上有糠狀脫屑，留下棕色斑跡，10 天左右才逐漸消失。

【證候分析】疹毒已透發完畢，故依次隱沒。邪退則正復，故發熱漸退，胃納漸增，精神漸復。因麻毒屬陽，熱灼陰津，陰虛生內熱，故或見乾咳少痰，低熱不清。病後陰虧，故舌光紅少苔，口乾，脈細數。

【治法】養陰清肺為主。

【方藥】沙參麥冬湯為主方。常加玄參、地骨皮、知母、白薇、鮮蘆根等。

【加減】咳嗽甚者加枇杷葉、貝母；食慾不振，加麥芽、雞內金；大便乾結，加生首烏；小便短赤，加白茅根、車前子。

二、逆證

麻疹以外透為順，內閉為逆，故麻疹逆證是一種危重證候，可發生於麻疹各期。臨床上常出現體溫過高或過低，疹出不暢，或疹色紫暗稠密，甚則過期不收，面色青紫，身熱灼手，或疹點驟出驟沒，面色蒼白，四肢不溫，或鼻煽喘促，氣急聲嘶，或神昏抽搐等，均為麻疹逆象。宜結合具體病情辨證施治。

（一）熱毒閉肺

【主證】高熱煩躁，咳嗽氣促，鼻翼煽動，面色青灰，涕淚俱無，疹點紫暗或隱沒，唇紺，口乾，舌紅，苔薄黃或黃膩，脈數。

【證候分析】此證為麻毒熾盛，體質虛弱，護理不當，復感寒邪，麻毒陷肺，肺熱鬱閉，故高熱喘促。熱毒

壅盛則疹點紫暗。正氣不足，或復感風寒則出疹隱沒。肺氣閉塞，氣滯則血瘀，故面色青灰，唇紺，肺之化源欲絕，故涕淚俱無。口乾、舌紅、苔黃、脈數，均為裏熱鬱蒸肺胃之證。

【治法】宣肺達邪，洩熱解毒。

【方藥】麻杏石甘湯為主方。常加黃芩、紫草、連翹、蒲公英、板藍根。

【加減】皮疹未透或透而不暢，加西河柳、浮萍、蟬衣以疏風透疹；若疹色紫暗，密集成片者，加赤芍、丹皮、生地以涼血活血；若疹出隱沒，面色蒼白，四肢不溫，脈沉數無力者，除石膏，加黨參、黃蓍、升麻、紅花以益氣活血透疹，甚則加附子、細辛以溫陽透疹；若出現心陽虛衰，參照「肺炎咳嗽」節處理。

（二）熱毒攻喉

【主證】身熱不退，聲音嘶啞，或失音，呼吸困難，嗆咳困難，嗆咳氣促，面色發紫，煩躁不安，咽喉紅腫，舌質紅，苔黃，脈數。

【證候分析】咽喉為肺之門戶，肺胃熱壅盛，循經上攻咽喉，故身熱不退，咽喉紅腫，聲音嘶啞。邪毒閉阻咽喉，故嗆咳氣促。內熱鬱閉肺經，阻礙氣機，故呼吸困難，面色發紫，煩躁不安。舌紅、苔黃、脈數均為一派肺胃熱盛之證。

【治法】清熱瀉肺，利咽開閉。

【方藥】清嚥下痰湯為主，常加板藍根、土牛膝、蘆根、山豆根等。另吞六神丸，外用錫類散吹喉。

【加減】大便秘結者，加大黃、玄明粉；喘促甚者，加葶藶子、桑白皮；喉間痰鳴如鋸，加用猴棗散內服。

（三）邪陷心營

【主證】壯熱煩躁譫妄，嘔吐神昏抽搐，疹色紫密成片，甚則發斑，舌質紅絳起刺，苔黃燥，脈弦數。

【證候分析】熱毒壅盛，內擾心營，故壯熱煩躁譫妄。熱邪擾胃，胃失和降，故嘔吐。麻毒內陷厥陰，內閉心包，引動肝風，故神昏抽搐。麻毒熾盛，竄入營血，故疹色紫暗，稠密成片，甚則發斑。舌質紅絳起刺，苔黃燥，脈弦數均為邪熱鴟張之證。

【治法】清熱涼營，息風開竅。

【方藥】化斑湯合犀角地黃湯加羚羊角、鉤藤、菊花等。同時選用安宮牛黃丸至寶丹神犀丹等吞服，以加強清熱開竅之力。

【加減】嘔吐者，加黃連；便秘者，加大黃；麻疹逆證病情危重，應及時請西醫搶救治療。

三、麻疹後遺症

麻疹後遺症，多因在疾病過程中，調護不當，餘邪留戀，損及臟腑所致。

（一）麻後痢

由於麻疹熱毒壅盛，困迫大腸，以致大便膠黏，赤白相兼，裏急後重，下痢頻頻，舌質紅，舌苔黃膩。本病可用白頭翁湯清腸洩熱，涼血止痢。

（二）麻後口瘡

此由邪毒鬱於肺胃二經，循經上灼口舌，口舌生瘡，

齒齦腫痛，甚則潰爛而成走馬牙疳。本病宜內外合治，內服加味黃連解毒湯合犀角地黃湯以涼血解毒，清洩胃熱，外用錫類散吹於瘡面，牙疳用珠黃消疳散。

（三）麻後咳嗽

由於熱邪耗損肺陰，以致乾咳少痰，咽乾口燥，低熱盜汗，治宜養陰潤肺，用沙參麥冬湯合百合固金湯。

此外，麻毒每易上攻於目，造成目赤生翳等，可參考眼科教材處理。

其他療法

1. 透疹外用方：西河柳、芫荽適量。煎湯，溫擦皮膚，用於疹出不快或透發不出時。（《常見病驗方選編》）

2. 西河柳 9g、薄荷 3g。水煎服，用於出疹期見疹出不透者。（《藥物治療手冊》）

3. 海蜇頭 30g、荸薺 7 個。煎水代茶，頻飲，用於麻疹後，咽乾微咳者。（《常見病驗方選編》）

預防及護理

麻疹是一種傳染性很強的疾病，預防護理與治療甚為重要。預防得當，可免發麻疹。護理治療得當，多可防止逆證及後遺症的發生。

1. 做好保健工作：居住空氣要流通，特別是在冬末春初，要避免感冒風寒，注意調節寒溫，增強身體抵抗力。

2. 避免接觸麻疹患者：在麻疹流行時期，不要帶未患過麻疹的小兒到公共場所去。

3. 藥物預防：可選用紫草三豆飲、紫草防麻粉或貫眾合劑等，均有一定預防效果，可參考使用。

4. 半歲以下未患過麻疹的小兒，可預防注射麻疹減毒活疫苗。

5. 如遇流行，即報告疫情，及時隔離治療。

6. 患兒宜臥床休息，病房需空氣流通，保持適當溫度與濕度，但避免直接吹風和過強的陽光。

7. 口腔、眼、鼻要保持清潔。

8. 注意補充水分。飲食要富於營養而易於消化的食品，以流質和半流質為宜，忌吃油膩煎炒之品。

附 方

1. 宣毒發表湯（《醫宗金鑑》）：升麻、葛根、前胡、桔梗、枳殼、荊芥、連翹、木通、牛蒡子、淡竹葉、甘草、薄荷。

2. 清解透湯（《中醫兒科學講義》）：西河柳、蟬衣、葛根、升麻、連翹、銀花、紫草根、桑葉、甘菊、牛蒡子、甘草。

3. 紫草紅花飲（《中醫兒科學講義》）：紫草、西紅花、連翹、黃連、浙貝母、枇杷葉、板藍根、竹葉、木通、甘草。

4. 補中益氣湯（《東垣十書》）：人參、黃蓍、當歸、白朮、甘草、橘皮、升麻、柴胡。

5. 沙參麥冬湯（《溫病條辨》）：沙參、麥門冬、玉竹、桑葉、天花粉、生扁豆、甘草。

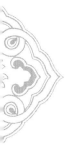

6. 麻杏石甘湯（驗方）：麻黃、杏仁、石膏、甘草。

7. 清咽下痰湯（驗方）：玄參、桔梗、甘草、牛蒡子、貝母、瓜蔞、馬兜鈴、荊芥、射干。

8. 六神丸（《全國中成藥處方集》）：麝香、牛黃、冰片、珍珠、蟾酥、雄黃。水丸，百草霜為衣。

9. 錫類散（《金匱翼方》）：象牙屑、珍珠、青黛、冰片、壁錢、牛黃、人指甲。

10. 猴棗散（《中醫學》）：猴棗、羚羊角、天竺黃、貝母、青礞石、伽南香、飛月石、麝香。

11. 化斑湯（《溫病條辨》）：犀角（銼末）、生石膏、知母、甘草、玄參、粳米。

12. 犀角地黃湯（《千金要方》）：犀角、生地、丹皮、赤芍。

13. 安宮牛黃丸（《溫病條辨》）：牛黃、鬱金、犀角、黃芩、黃連、雄黃、山梔、硃砂、金箔衣、梅片、麝香、珍珠。

14. 至寶丹（《和劑局方》）：犀角、玳瑁、琥珀、硃砂、雄黃、尤腦、麝香、牛黃、安息香、金箔、銀箔。

15. 神犀丹（《溫熱經緯》）：犀角、石菖蒲、黃芩、生地黃、銀花、連翹、板藍根、淡豆豉、玄參、花粉、紫草。

16. 白頭翁湯（《傷寒論》）：白頭翁、黃連、黃柏、秦皮。

17. 加味黃連解毒湯（《醫宗金鑑》）：黃連、黃芩、黃柏、梔子、丹皮、金銀花、連翹、生地黃、甘草、燈

芯。

18. 珠黃消疳散（《痧症全書》）：天花粉、青黛、黃連、硼砂、大青葉、薄荷葉、甘草、兒茶、牛黃、珍珠、冰片。

19. 百合固金湯（《醫文集解》）：熟地黃、生地黃、貝母、百合、當歸、芍藥、甘草、玄參、桔梗、麥門冬。

20. 紫草三豆飲（《麻疹中醫防治法》）：紫草根、綠豆、黑豆、赤小豆。每隔日煎服 1 劑，連服 5 劑。

21. 紫草防麻粉（《麻疹中醫防治法》）：紫草根、升麻、桔梗、甘草、金銀花。共研末。

22. 貫眾合劑（《麻疹中醫防治法》）：升麻、甘草、貫眾。連服 3 次，隔日 1 次。

附錄

《麻疹會通》：「麻非胎毒，皆屬時行，氣候暄熱，傳染而成。」

《麻疹拾遺》：「麻疹之發，多為天行癘氣傳染，沿門履巷相傳。」

《麻疹活人全書·麻疹骨髓賦》：「夫麻初起，既與傷寒相似，而認麻須細看兩耳根下頸項連耳之間，以衣背脊之下至於腰間，必有三五紅點，此即麻之報標。如無紅點以為證佐，則當以別證施治，此屢試屢驗者也。」

「麻毒最重，治法不同，微汗常出，熱勢越而不留；二便清調，邪氣行而無壅。腠理怫鬱兮，即當發散；臟腑必結兮，急與疏通。雖衄不必憂，邪從血解，自利勿遽

止，毒以利鬆，麻後變痢兮，熱毒移於大腸，咳嗽咽痛兮，痰氣滯乎心胸，口渴心煩，法在生津養血，飲食減少，治須調胃和中。餘證無常，臨期變通。」

「且如出之太遲，發表為貴；出之太甚，解毒最宜；伐毋天和，必先歲氣。」

✳ 第四節　水痘證治

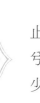

水痘又稱「水花」，是小兒常見的一種急性傳染病。臨床以發熱，皮膚出現斑疹、丘疹、疱疹為其特徵。疱疹之後，明亮如水，內無渾濁痘漿，故名水痘。本病傳染性強，在幼兒聚集的地方，容易造成流行，全年均可發病，但以秋冬季較多。

三至四歲小兒發病為多見。其病因主要由於外感風熱時邪、內蘊濕熱，留於肺脾二經，病邪外洩，發於肌表所致。治療以疏風清熱、解毒滲濕為原則。

病因病機

本病是由於外感風熱時邪、內有濕熱蘊藏鬱滯所致。發病與肺、脾兩經的關係最密切。

病邪自口鼻而入，口鼻為肺系之通道，肺主皮毛，時邪傷及肺衛，正邪相爭，所以初期多見發熱、頭痛、咳嗽等肺衛表證。脾主肌肉，濕熱鬱於肌膚，邪從氣洩，發於肌表，因而出現水痘。

若病邪深入，內熱熾盛，則可出現氣分熱盛諸證。而竄入營、血者少見，故其見證與天花、麻疹相比較為輕。

辨證施治

本病初起，一般證候與感冒相似，出現發熱、咳嗽、噴嚏或有煩躁、不食等症。熱度一般不高，在發熱之後，隨即頭面部及髮際出現如米粒大的紅疹，接著軀幹與四肢部位亦漸次出現紅疹，但以頭面及軀幹較多。四肢較少，手掌足底則更少。

疹點的中央有一水疱，迅速擴大，大者如豌豆，小者如米粒，大小不一致。疱疹內含澄清液體，根腳周有紅暈，以後疱疹漸乾，然後結成痂蓋而脫落。根據病情的發展過程，臨床可分風熱挾濕與毒熱熾盛兩類。

一、風熱挾濕

【主證】發熱頭痛，鼻塞流涕，咳嗽噴嚏，疹色紅潤，瘡內漿液清亮，二便正常，舌苔薄白，脈浮數。

【證候分析】外感時邪，傷及肺衛，故見發熱頭痛，鼻塞流涕，咳嗽噴嚏等症。毒邪透達於表，挾濕與風邪相搏，故見疹紅潤，瘡漿清亮。舌苔薄白，脈浮數，均為表熱之證。

【治法】疏風清熱滲濕。

【方藥】銀翹散為主，加滑石、木通。

【加減】如咳嗽較甚者，加桑葉、杏仁以加強清熱宣肺之力；如疱疹癢甚，加殭蠶、白蒺藜以加強祛風之力。

二、毒熱熾盛

【主證】壯熱煩躁，口渴唇紅，小便短赤，痘大而密，疱色紫暗，疱漿微混，苔黃而厚，脈象滑數。

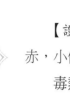

【證候分析】陽明氣分熱盛，則見壯熱煩渴，唇紅而赤，小便短赤等症。

毒熱熾盛，故見疱疹紫暗，疱漿微混。舌苔黃厚，脈象滑數，均屬濕熱之證。

【治法】清熱解毒滲濕。

【方藥】臘梅解毒湯加滑石、蘆根主治。

【加減】如邪熱入營，發熱煩躁較重，疱色紫暗，加丹皮、生地以清熱涼血；如皮膚赤癢濕爛者，可用綿螢散撒於局部，以收斂燥濕，促其癒合。

單方驗方

1. 銀花 30g、甘草 3g。水煎內服，可減輕證候，防止併發症。（驗方）

2. 蘆根 60g、野菊花 9g。水煎內服，有清熱生津作用。（驗方）

3. 青黛散：青黛 60g、滑石 120g、黃柏 60g、石膏 12g，共研極細末，用於疱疹抓破流水，外撲於瘡面，有解毒收斂作用。（上海市醫學院《中醫兒科學》）

預防及護理

1. 本病流行時期，不帶小兒去集市等公共場所。

2. 隔離病兒至全部皮疹結痂乾燥後為止。

3. 注意室內通風，保持皮膚清潔，對已破疱疹，防止感染。

4. 在發熱期間，供給充足的水分，不宜吃油膩食物。

附方

1. 銀翹散（《溫病條辨》）：銀花、連翹、荊芥、薄荷、淡竹葉、淡豆豉、牛蒡子、桔梗、甘草、蘆根。

2. 臘梅解毒湯（《中病兒科學講義》）：臘梅花、連翹、金銀花、甘菊花、板藍根、蟬蛻、赤芍藥、黃連、木通、地丁、甘草。

3. 綿螢散（《證治準繩》）：蠶蛾綿螢。

製法和用法：以生白礬搗碎入螢內，放在炭火上煅燒，待礬汁盡後，取出研末備用。

附錄

《嬰童百問》：「發熱一、二日，出水泡即消者，名為水痘。」

《景岳全書》：「凡出水痘先十數點，一日後其頂尖上有水泡，二日、三日又漸多，四日渾身作癢，瘡頭皆破，微加壯熱即收矣。」

✳ 第五節　風疹證治

風疹又稱風痧，古人稱為「隱疹」，是小兒一種較輕的出疹性傳染病。其發病原因，由於外感風熱時邪，鬱於肌表，發於皮膚所致。

本病常流行冬春季節，以五歲以下的乳幼兒發病為多見，初起有外感表證，隨之出現淺紅色小斑丘疹而有癢感為特徵。治療以疏風、清熱、解毒為主。一般預後良好，

但妊娠初期，孕婦患風疹後，可能影響胎兒發育，有造成胎兒畸形的可能，應加以注意預防。

病因病機

本病是由於外感風熱時邪，蘊於肺脾二經，鬱於肌表，發於皮膚所致。

邪在肺衛，外感風熱時邪，傷及肺衛，邪正相爭，故出現一派肺衛表證。風熱與氣血相搏，邪毒發於肌表，故見疹點。

邪熱入裏，邪熱之勢較盛，傷及氣管，陽明熱盛，營陰受損，故出現一派裏熱證以及疹色加深、疹點加密現象。

辨證施治

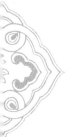

風疹初起，在發疹前一二天，多有類似傷風感冒表現，與麻疹初期症狀亦相似。惟風疹出疹甚速，通常在發熱的第一天或第二天即現疹點，首先見於頭面軀幹，繼而延及四肢，大都在一天內遍佈全身，但手足心則無疹。疹色初起呈淺紅，稍稍隆起，疹點細小稀疏。分佈均勻，略以麻疹，第二、三天常在背部形成一片片紅斑，又似丹痧。患兒耳後及頸部筋核多見腫大，壓之則痛。

本病發熱雖輕，但多屬驟發，出疹後一兩天內，即漸退熱。若邪傷營分，可見高熱，疹紅加深，分佈較密。一般經三四天後，疹點逐漸消退，無脫屑及斑痕。

風疹辨證，根據病勢之淺深與病情的輕重，可分邪在

肺衛與邪熱入裏兩類。

一、邪在肺衛

【主證】初起惡風發熱，熱度不高，咳嗽，噴嚏，流涕，目赤，約經一日，全身出疹，先見於頭面軀幹，隨即遍及四肢，唯手足心則無疹，疹色淺紅，疹點細小稀疏，並有癢感，指紋色紫，脈象浮數。

【證候分析】外感風熱時邪，傷及肺衛，故見惡風發熱，噴嚏，咳嗽，流涕等症。風熱與氣血相搏，邪毒外透，故見全身疹點。疹點色紅，指紋紫色，目赤，脈數，均為有熱之見證。皮膚瘙癢，脈浮，為風熱在表之證。

【治法】疏風解表，清熱解毒。

【方藥】加味消毒飲為主方。

二、邪熱入裏

【主證】發熱較高，疹色鮮紅，疹點較密，大便熱臭，小便短赤，舌苔薄黃，紋紫，脈數。

【證候分析】內熱較盛，故發熱較高，疹色鮮紅，熱盛於內，透發於表，故疹點較密。裏熱大便熱臭，小便短赤，舌苔薄黃，指紋色紫，脈數，均為熱邪入裏之證。

【治法】清熱解毒，佐以涼血。

【方藥】透疹涼解湯為主方。

預防及護理

1. 在流行期間，易感兒勿去公共場所。

2. 患兒自皮疹出現後，隔離 5 日。

3. 妊娠婦女要避免接觸風疹患者，以防感染。

4. 患兒在發熱期間不宜吃油膩和有刺激性食物，並給以足夠水分。

附方

1. 加味消毒飲（《醫宗金鑑》）：荊芥、防風、牛蒡子、升麻、赤芍、連翹、山楂、甘草。

2. 透疹涼解湯（《中醫兒科學講義》）：桑葉、薄荷、連翹、菊花、蟬衣、金銀花、地丁、赤芍、牛蒡子、紅花、黃連。

附錄

《小兒衛生總微論方》：「小兒風疾隱疹者，小兒皮膚嫩，氣血微弱，忽為風邪所干，捕於氣血，藏流於皮膚之間，不能消散，相連而生，輕者為風斑，不致改色，重者為隱疹。」

《金匱要略》：「風氣相搏，風強則為隱疹。」又曰：「邪氣中經，則身癢而隱疹。」

《諸病源候論》：「夫小兒風瘙隱疹，由汗出解脫衣裳，風入腠理與氣血相搏，結聚相連，風邪只在腠理浮淺，其勢微，故不腫不痛，但成隱疹瘙疹也。」

✳ 第六節　頓咳證治

頓咳一名百日咳，是小兒時期常見的一種時行疾病。臨床以間歇發作連續不斷的痙攣性咳嗽，最後伴有雞鳴樣回聲為其特徵。咳嗽發作一陣後，停頓片時，又再次發

作，每日可有數次乃至數十次，故名頓咳。因其病程較長，綿纏難癒，故又名「百日咳」。因其具有傳染性，故有「天哮」「疫咳」等名稱。

本病多發於冬春季節，以嬰幼兒最易感染。十歲以上的小兒，則較少發病。大多年齡愈小，病情愈重。患過本病以後，極少再發。

由於本病病程長，對小兒健康影響極大，體弱的幼兒尤應注意，必須及早診治。

病因病機

本病病因主要為感受時行病邪由口鼻而入，蘊伏肺系，致肺氣失於宣肅，釀液成痰，阻滯氣道，因而出現頓咳頻頻之典型症狀。

若病邪深伏，或久稽不解，肺氣鬱結，化熱化火，痰熱膠結於肺，肺氣上逆，可併發肺炎喘嗽。若肺熱內蘊，灼傷肺絡，則可出現衄血、咳血等症。若痰火內閉，引動肝風，亦可發生神昏抽搐的變證。若病程遷延日久，可見氣陰耗損，或肺脾兩傷的證候。必得邪氣日衰，正氣漸復，則病情方可逐漸向癒。

一、初咳期

【主證】初起鼻塞、流涕、噴嚏或發熱，咳嗽逐漸加重，晚上較劇，咳痰稀薄稠黏，舌苔薄白或薄黃，脈浮，指紋淡紅或紫暗。

【證候分析】疾病初起，病邪在表，故見鼻塞、流涕、噴嚏、咳嗽等邪犯肺衛之證。咳痰稀薄，舌苔薄白，

為表寒束肺之象。咳痰稠黏，舌苔薄黃，為表熱犯肺之象。

【治法】偏於風寒者宜祛風散寒，順氣止咳為主；偏於風熱者疏表清熱、化痰降氣為主。

【方藥】以止咳散為主方，偏於風寒者加蘇梗、麻黃等藥，或用小青龍湯，偏於風熱者去紫菀，加桑葉、連翹、杏仁等藥，或用麻杏石甘湯。

二、痙咳期

【主證】陣咳較劇，咳時面赤握拳，舌向外伸，彎腰曲背，頭頸筋脈怒張，目珠紅赤，眼瞼浮腫，涕淚並時。每發，咳聲連續不斷，最後以深吸氣而止。

當其吸氣時，喉中發出吼聲，宛如雞鳴，迨至聲止，咳又如前。如此反覆兩三次，最後咳出黏稠痰液，或嘔出乳食，始告停息。

此種陣咳，每日發作數次至數十次不等，尤以夜間為甚。並見口舌乾燥，口渴欲飲，痰稠涕濃，舌紅苔燥或黃，脈象滑數，指紋紫紅，咳劇時咳吐鮮血，或痰中帶血，鼻衄等。

【證候分析】病邪蘊肺，肺失肅降，釀液成痰，痰濁鬱而化熱，痰熱阻滯氣道，肺氣失於順降，則上逆而為陣咳。痰液黏稠，不易咳出，故見頭頸筋脈怒張，舌向外伸，目珠紅赤，涕淚交迸等氣逆於上之象。必待咳出膠著之黏痰，肺氣一時通暢，咳得暫停。肺胃同主下降，上逆之氣，由肺及胃，則見嘔逆。痰熱久蘊，劇咳肺絡受損，故見衄血、咳血。

口乾渴飲，痰稠涕濃，舌紅苔黃，脈滑數等，均是痰熱內蘊，灼傷陰津的表現。

【治法】清熱瀉肺，滌痰降氣。

【方藥】選用麻杏石甘湯、桑白皮湯、葶藶大棗瀉肺湯諸方加減。

如併見鼻衄咳血，去麻黃，加鮮茅根、藕節、側柏葉等以涼血止血。

三、恢復期

【主證】咳嗽次數和持續時間逐漸減少、減短，吼聲消失，咳而無力，痰少質黏，或聲音嘶啞，面頰朝紅，唇乾，苔薄質紅，脈細數，或見痰稀而少，氣短聲怯，唇色淡白，舌淡無苔，脈細無力。

【證候分析】咳嗽次數和持續時間逐漸減少減短，雖為邪退病減之象，但咳仍不止，咳而無力，為病邪留戀，正氣已傷之症。

若見痰少質黏，聲啞頰紅，舌紅苔少，脈象細數，為肺陰虧損，陰虛內熱的表現。若見痰稀而少，氣短聲怯，唇舌色淡，脈細無力，為肺氣耗傷，氣虛不納的表現，多見於病的後期。

【治法】益氣養陰，清化餘邪。

【方藥】肺陰虧損為主者，用沙參麥冬湯為主；肺氣耗傷為主者，用人參五味子湯為主。均可加入杏仁、百部以寧肺止咳。

在病程中，如併發肺炎咳嗽、抽風等症，參照「肺炎咳嗽」「驚風」二節進行辨證施治。

其他療法

一、單方驗方

1. 百日咳片。由雞、豬等膽汁製成。日服 3 次，每歲每次 1 片，10 歲以上每次服 10～15 片。（上海中醫學院《中醫兒科學》）

2. 50%大蒜糖漿。5 歲以上小兒，一日 4 次，每次 10～20ml，5 歲以下減半。（中醫學院試用教材《兒科學》）

3. 貫葉蓼，又稱槓板歸，用全草，每日 30g（鮮草 60g），水煎加糖內服。（贛州市醫院）

4. 鷓鴣涎丸，每次半丸至一丸，一日 2～3 次，研細，吞服。

5. 鵝不食草 500g，製成煎劑 500ml，每服 10ml 左右，日 3 次。（南京中醫學院《溫病學》）

6. 麻黃 10g、杏仁 10g、生石膏 30g、甘草 5g、二花 30g、桑葉 15g、葶藶子 20g、射干 15g、殭蠶 15g、鉤藤 15g。水煎 2 次，取藥汁 300ml，1 歲以下的患兒，每用藥汁 30ml 保留灌腸，2 歲患兒用 40ml，3 歲患兒用 50ml，視病情輕重，每天可用藥 2～4 次。（此方適用於小兒支氣管炎、肺炎）

7. 魚腥草 40g、款冬花 40g、葶藶子 15g、赤芍 50g。水煎 2 次，取藥汁 200ml，每次用 50～100ml，保留灌腸，每日用藥 1～2 次。（此方適用熱毒犯肺的頓咳）

8. 麻黃 6g、桑白皮 12g、杏仁 10g、生石膏 20g、半

夏 10g、款冬花 15g、蘇子 9g、紫菀 30g、葶藶子 10g、白果 4g、蜂房 6g、土元 6g。水煎 2 次，取藥汁 300ml，每次用藥 50～100ml，保留灌腸，每日 1～2 次。（此方適用痰熱阻肺）。

註：6~8 方為筆者經驗方。

二、針刺療法

針刺四縫穴，對緩解痙咳有一定療效。

預防與護理

1. 發現頓咳患兒，應立即隔離治療。

2. 病兒居室應空氣流通，但不可受涼。飲食勿過飽，注意餵法，可多次少量。儘量避免各種引起咳嗽的不良刺激。伴發窒息者，應專人護理，隨時吸痰，給氧。

3. 易感兒童在本病流行期間，可用中藥預防：棕樹葉或魚腥草適量，水煎服，一日一次，連服五日。

4. 易感兒童應進行百日咳菌苗預防注射，以提高免疫力。

附方

1. 止咳散（《醫學心悟》）：桔梗、荊芥、紫菀、百部、白前、陳皮、甘草、生薑。

2. 小青龍湯（《傷寒論》）：麻黃、桂枝、細辛、乾薑、五味子、芍藥、甘草、半夏。

3. 麻杏石甘湯（《傷寒論》）：麻黃、杏仁、石膏、甘草。

4. 桑白皮湯（《景岳全書》）：桑白皮、半夏、蘇子、杏仁、貝母、黃芩、黃連、山梔。

5. 葶藶大棗瀉肺湯（《金匱要略》）：葶藶子、大棗。

6. 沙參麥冬湯（《溫病條辨》）：沙參、麥門冬、玉竹、甘草、桑葉、扁豆、花粉。

7. 人參五味子湯（《幼幼集成》）：人參、白朮、茯苓、五味子、麥門冬、甘草、薑、大棗。

8. 鸕鷀涎丸（驗方）：杏仁、山梔、石膏、蛤粉、牛蒡子、甘草、麻黃、青黛、射干、細辛。共研細末，和入鸕鷀涎，加蜜為丸，如彈子大。

附錄

《千金要方》：「治小兒咳嗽，日中差夜甚，初不得息，不能復啼，四物款冬丸方：款冬花、紫菀、桂心、伏龍肝。」又：「治少小十日以上至十五日，卒得欬咳、吐乳、嘔逆、暴嗽，晝夜不得息，桂枝湯方：桂枝、甘草、紫菀、麥冬。」

《幼科金針》：「夫天哮者，上古之收，從無見定方，今治法亦為混淆，其故何也？蓋因時行傳染，極難奏效。其證嗽起連連，而嘔吐涎沫，涕淚交流，眼胞浮腫，吐乳鼻血，嘔衄睛紅，治法降火清金，清痰祛風。……若延久，便當保肺清金。」

《本草綱目拾遺》：「頓咳，從小腹下逆上而咳，連咳數十聲，少住又作，甚或嗽發必嘔，牽制兩脅，涕淚皆出，連月不癒者。」

✳ 第七節　疫毒痢證治

疫毒痢是一種凶急傳染性的疾病，故又稱「疫痢」。常發於夏秋季節，以 2～7 歲的小兒發病多見。本病因感受暑熱疫毒之邪，飲食不潔所致。臨床以突然高熱、昏迷、反覆驚厥，或有或無痢下為特徵。

本病發病急暴，變化迅速，可急邃地出現「內閉外脫」的危證。

治療原則以清熱解毒為主，病情危急時，先行開閉救脫，然後按痢疾辨證治療。

病因病機

本病因暴感暑熱疫毒之邪，亂食生冷不潔之物所致。疫毒之邪從口而入，濕熱穢毒停滯腸道，疫毒內蘊，邪熱熾盛，與正相爭，如正盛邪實，即化熱生火、內竄營分，熱閉心包，引動肝風，而出現抽風昏迷之實熱內閉證。若疫毒鴟張，正不勝邪，則在臨床上既可出現邪毒旺盛的「閉」證，又可發生正氣虛衰的「脫」證，即「內閉外脫」之危證。

另一方面，本病來勢凶急，雖濕熱蘊伏腸胃，薰腐敗腸膜血絡，阻滯氣機，但往往膿血便未下，邪毒即內陷厥陰，甚則損及腎陽，出現閉脫之變，故多數病兒在膿血便前即發生高熱、神昏、驚厥。

若同時伴有便下膿血，裏急後重者，邪毒尚有外洩之前，若正確處理，險證常可化夷。

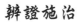

辨證施治

疫毒痢來勢急，發展快，少數病兒發病前雖有嘔吐、腹痛、裏急後重、下痢膿血等症，但為時短暫，而大多數患兒未見膿血便即出現高熱、神昏、抽風、脈弦數等實熱內閉證，或迅速出現高熱、面蒼、肢厥、神昏、抽風、脈沉微而數等內閉外脫證，此時痢疾大便症狀常不明顯，而往往作為驚風處理。

若診斷不明，治不及時，每可危及生命。

一、實熱內閉

【主證】突然寒戰高熱，煩躁不安，反覆驚厥，神志昏迷，噁心，嘔吐咖啡樣物，下痢膿血或無大便而經灌腸檢查證實，小便黃赤，舌赤紅，舌苔黃膩或焦乾，脈滑數或弦數。

【證候分析】疫毒內盛，邪正相爭激烈，故突然寒戰高熱。邪熱化火內擾，故煩躁不安。熱極生風，故反覆驚厥。邪入心包，故神志昏迷。胃熱上逆故噁心，傷及胃絡吐褐色血樣液體。濕熱邪毒充斥腸道，燻灼腸膜血絡，氣血凝滯，氣滯則腹痛，裏急後重，血瘀則化為膿血，故見下痢膿血。或病重，大腸傳導失常，邪毒不能下洩，故或無大便，需經灌腸方能證實有膿血便。熱盛於內，故小便短赤。脈弦數或滑數、苔黃膩或焦乾質紅等，均為熱毒壅盛或濕熱蘊伏之證。

【治法】清熱解毒，瀉火開閉。

【方藥】黃連解毒湯為主方，並用安宮牛黃丸以洩熱

開閉。

【加減】嘔吐甚者，加玉樞丹（先服）；血證較重，並見嘔血，便血多者，可合用犀角地黃湯以涼血解毒；若大便較多者，可加白頭翁、秦皮等清腸止痢；若反覆抽搐者，可合用羚角鉤藤湯；若夾有暑邪表證者，可加香薷、厚朴、銀花、連翹等以解暑邪。

二、內閉外脫

【主證】症見實熱內閉如高熱、神昏、抽搐的同時，突然出現面色蒼白或灰暗，四肢厥冷，呼吸表淺不規則，苔黃舌質轉淡，脈沉細而數或沉微而促。

【證候分析】由於疫毒暴烈，正不勝邪，正氣內潰，清陽不升，故見面色蒼白或灰暗，四肢厥冷，呼吸淺短不勻。同時內熱熾盛，故見高熱苔黃。熱極生風，故抽搐。邪閉心包，故神昏。至於舌質轉淡，脈沉細而數或沉微而促，均為陽脫之徵象。

【治法】扶正固脫，鎮痙開竅。

【方藥】先以人參附子湯調服安宮牛黃丸以固脫開竅，繼用四逆湯以回陽救逆。

【加減】如抽搐不止者，加羚羊角粉（沖服）、鉤藤、石決明、地龍、黃連以涼肝息風。

經扶正固脫法治療後，如面色好轉，脈象有力，則可按一般濕熱痢辨證施治，如見大便膿血，肛門灼熱，脈滑，舌苔黃膩的，可用白頭翁湯為主方以清熱利濕，理氣和營。如腹痛、裏急後重較甚者，加白芍、木香、檳榔。

此病凶險，臨床上宜積極配合西醫方法綜合搶救，以

提高療效，減少死率，千萬不可粗心大意。

針灸療法

【主穴】人中、百會、中衝、內關、足三里。

【配穴】風池、湧泉、天樞、氣海、上巨墟。

驚厥時先刺人中、中衝，採用間歇性刺激法，即進針後每隔5分鐘刺激一次，如經過4次仍不恢復者，再加刺內關及風池、湧泉，並灸氣海、百會，每次灸5艾炷。

有膿血便時，針足三里、天樞、上巨墟，用輕轉提插法。

預防

1. 注意飲食衛生，不吃不潔食物，不喝生水，飲前便後要洗手。做好環境衛生，加強糞便管理。

2. 發現病人及時隔離，做到早期診斷，及時治療。

3. 藥物的預防：每日可吃生大蒜頭3次，每次一瓣，或馬齒莧5～30g煎湯，連3～5天。

附方

1. 黃連解毒湯（《外台秘要》）：黃連、黃芩、黃柏、梔子。

2. 安宮牛黃丸（《溫病條辨》）：牛黃、鬱金、犀角、黃連、硃砂、梅片、麝香、珍珠、山梔、雄黃、黃芩、金箔衣。

3. 玉樞丹（《片玉心書》）：山慈姑、麝香、續隨子

霜、雄黃、紅芽大戟、硃砂、五倍子。

4. 犀角地黃湯（《千金要方》）：犀角、生地黃、赤芍、丹皮。

5. 羚角鉤藤湯（《通俗傷寒論》）：羚羊角、鉤藤、桑葉、茯神、生地、川貝母、白芍、菊花、生甘草、鮮竹茹。

6. 人參附子湯（《世醫得效方》）：人參、附子。

7. 四逆湯（《傷寒論》）：附子、乾薑、炙甘草。

8. 白頭翁湯（《傷寒論》）：白頭翁、黃連、黃柏、秦皮。

附錄

《肘後備急方》：「天行毒病，發熱，腹痛，下痢。」又曰：「天行四五日，大下熱痢。」

✳ 第八節　夏季熱證治

夏季熱是嬰幼時期特有的一種地方疾病。主要發於1～2歲的嬰幼兒，甚則5歲以下的幼兒亦有發生。臨床以長期發熱口渴、多尿、汗閉或少汗為特徵，因其發病於夏季，故名「夏季熱」。

此病多見於我國東南和中南部氣候較炎熱的地區。夏天發病，秋涼後多可自癒。有的病孩第二年又可再發，甚至可連續繼發病數年。一般在第二年發病時，證候多比第一年為輕。

本病主要因患兒體質虛弱，不能適應外界炎熱氣候，

感暑而發。治法以清暑益氣，養陰清熱，溫補腎元為主。由於患兒體質和病情的不同，初起實多虛少，以清暑透熱為主，養陰益氣為輔，後期虛多實少，以溫補腎元為主。

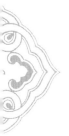

病因病機

小兒稚陰稚陽之體，陰氣未充，陽氣未盛。若小兒體質素虧，尤以發育營養較差，或熱病之後，入夏不能耐受外界炎熱氣候，暑邪乘虛而入，直犯肺胃，蘊陰內伏，耗傷氣津，故發熱、口渴。

暑邪傷氣，氣虛下陷，氣不化水，下趨膀胱，脾腎無權，故尿多而清長。

肺津為暑邪所傷，化源不足，水液無以敷布，皮膚閉塞，故無汗或少汗。

汗與小便，都屬陰津，異物而同源，所以汗閉則尿多，尿多則傷陰津，津傷則必渴飲，飲多不化則下流，尿多津傷，更無以作汗，汗不得洩則熱不退，熱不退更傷津液，故發熱、汗閉、口渴多飲、多尿形成惡性循環。

若病久損及腎陽，則上焦熱邪仍甚，而下焦腎陽已虛，則可出現邪熱淫於上、元陽虛於下的下虛上盛證。

辨證施治

本病多在入夏以後長期發熱不退，病程可持續數月。常見朝熱暮涼，或暮熱早涼。

天氣愈熱，發熱愈高，天氣涼爽，身熱可隨之降低，秋涼後漸恢復正常。將癒之時，先見小便減少，飲水量也

減少，隨之發熱漸退。

一、暑傷肺胃

【主證】發熱，無汗或少汗，煩躁，口渴多飲，多尿，舌苔薄黃，舌質紅，唇紅乾燥，咽紅，脈數，指紋紫紅。

【證候分析】患兒感受暑氣，蘊遏肺胃，燻灼津液，故發熱，無汗或少汗，口渴多飲。邪熱內擾則煩躁。暑熱傷氣則氣不化津，水液下趨，小便頻多。咽紅唇乾，舌紅苔黃，脈數，指紋紫紅，均為暑熱內蘊、肺胃津傷、實多虛少之證。多見於本病初期。

【治法】清暑透熱，益氣生津。

【方藥】用王氏清暑益氣湯為主。

若兼見鼻塞、流涕、頭痛等表證，可加香薷、豆捲、藿香清暑解熱；若舌紅而乾，口渴甚者，加鮮蘆根、鮮生地養陰生津；煩躁甚者加連翹、蓮心清心除煩；若高熱有汗、口渴，舌紅苔黃，脈數無力，可用白虎湯加人參湯清暑益氣；若納呆，大便不實，舌質不紅，體虛氣弱者，去麥冬、知母、黃連，加淮山藥、扁豆、白朮，或用七味白朮散加荷葉、連翹；若神倦氣短，唇舌乾紅，脈細無力，氣陰兩傷明顯者，可用生脈散加荷葉、蘆根、連翹。

二、下虛上盛

【主證】除見發熱、口渴多飲等症外，並見精神委靡不振，虛煩不安，面色蒼白，食飲不振，下肢清冷，大便多見稀薄，小便清長而頻數無度，舌苔薄黃，脈虛細而數。

【證候分析】本證多病之後期，脾腎兩虛。腎元虛損，陽氣虛衰，不能溫養脾土則面色蒼白、精神委靡、食慾不振、下肢清冷、小便清長、大便稀薄。

但本病究屬暑氣為患，陰津必耗，心火易旺，邪熱淫上，故又見虛煩不安，發熱口渴，脈虛細而數，從而形成下虛上盛之證。

【治法】溫下清上，護陰潛陽。

【方藥】用溫下清上湯為主。

本病在發熱漸退之後，每見面色蒼白，神疲乏力，納差，脈軟等氣虛症狀，可予益氣健脾法調理，如用孩兒參、白朮、紅棗、山藥、甘草等藥。

其他療法

一、單方驗方

1. 馬齒莧 250g，水煎服，每日 1 劑。（中醫學院試用教材《兒科學》1974 年版）。

2. 蠶螢 20 隻，紅棗 20 枚，煎湯代茶飲服。（同上）

二、針刺療法

取大椎、曲池、三陰交、腎俞、氣海等穴。

預防

1. 注意小兒的飲食營養，增強體質。

2. 夏天注意住屋的通風，保持涼爽。

3. 可常用鮮藿香、薄荷、青蒿等藥煎湯代茶，或服綠豆湯、銀花露預防。

附方

1. 王氏清暑益氣湯（《溫熱經緯》）：沙參、麥冬、知母、甘草、竹葉、黃連、石斛、粳米、鮮西瓜皮、荷粳。

2. 白虎湯加人參湯（《傷寒論》）：人參、石膏、知母、粳米、甘草。

3. 七味白朮散（《小兒藥證直訣》）：人參、白朮、茯苓、甘草、木香、葛根、藿香。

4. 生脈散（《內外傷辨惑論》）：人參、麥冬、五味子。

5. 溫下清上湯（徐小圃氏經驗方）：附子、黃連、龍齒、磁石、蛤粉、西洋參、補骨脂、覆盆子、菟絲子、桑螵蛸、白蓮鬚、縮泉丸（台烏藥、益智仁、淮山藥）。

✳ 第九節　小兒麻痺證證治

小兒麻痺證是一種傳染性疾病。臨床以先見發熱，有少數小兒繼而出現肢體癱瘓痿躄為特徵。武當道教醫藥把此歸於溫病範疇，古代文獻中的「痿證」「軟腳瘟」「小兒半身不遂」等與本病有某些相似之處。病多發於嬰幼兒，夏秋季節多見。

本病為風、濕、熱時行病毒引起，首先侵犯肺胃二經，繼而流竄經絡，後期則累及肝腎。治療以清熱利濕、疏風通絡為主，後期則著重調補肝腎、和血通絡。

早期的積極治療對本病的康復裨益頗大，病延日久，

肢體癱瘓痿縮則較難恢復。

病因病機

本病由外感風、濕、熱時邪病毒引起，邪毒從口鼻而入，侵犯肺胃，而出現發熱咽痛、嘔吐腹瀉等症。若正氣較旺，病邪較輕，正能勝邪，則病邪由此而解，若正不勝邪，則邪毒較重，濕熱留戀，挾風內竄。

肺主氣而朝百脈，脾主肌肉、四肢，多氣多血，濡潤宗筋而利關節，邪毒內竄，流注經絡肌肉、四肢百骸、瘀阻經隧，灼傷陰津，而見肢體疼痛，進而癱瘓痿軟。日久不癒，陰液愈耗，肝腎受損，筋骨肌肉氣血失養，而枯萎短縮畸形。

另外，在疾病的過程中，若濕熱釀痰，阻遏於上，氣機不利，則痰涎壅堵，吞咽困難，濕熱瘀阻於下，腎關不通，則膀胱蓄尿，腹部脹急，點滴不下。邪陷心包，內動肝風，則燥擾譫語，神昏抽搐，正氣潰敗，則氣弱肢厥，甚則皮膚青紫，脈象漸弱而成危證。

辨證施治

本病的病程經過，可分為癱瘓前期、癱瘓期及後遺證期。大抵初起有發熱、嘔吐、腹瀉、咳嗽等症，類似一般感冒。若正氣旺盛，邪毒輕微，病情往往不再發展，反之，則再次發熱，伴見面赤、咽紅、吐瀉、煩躁、肢體疼痛、拒撫抱、項背強痛等症，屬癱瘓前期，為一週左右。若病情發展，則熱漸退而肢體癱瘓，痿軟不用，進入癱瘓

期。由於濕熱流注的情況不同，其癱瘓的部位也各異，臨床上多見於上下肢，尤以下肢為甚，一般熱退清後癱瘓即不再發展，並開始逐漸恢復。

此期還可出現痰涎壅堵、吞咽困難、譫語神昏、抽搐、氣弱息短、肢厥等危重症候。若經過 6 個月癱瘓仍不恢復者，即進入後遺症期，肢體癱瘓痿縮，骨骼畸形。

一、癱瘓前期

【主證】發熱汗出，頭痛項強，肢體疼痛，咳嗽咽痛，煩躁不寧，噁心嘔吐，納呆便溏，舌苔黃膩，脈象濡數。

【證候分析】時邪初犯，肺胃同病，肺主衛表，胃主肌肉，風濕熱邪，遏鬱肌表則發熱。經氣不舒則體疼項強。肺衛熱蒸則咳嗽咽痛。

濕熱傷胃則運化失職，升降失常，而見納呆、嘔惡、便溏。濕熱外蒸則汗出而不透，內擾則煩躁而不寧。苔黃膩、脈濡數均為濕熱之證。

【治法】解表清熱，疏風利濕。

【方藥】葛根芩連湯合宣痺湯去赤小豆加萆薢。

【加減】濕濁重者，舌苔濁膩，脘痞腹瀉，身重懶動，可加蒼朮、厚朴、藿香；熱邪重者，高熱汗多，口渴尿黃，可加石膏、知母；若肢體痺痛明顯者，可酌加秦艽、殭蠶、桑枝、桂枝、羌活、獨活等藥。

二、癱瘓期

【主證】發熱漸退，肢體癱瘓，痿軟不用，口渴而不多飲，小便短赤，舌苔黃薄膩，脈澀不利。

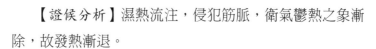

【證候分析】濕熱流注，侵犯筋脈，衛氣鬱熱之象漸除，故發熱漸退。

濕熱瘀阻，經氣不通，灼傷陰液，筋脈不利，則肢體癱瘓，痿軟不用，《內經》云：「濕熱不攘，大筋軟短，小筋弛長，軟短為拘，弛長為痿。」口渴，溺短赤，苔黃膩，脈澀，均為濕之象。

【治法】清熱化濕，舒筋通絡。

【方藥】三妙丸加味，可加絡石藤、赤芍、殭蠶、全蠍、忍冬藤。

【加減】若痰多加菖蒲、鬱金、白附子、貝母；若口眼歪斜，加用牽正散；若兼陰津虧虛，舌紅苔少，五心煩熱，加生地、白芍、石斛、麥冬，或用丹溪加味二妙散；若兼氣陽不足，肢冷面蒼，小便清長，加淫羊藿、肉蓯蓉、黃蓍；若以氣虛血滯為主，症見面色蒼白氣弱，肢體癱瘓，痿軟不收，舌淡有瘀點，可用補陽還五湯加桑寄生、淫羊藿補氣活血、強壯筋骨；若癱瘓日久，肌筋萎縮，肢體痿廢，多難恢復，可用虎潛丸或加味金剛丸加黃蓍、赤芍、紅花、淫羊藿等，補益肝腎，溫養氣血，通經活絡；癱瘓出現後，均可配合針灸、推拿等其他療法，綜合治療，以促進肢體恢復。

若出現吞咽困難，痰者氣急，尿潴不通，神昏抽搐，大汗肢厥等危重證候時，應請西醫進行搶救。

癱瘓 6 個月以上未能恢復者，即時入後遺證期，癱瘓肢體萎縮畸形，服藥多難取效，可用針灸等其他療法治療。

其他療法

一、單方驗方

1. 黃豆 20g、花生葉 15g。水煎汁，分 3 次服，每日 1 劑。

2. 桑枝 12g、絲瓜絡 15g。水煎取汁，分 3 次服，每日 1 劑。

3. 白蘿蔔汁 12ml，白糖 6g。將兩味和勻，一次服用，每日 2～3 次。

4. 桑葉 15g、綠茶 1g、炙甘草 3g。水煎服，每日 1 劑。

5. 木瓜 15g、苡仁 12g、葛根 10g、炙甘草 3g。水煎服。每日 1 劑，分 3 次服。

6. 五加皮、透骨草各 15g，海桐皮、當歸、防風、獨活、續斷、伸筋草各 10g，艾葉、木瓜各 12g。煎湯，分 2 次熱洗患處。每日 1 劑。

二、針灸療法

1. 顏面歪斜：頰車、地倉、合谷、迎香、絲竹空。

2. 上肢癱瘓：曲池、合谷、外關、臑上、大杼、中渚、腕骨。

3. 下肢癱瘓：風市、環跳、足三里、三陰交、陽陵泉、陰陵泉、絕骨、太谿、行間、懸鐘、崑崙。如足內翻，針刺外側穴位為主，足外翻，針刺內側穴位為主。

4. 腹部肌肉癱瘓：中脘、梁門、氣海。

5. 呼吸困難：天突、膈俞、梁門、氣海。

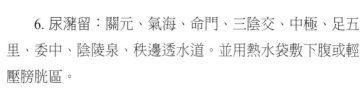

6. 尿瀦留：關元、氣海、命門、三陰交、中極、足五里、委中、陰陵泉、秩邊透水道。並用熱水袋敷下腹或輕壓膀胱區。

以上穴位，臨床須依據癱瘓的虛實寒熱和兼證，靈活地加減配合，或輪流運用。取穴，原則上以取癱瘓部位的穴位為主，適當配用具有全身作用和靠近軀幹及健側肢體的穴位。

根據「治痿獨取陽明」，下肢癱瘓以取足陽明胃經穴為主。體弱者，可針灸同用。

三、電針療法（適用於癱瘓期）

選擇有關穴位進行配對，如環跳——秩邊，後陽陵——足三里，外陰廉——廉下，委中——落地等。用毫針或經絕緣化的毫針（僅針尖裸露），進針後通電，刺激強度和頻率逐漸加大，使病人發現麻脹和燙感。每次通電約半分鐘，重複通電3～4次。

四、穴位結紮療法（適用於肌肉萎縮嚴重）

採用羊腸線結紮並刺激穴位，根據以上帶下、以主帶次的原則選穴。

例如對於髖關節鬆弛的病人，採用「8」字形結紮法，在大轉子和尾骶骨交界處作一連線，取連線中點作小切口，並可用持針鉗對穴進行刺激按摩，然後分別向連線兩端按法進行縫線，使縫線在深、淺層呈「8」字形，拉緊縫線，在切口處結紮。

除使用上述諸療法外，還可配合理療、功能鍛鍊等，以促進氣血運行，幫助癱瘓肢體恢復功能。

預防及護理

1. 隔離患者，自發病日起隔離 40 天。兒童應避免與患兒接觸。以患兒用過的衣被、食具等物，可煮沸消毒，不能煮沸的衣物，可在日光下曝曬數小時。

2. 患兒應臥床，減少肢體活動，妥善保護癱瘓肢體，並注意保持功能位置。若出現痰壅氣堵，應及時吸痰排痰。

3. 口服脊髓灰質炎減毒活疫苗糖丸，可預防本病。

附方

1. 葛根芩連湯（《傷寒論》）：葛根、黃芩、黃連、甘草。

2. 宣痹湯（《溫病條辨》）：木防己、杏仁、滑石、連翹、山梔子、苡仁、半夏、蠶砂、赤小豆。

3. 三妙丸（《丹溪心法》）：黃柏、蒼朮、牛膝。

4. 牽正散（《楊氏家藏方》）：白附子、殭蠶、全蠍（去毒）各等份。

5. 加味二妙散（《丹溪心法》）：黃柏、蒼朮、當歸、牛膝、防己、萆薢、龜板。

6. 補陽還五湯（《醫林改錯》）：黃蓍、當歸、赤芍、川芎、地龍乾、桃仁、川紅花。

7. 虎潛丸（《丹溪心法》）：虎脛骨、龜板、牛膝、當歸、黃柏、知母、熟地黃、白芍、鎖陽、陳皮、乾薑。

8. 加味金剛丸（《中醫兒科學講義》）：萆薢、牛膝、

川木瓜、巴戟天、菟絲子、蜈蚣、殭蠶、全蠍、蓯蓉、杜仲、天麻、烏賊骨、馬錢子。

附錄

《東垣十書》：「六七月之間，濕令太行，子能令母實而熱旺，濕熱相合而刑庚大腸，燥金受濕熱之邪，絕寒水生化之源，源絕則腎虧，痿厥之病大作。」

《內經》：「肺主身之皮毛，……故肺熱葉焦，則皮毛虛弱，急薄著則生痿也。」

《內經》：「治痿者，獨取陽明，……陽明者，五臟六腑之海，主潤宗筋，宗筋主束骨而利機關也。」

❋ 第十節　小兒暑溫證治

小兒暑溫，是夏秋季節小兒一種嚴重性傳染病，相當於現代醫學的「流行性日本腦炎」。臨床以突然發病、高熱、頭痛、神昏、驚厥為特徵。

本病主要因感受暑溫病毒所致。發病多集中在七、八、九月份，以 2～10 歲小兒發病為多見。其病來勢急驟，傳變迅速，易傷津氣，病情多重。

本病治療原則，根據病情變化，分別以清暑、洩熱、解毒、養陰、息風為主。出現閉證，重在通竅開閉，出現脫證，重在扶正救脫，如有後遺病證，則著重育陰培元。

病因病機

由於暑溫病毒侵襲人體而致病。溫邪由表入裏，按

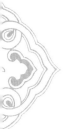

衛、氣、營、血規律傳變，但由於病邪暴戾，傷人最快，傳變最速，極易化火生痰，閉竅動風，故本病衛氣營血各個階段的傳變界限往往難以截然劃分，且常兩證同見，尤以氣營兩燔居多，更可侵入營血，逆傳心包，出現高熱、神昏、驚厥等危重證候。

小兒形氣未充，臟腑嬌嫩，不耐暑熱，容易受邪發病。正如《溫病條辨·解兒難·暑痙》中指出：「小兒膚薄神怯，經絡臟腑嫩小，不耐三氣發洩。邪之來也，勢如奔馬，其傳變也，急如掣電。」

暑為陽邪，化火最速，損耗津液，引動肝風，極易導致熱盛動風的驚厥證。

暑熱常挾濕邪，濕亦傷氣，濕熱蘊結，阻滯氣機，內阻脾胃，蒙閉心包，故身熱不揚，身重肢倦，噁心嘔吐，神呆，嗜睡，甚或昏迷。

熱盛化火，煉液成痰。風、火、痰、熱，相互影響，壅滯清竅，因而出現風火相煽，痰熱閉竅的高熱、驚厥、昏迷等邪熱熾盛的閉證。若熱毒耗奪精氣，腎陽被損，每可導致內閉外脫等危證。

若因病久營陰虧損而有餘邪留戀的，其證候表現因病機不同而各異。如偏於氣陰虧損，可見低熱不退，心煩甚或虛風內動，手足顫動；若包絡痰熱未淨的，則可見神志遲鈍，甚或痴呆，失語；若風痰留滯經絡的，則熱退之後仍見手足拘攣，甚或強直性抽搐。

若病邪久留，昏痙日久，則可因痰阻清竅，心神失常，而致病後長期遺留神情呆鈍、耳聾失語等症；或因瘀

滯經脈，日久氣血虧耗，筋脈失養，而後遺癱瘓等證。

辨證施治

本病有明顯的季節性。起病多突然高熱，伴頭痛，噁心嘔吐，輕者嗜睡迷糊，重者煩躁不安，或神昏抽搐，嚴重病兒，可卒然面色灰白，呼吸表淺、緩慢，反覆抽搐，脈沉微而數，四肢厥冷，汗出不止。

多數患兒經治可熱退神清，獲得痊癒。少數嚴重病例可後遺失語、痴呆、面癱、吞咽困難、肢體癱瘓等症。

本病屬溫熱範疇，雖然傳變迅速，原則上仍可按衛、氣、營、血辨證施治。但必須注意「暑易化火」的特點，抓住氣營兩燔，閉竅動風的病機重點和高熱、神昏、痙厥的主要臨床表現。其次亦要掌握「暑必挾濕」的特點，注意有無挾濕兼證。

一、邪在衛分

【主證】突然發熱，微惡風寒，或但熱不寒，面赤，有汗，頭痛，嗜睡，口渴，或渴而不飲，嘔吐，肢體煩疼掣痛，唇紅稍乾，苔白微黃，脈象浮數，指紋多見浮露色紅。

【證候分析】本證為暑溫初起，邪襲衛分之候。暑邪強烈，發病迅速，故突然發熱。邪在衛分，影響衛表開合調節之機，故微惡風寒。若寒熱之邪熾盛，可見但熱不寒。暑熱傷氣，衛氣因而不固，暑熱鬱蒸，故見有汗。熱邪上擾清陽，故頭痛、嗜睡、面赤。暑熱內擾，影響胃腑，故口渴，若濕偏重，則渴而不飲。熱傷陽明胃經，胃

失和降，故嘔吐。暑邪夾溫，壅滯經絡，故肢體煩疼掣痛。邪熱初盛，故見唇紅稍乾。苔白微黃，脈象浮數，指紋浮露色紅，均為暑邪尚在衛表之證。

【治法】以辛涼清解為主。

【方藥】用銀翹散為主方。

【加減】偏於暑熱的，則汗出較多，口渴引飲，呼吸氣粗，暮熱朝涼等症較為顯著，舌苔黃，脈浮有力，可用銀翹散去荊芥、豆豉，加鮮荷葉、鮮扁豆花、西瓜翠衣、甘菊花之類，著重解暑透熱。

偏於暑濕的，則體重，肢體煩疼，嗜睡等症較為顯著，渴而不飲，小便黃濁，舌苔白膩或黃膩帶濁，脈浮滑數，可用銀翹散去荊芥、豆豉，加茵陳、滑石、佩蘭、青蒿、通草之類，以化濁滲濕。

二、邪在氣分

【主證】高熱多汗，頭痛劇烈嘔吐頻作，口渴引飲，煩躁昏睡，時發譫語，頸項強急，手足頻發抽掣，大便燥結，小便黃赤量少，舌苔黃厚而乾，脈數有力，指紋多見深紅或兼青紫，透達氣關。

【證候分析】本證為暑邪溫毒侵入氣分之候。熱毒熾盛，故高熱不退。陽明熱盛，邪蒸於外，故多汗。邪熱上擾清陽，故頭痛劇烈。熱邪擾胃，故嘔吐頻作。熱傷津液，故口渴引飲。火熱上燻頭腦，故昏睡，時發譫語，頸項強急。熱盛引動肝風，故手足抽掣。

熱邪壅結，指紋深紅或兼青紫，透達氣關，均為氣分暑熱熾盛、津氣受損之證。

【治法】以清熱解毒為主。

【方藥】用白虎湯為主方。

【加減】津液耗損顯著者，加人參（或用太子參，加倍以代用）以益氣生津；汗多而喘，口渴脈細無力者，可用白虎湯合生脈散以清熱生津、益氣、收斂；若熱邪已有入營之勢，症見昏睡顯著，舌質紅絳者，可用白虎湯兼服紫雪丹以清陽明氣分之熱，兼透營開竅；若熱邪熾盛，出現氣營兩燔、高熱、神昏、抽搐明顯者，可用清瘟敗毒飲以清熱解毒，涼營開竅；若因熱極生風，抽搐頻發不止者，可用白虎湯合鉤藤息風湯以清熱生津，息風鎮痙；若痰熱壅盛，舌苔黃厚者，可用白虎湯加貝母、天竺黃、竹瀝（沖服）以清化熱痰；若嘔吐不止者，先服玉樞丹以鎮嘔吐，再餵中藥煎劑。

三、熱入營分

【主證】身灼熱，午後和夜晚尤甚，項強口噤，唇口焦乾，神志昏沉，四肢抽搐，目上視或直視，痰鳴如鋸，皮膚發斑，質紅絳，苔黃而乾，或無苔而光，脈弦數，指紋多見紫紅。

【證候分析】本證為暑溫病毒侵入營分之證。熱邪入營，營陰耗損，陰液不足，不能制陽，故身灼熱而午後夜晚尤甚。水不涵木，肝風風動，筋失濡養，故項強口噤，四肢抽搐，目上視或直視。邪入心包，蒙蔽清竅，故神志昏沉。火熱熾盛，熬液成痰，上壅於肺，阻塞氣道，故痰鳴如鋸。邪熱迫血妄行，以致血溢肌膚，故見皮膚發斑。

熱擾營分，陰津受損，故唇口焦乾，舌質紅絳，苔黃

而乾或舌無苔而光，脈弦數，指紋紫紅，均為熱盛傷陰，氣津耗損之見證。

【治法】以清營透熱、解毒益陰為主。

【方藥】用清營湯為主方。

【加減】熱毒熾盛者，加大青葉、板藍根之類，以加強清熱解毒之力；若神志昏迷，痰熱壅盛者，可兼用安宮牛黃丸以清心開竅，清化熱痰；若皮膚發斑顯著者，可用化斑湯以透營轉氣；若抽掣較劇，肝風內動者，可合用羚角鉤藤湯以平肝息風。

四、熱入血分

【主證】煩躁頻作，入夜尤甚，神昏不醒，兩目上視，牙關緊閉，頸項強直，角弓反張，手足抽掣，四肢厥冷，面色紫暗，皮膚發斑，或衄血便血，唇舌紫暗焦乾，舌質紫絳，光滑無津，或黑苔無津，脈弦細數，或沉伏不起，指紋多見紫暗沉滯，直達命關。

【證候分析】本證為熱毒深入血分之證。熱毒傷血耗津，陰血既虧，故煩熱頻作。夜為陰，陰虛則夜熱尤甚。熱傷心神，則神無所依，故神昏不醒。熱盛傷陰，肝失濡養，肝風內動，故兩目上視，牙關緊閉，頸項強直，角弓反張，手足抽掣。由於熱深厥亦深，故出現四肢厥冷。熱毒傷血，血性敗壞，故面色紫暗。壞血妄行，故皮膚發斑，或衄血便血。陰傷血壞，故唇舌紫暗焦乾。

舌質紫絳，光滑無津，或黑苔無津，脈弦細數，或脈沉伏不起，指紋紫暗沉滯，直達命關，均因熱毒傷及血分，津液大虧的危重徵象。

【治法】涼血解毒，增液養陰。

【方藥】用犀角地黃湯合增液湯為主方，同時使用安宮牛黃丸以清心開竅。

【加減】若熱極生風，抽掣不止者，加羚羊角（沖服）、殭蠶、全蠍、鉤藤（後下）以息風止痙。

五、內閉外脫

【主證】高熱昏迷，口噤抽搐，眼鼻乾燥，汗出如油，面色蒼白，四肢厥冷，唇舌焦黑，脈象沉伏或細微欲絕，指紋深紅紫滯。

【證候分析】本證為暑溫病毒陷入心營之危重證候。熱陷心營，擾亂心神，故高熱神昏譫語。熱盛動風，故口噤抽搐。熱灼津液，致眼鼻乾燥。毒傷血分，故唇舌焦黃，邪盛則正虛，心氣衰竭，心液失守，故汗出如油。陰竭於內，陽脫於外，故面色蒼白，四肢厥冷。至於脈沉伏不起或微細欲絕，指紋深紅紫滯等，乃是陽氣外脫，毒熱內閉之證。

【治法】急宜開閉救脫。

【方藥】開閉用至寶丹，救脫用獨參湯。

【加減】若痰涎壅盛，另用鮮竹瀝沖服，或加天竺黃、膽星以滌痰；氣陰外脫嚴重者，可合用生脈散加附子、龍骨、牡蠣等益氣回陽固脫。

本證病情重險，應請西醫用有力措施進行搶救，以提高治癒率。

六、恢復期的治療

多數病人，在熱退之後，可逐漸恢復。若見低熱，午

後較高，心煩口乾，舌紅少津，脈虛數的，是病久陰津虧損而餘熱留戀的，治宜養陰清熱為主，用竹茹石膏湯為主方，去半夏，加青蒿、地骨皮、生地、玄參等。

病較久而虛風內動，手足顫動者，加用龜板、鱉甲、牡蠣、白芍等。若肢體拘攣或強直性抽搐者，加殭蠶、全蠍、地龍等。

七、後遺證的治療

由於暑溫病毒劇烈，致使臟腑、經絡、氣血受到嚴重的損害，因而可遺留各種症狀，常出現耳聾、視物不清、失語、步行困難、癱瘓、痴呆等。治法總以益氣培元，養血和血為主。

症見耳聾，視物不清者，多為肝腎不足所致，宜用三甲復脈湯配服杞菊地黃丸，如氣血兩虛明顯者，則用人參養營湯為主方。

症見失語、步行困難、癱瘓者，多因氣血不足，筋失濡養，瘀阻經絡所致，宜用補陽還五湯為主方。

症見痴呆者，為心神受損所致，可用大定風珠。

以上各種後遺證，相當頑固，可配合針灸、推拿按摩等綜合療法進行治療。

其他療法

一、單方驗方

1. 板藍根 60g，水煎服，每日 1 劑，重證 2 劑。適用於初發期，或用板藍根注射液 2ml，肌注，1 天 2 次。（南京中醫學院《溫病學》）

2. 香蕉根汁 1500～2000ml，加適量蜜糖，多次頻飲。有清熱、解毒、利尿和通便作用。(《新編中醫學概要》)

二、針刺療法

高熱：針刺大椎、合谷、風府、曲池，十宣穴點刺出血，或耳尖放血，以洩熱毒。

抽搐：針刺合谷、內關、曲池、陽陵泉、環跳、委中、承山等穴，以息風鎮痙。

昏迷：針刺人中、中衝、湧泉、勞宮等穴以開竅醒神。

牙關緊閉：針頰車、地倉、合谷以緩解痙攣。

項脊強直：針百會、大椎、大杼、委中、啞門、風池、腎俞以息風解痙。

吞咽困難：刺天突、廉泉以通絡開閉。

嘔吐：針刺中脘、內關、足三里、氣海、合谷等穴，以鎮嘔吐。

智力障礙：取百會、印堂、合谷、內關、神門。

下肢麻痺：取環跳、風市、崑崙、陽陵泉、承山。

失語：取啞門、大椎、身柱、間使、湧泉、足三里。

面癱：取地倉、頰車、合谷、翳風。

三、推拿方法

頭痛劇烈：分別採用開天門、推坎宮、推印堂、運太陽、掐風池、掐揉百會等法。

昏迷不醒：可採用掐人中、掐揉內勞宮、掐五指節、掐十王穴等法。

項強抽搐：採用推囟門、掐風池、推天柱骨、掐揉內勞宮、掐五指節、拿鬼眼、拿委中、揉湧泉等法。

預防

1. 積極滅蚊，注意防蚊，切斷傳染途徑為預防本病最根本措施。

2. 及早發現病人，及時進行治療，並對患兒進行嚴密隔離。

3. 在流行季節，可服中藥預防，常用大青葉 15g，板藍根 15g，水煎服，每日 1 劑，連服 5～7 天。

4. 進行「B 腦」疫苗注射，並注意經常鍛鍊身體，以增強身體抵抗力。

附方

1. 銀翹散（《溫病條辨》）：銀花、連翹、荊芥、牛蒡子、桔梗、淡豆豉、薄荷、甘草、蘆根、淡竹葉。

2. 白虎湯（《傷寒論》）：石膏、知母、粳米、甘草。

3. 生脈散（《內外傷辨惑論》）：人參、麥冬、五味子。

4. 紫雪丹（《和濟局方》）：生石膏、滑石、磁石、寒水石、羚羊角、木香、犀角、沉香、丁香、升麻、玄參、甘草、朴硝、硝石、硃砂、麝香、金箔。

5. 清瘟敗毒飲（《疫疹一得》）：生石膏、知母、黃芩、黃連、梔子、犀角、生地黃、丹皮、赤芍、玄參、甘草、竹葉、連翹、桔梗。

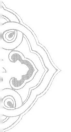

6. 鉤藤息風湯（《中醫兒科學講義》）：鉤藤、殭蠶、蜈蚣、蟬衣、天麻、全蠍、膽南星、地龍。

7. 玉樞丹（《片玉心書》）：山慈姑、麝香、雄黃、硃砂、五倍子、續隨子霜、紅芽大戟。

8. 清營湯（《溫病條辨》）：犀角、黃連、玄參、麥冬、生地黃、丹參、竹葉心、金銀花、連翹。

9. 安宮牛黃丸（《溫病條辨》）：牛黃、鬱金、犀角、黃連、硃砂、梅片、麝香、珍珠、雄黃、山梔、黃芩、金箔衣。

10. 化斑湯（《溫病條辨》）：犀角、生石膏、知母、甘草、玄參、粳米。

11. 羚角鉤藤湯（《通俗傷寒論》）：羚羊角、鉤藤、菊花、川貝母、鮮生地、淡竹茹、茯神、生白芍、生甘草、桑葉。

12. 犀角地黃湯（《千金方》）：犀角、生地黃、赤芍、牡丹皮。

13. 增液湯（《溫病條辨》）：玄參、麥冬、生地。

14. 至寶丹（《和劑局方》）：犀角、硃砂、牛黃、麝香、安息香、玳瑁、琥珀、梅片、雄黃、金箔、銀箔。

15. 獨參湯（《景岳全書》）：人參。

16. 竹葉石膏湯（《傷寒論》）：竹葉、石膏、人參、麥冬、甘草、粳米、半夏。

17. 三甲復脈湯（《溫病條辨》）：甘草、乾地黃、白芍、麥冬、阿膠、麻仁、牡蠣、鱉甲、龜板。

18. 枸菊地黃丸（《醫級》）：熟地黃、山藥、山萸肉、

牡丹皮、茯苓、澤瀉、枸杞子、菊花。

19. 人參養營湯（《局方》）：人參、白朮、黃蓍、甘草、陳皮、當歸、熟地、五味子、伏神、遠志、白芍、桂心、生薑、大棗。

20. 補陽還五湯（《醫林改錯》）：黃蓍、當歸、赤芍、川芎、乾地龍、桃仁、紅花。

21. 大定風珠（《溫病條辨》）：白芍、阿膠、龜板、地黃、麻仁、五味子、麥冬、炙甘草、牡蠣、鱉甲、雞子黃。

附錄

北京市兒童醫院協定處方：

【一方】銀花、連翹、菊花、荷葉各 9g，生石膏 24g，薄荷、淡竹葉各 6g，六一散 12g，水煎服。

【二方】銀花、連翹、荷葉、佩蘭、知母各 9g，生石膏 24g、蘆根 30g、茅根 30g、益元散 12g，水煎服。

【常加藥】大青葉、板藍根、鉤藤、殭蠶、生地、玄參各用 9g。

【恢復期一方】忍冬藤、扁豆衣、絲瓜絡、荷葉、竹葉各 9g，西瓜翠衣 30g。

【恢復期二方】銀花、連翹、荷葉、佩蘭、知母、石菖蒲、鬱金、梔子、玄參、生地各 9g，生石膏 24g、蘆根 30g、益元散 12g，水煎服。

根據病情輕重用藥，其分型標準如下：

重型——有深度昏迷，高熱稽留，抽搐頻作，呼吸衰

竭，可留後遺症。

中型——高熱持續五六天以上者，可有短暫昏迷、抽搐症。

輕型——神志尚清，或僅見嗜睡，高熱不超過 5 天，可有兩次搐證。

【用法】輕型及中型，用急性期協定方第一方，療程為 3～7 天，每日 1 劑，分 4 次服。以後給予恢復期方。重型用第二方，療程為 7～10 天，用量及服法同上。北京兒童醫院十年來治療本病經驗，平均治癒率達 90%以上。

✳ 第十一節　疫喉痧證治

疫喉痧又稱「爛喉痧」「丹痧」，是由溫熱疫毒引起的一種急性傳染病。據《疫痧草》所述：「疫痧之火，速如雷電，身熱一發，便見喉爛」。臨床以發熱、咽喉紅腫疼痛，出現皮疹為特徵。本病多流行於冬春季節，2～10 歲兒童多見。一般患過後，很少再患。治則以疏表透邪、清營解毒、養陰清熱為主。

病因病機

本病屬於溫熱疾病。由於溫熱疫毒之邪，從口鼻而入肺胃，熱毒內蘊，上攻咽喉，以致咽喉腫痛赤爛。熱毒外洩於肌表，而發為丹痧。

疫毒初犯，侵於肺衛，邪正相爭，可見發熱頭痛。熱毒入裏，灼傷氣營則見氣營兩燔。傷及營血則斑疹紅赤成

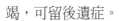

片。內陷厥陰則見神昏驚厥。

咽喉又為少陰經脈所繫，熱毒壅盛，正氣受損，亦可內陷少陰，或餘毒逗留心腎受病，而見怔忡心悸、水腫等證。

辨證施治

本病初起多險驟，症見發熱、頭痛、嘔吐、咽痛等肺胃症狀。一兩天內即出現皮疹，迅速從耳後、頸部、胸背蔓延全身，皮疹呈瀰漫性猩紅色，疹間皮膚亦瀰漫紅暈，壓之可暫時退色，而顯蒼白色。肘彎、腋窩及腹股溝處皮疹密集，形成線狀疹。

皮疹一般經過4天左右按順序消退，面色皮膚，只有紅暈而不見疹點，口唇周圍有蒼白圈。疾病初起，可見薄黃苔，多數病人二三天後則舌光無苔，而紅絳起刺，呈楊梅樣舌，一週後恢復正常，而出現皮膚脫屑。嚴重病人，可見高熱、驚厥、神昏、劇吐等中毒症狀。個別病孩病後三四周可併發水腫等疾病。

一、邪在肺衛

【主證】發熱、頭痛，咽紅腫痛，皮疹稀少，舌苔薄黃，脈象浮數。

【證候分析】疫毒初犯，侵及肺衛，邪正相爭，故發熱、頭痛。熱毒上攻，故咽紅腫痛。毒隨血行，蘊於肌膚，初發為痧，邪較輕，其疹稀少。舌苔薄黃，脈象浮數，乃溫邪在表之證。

【治法】疏表透邪，利咽解毒。

【方藥】銀翹散加減：銀花、連翹、牛蒡子、板藍根、土牛膝、桔梗、甘草、射干、薄荷、馬勃。

二、熱入氣營

【主證】高熱，煩躁不安，口渴欲飲，咽喉紅腫熱痛，甚則潰爛，皮疹猩紅，狀如沙礫，如同丹塗，瀰漫全身，壓之色退。大便乾結，小便短赤，舌絳起刺，呈楊梅舌，脈象洪數。

【證候分析】熱入氣營，毒熱熾盛，則高熱，煩躁不安。熱傷津液，則口渴欲飲。熱毒上攻，則咽喉紅腫熱痛，甚則潰爛。熱盛膚紅，致皮疹猩紅，狀如沙礫，如同丹塗。毒隨血行，循於全身，故皮疹瀰漫全身。熱盛於內，故大便乾結，小便短赤，舌絳起刺，脈象洪數，均為裏熱熾盛，氣營兩蕃之證。

【治法】清營透熱。

【方藥】清營湯為主方。

【加減】若大便乾結，舌苔厚者，加大黃；若咽喉腫爛甚者，加山豆根、射干，另用錫類散吹喉；若邪毒內陷厥陰，壯熱、神昏譫語者，合用紫雪丹或安宮牛黃丸，鎮驚開竅；抽筋者加用羚羊角、地龍、殭蠶以平肝息風。

三、餘毒傷陰

【主證】壯熱已退，疹已落屑，皮膚乾燥，午後低熱，咽喉嫩紅，甚至腐爛未癒，舌紅而乾，脈象細數。

【證候分析】久熱傷陰，餘邪未盡，故午後低熱，咽喉嫩紅或腐爛，持久不癒，皮膚乾燥，舌紅而乾，脈象細數，均為陰虛有熱之象。

【治法】養陰清熱。

【方藥】清咽養營湯。

若合併水腫等病證，則參見「小兒水腫」節證治。

單方驗方

1. 紫草、車前草各 15～30g，水煎服，連服 7 天，也可用於預防。（南京中醫學院《溫病學》）

2. 土牛膝 30g，板藍根 30g，煎湯服。用於本病輕證。

3. 蒲公英 30～60g，煎湯服，連服 7～10 天。用於本病輕證。

預防及護理

1. 早期診斷，及時隔離病人，至少隔離 1 週。對易感兒童接觸後應密切觀察 1 週。

2. 在流行期，可用黃芩 9g 水煎，每日 1 劑，分 3 次服，連服 3 天，可以作預防。

3. 發熱期間，不吃油膩和刺激性食物，供給足夠的水分。

4. 保持皮膚，口腔的清潔

附方

1. 銀翹散（《溫病條辨》）：銀花、連翹、荊芥、薄荷、淡竹葉、桔梗、甘草、淡豆豉、牛蒡子、蘆根。

2. 清營湯（《溫病條辨》）：犀角、生地、玄參、丹

參、麥冬、銀花、連翹、黃連、竹葉心。

3. 錫類散（《金匱翼》）：象牙屑、珍珠、青黛、梅片、牛黃、壁錢、人指甲。

4. 紫雪丹（《和濟局方》）：石膏、寒水石、磁石、滑石、犀角、羚羊角、沉香、丁香、木香、硝石、硃砂、麝香、玄參、升麻、金箔、朴硝、甘草。

5. 安宮牛黃丸（《溫病條辨》）：牛黃、鬱金、犀角、黃芩、黃連、硃砂、梅片、麝香、珍珠、山梔、雄黃、金箔衣。

6. 清咽養營湯（《疫喉淺論》）：西洋參、大生地、茯神、麥冬、白芍、花粉、天冬、玄參、知母、炙甘草。

附錄

《秘傳爛喉痧治法經驗》：「有爛喉痧一症，發於冬春之際，不分老幼，遍相傳染，發則壯熱煩渴，丹密肌紅，宛如綿紋，咽喉腫痛，腐痛一團，火熱內熾。」

✳ 第十二節　痄腮證治

痄腮又名「溫毒發頤」，或稱「蛤蟆瘟」，是小兒常見的一急性傳染病。病因是由於感受風溫病毒所致。臨床以發熱，耳下腮部發生腫脹疼痛為其主要特徵。

本病多發於冬春季節，以學齡兒童發病為多見，2歲以下的小兒很少發生。病情預後一般良好，但學齡期較大兒童偶可併發睪丸腫痛等，有的病孩可因溫毒內陷而致神昏、痙厥。治療原則以疏風透邪、清熱解毒為主。

病因病機

本病因感受風溫病毒所致。溫毒侵入肺胃，夾肝膽之火與陽明胃熱上攻，風火濕壅阻於少陽經脈之腮部，鬱結不散，以致腮部漫腫而成病。

肝與膽相表裏，足厥陰肝經之脈繞陰部而循行，若溫毒傳入足厥陰肝經，肝膽之火鬱結於陰部，則可致睾丸紅腫疼痛。

若溫毒竄入營分，內陷心包，還可出現高熱、昏迷、痙厥等症。

辨證施治

本病以耳下腮部發生灼熱腫痛為特徵。在發病前有發熱、食慾不振、咽痛等先兆症狀，重症病人則惡寒、高熱、頭痛、嘔吐等全身不適症狀。

腮部腫脹，常先起於一側，1～2 天後再延及另一側，但也有兩側同時發生的。漫腫常在 2～3 天內達到最高度，腫脹部位疼痛拒按，張口咀嚼障礙。整個過程 7～10 日。

一、輕證

【主證】發熱，耳下腮部一側腫脹發酸，或兩側齊發，咀嚼不便，精神不振，舌質稍紅，舌苔薄白，脈象浮數。

【證候分析】感受風熱病毒，邪傷衛氣，故見發熱。邪壅少陽經脈，鬱結於腮部，故耳下腮部腫脹，咀嚼不

便。邪熱傷及正氣，則精神不振。舌質紅，苔薄白，脈浮數，均為風熱在表之證。

【治法】辛涼透邪，清熱解毒。

【方藥】用銀翹散加減。常加殭蠶、夏枯草、板藍根，減去豆豉。

【加減】如口渴者，加天花粉，以生津止渴外用如意金黃散塗於患部。

二、重證

【主證】發熱較高，頭痛，倦怠，耳下腮部明顯腫大而硬，脹痛拒按，咀嚼困難，咽喉紅腫，口渴，煩躁，尿少，舌紅，苔黃，脈象滑數。

【證候分析】風溫邪毒，鬱結少陽，故見發熱高，頭痛，腮部明顯腫大，疼痛拒按。邪熱傷及咽喉，故吞咽困難，或有咽喉腫痛。熱毒結聚陽明，故口渴，煩躁。舌紅苔黃，脈滑數，均為熱毒內盛之證。

【治法】清熱解毒，消腫散結。

【方藥】用普濟消毒飲為主方。

【加減】初起表證明顯，裏熱未盛者，可去芩連苦降之品；熱毒較重，見壯熱，局部腫脹熱痛較甚者，加大青葉、金銀花，以加強清熱解毒之力；如見煩躁渴飲者，可加生石膏、知母以清氣分之熱；如局部堅硬漫腫，可加夏枯草、昆布、海藻，減去甘草，以軟堅消腫，同時外用青黛散塗敷局部；陽明腑實，大便秘結者，可加大黃以瀉下；如併發睪丸腫痛時，加橘核、荔枝核、玄胡索，以疏洩厥陰肝經之邪消腫止痛；如溫毒化火，竄入營分，內陷

心包，出現壯熱、昏迷、痙厥等症，則宜用清瘟敗毒飲以清熱瀉火，涼血息風，並參照「驚風」節處理。

其他療法

一、單方驗方

1. 蒲公英 30g，夏枯草 15g，水煎服。（《新編中醫學概要》）

2. 仙人掌（仙人掌科，仙人掌屬）去刺，或搗爛，外敷患部。（同上）

3. 新鮮蚯蚓 5 條，加冰片 3g，攪拌成糊狀，塗紗布上貼敷患部，每 4 小時換藥 1 次（先用淡鹽水洗淨後再貼敷），有消腫止痛之效。（江蘇中醫學院《中醫學》）

4. 吳茱萸 5g，生大黃 3g，製膽星 1.5g，研末，用醋調敷湧泉穴。（同上）

預防

1. 此病流行期間，不讓小兒去公共場所或小兒比較集中的地方。

2. 對患兒進行隔離至腮部腫脹消退後 1 週。

3. 流行期間可用銀花 9g、板藍根 9～15g，水煎服，連服 3 天，有預防作用。

附方

1. 銀翹散（《溫病條辨》）：銀花、連翹、荊芥、薄荷、淡豆豉、桔梗、牛蒡子、淡竹葉、甘草、蘆根。

2. 如意金黃散（《外科正宗》）：大黃、黃柏、薑黃、南星、白芷、蒼朮、厚朴、陳皮、甘草、花粉。共研細末，用涼開水調敷患處。

3. 普濟消毒飲（《東垣十書》）：黃芩、黃連、玄參、牛蒡子、升麻、馬勃、薄荷、柴胡、桔梗、板藍根、殭蠶、連翹、橘紅、甘草。

4. 青黛散（《中醫外科學講義》）：青黛、石膏、滑石、黃柏。共研成細末，和勻，乾摻或麻油調敷患處。

5. 清瘟敗毒飲（《疫疹一得》）：犀角、生地黃、丹皮、黃芩、黃連、梔子、石膏、知母、連翹、甘草、桔梗、竹葉、玄參。

附錄

《瘍醫大全》：「時毒痄腮，每年仲春少陽時令必多此證」。

《瘍醫心得集》：「……風溫偶襲，少陽脈絡失和，生於耳下，或發於左，或發於右齊發，初起形如雞卵，色白濡腫，狀若有膿，按不引指，但酸不痛，微發寒熱，重者惡寒壯熱，口乾舌膩，此證永不成膿。」

✳ 第十三節　白喉病證治

白喉是上呼吸道一種急性傳染病。本病臨床以發熱、氣急、聲嘶、犬吠樣咳嗽、咽喉部出現白膜為特徵。重者可出現全身中毒症狀，或併發心肌炎等。

本病一年四季均可發生，但以秋冬兩季為多見，偶見

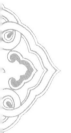

流行，大人、小兒均可發生，但以 2～6 歲小兒最多。本病患過一次後，有較久的免疫力，或不再發。在全國推廣了白喉預防注射，其發病率已明顯下降。

　　本病在清代以前，可能包括「喉痺」「纏喉風」之中。如宋・竇漢卿《瘡瘍全書》云：「如喉中有腫，其色微白，其形若襞者，此風毒喉痺也。……其色微白，身發寒熱，牙關緊閉，語聲不出，或嗆食。」有類似白喉症狀的描寫。在清代，本病在我國已有流行，如清・許佐廷《喉症補編》云：「於咸豐六年，旱荒，秋後勿見此症，傳染甚多。」清・張采田《白喉症治通考》云：「辛丑、壬寅之交，天行癘氣盛興，吳下白喉陡發，傳染相繼，始自冬抄，以致春夏。」均是記載有關本病傳染流行的情況。

　　此時白喉有關論著亦相繼出現，清・鄭梅澗《重樓玉鑰》就是一部中醫喉科專著，對本病有詳細的記載：「喉間起白腐一症，其毒甚速，……患此者甚多，惟小兒尤甚，且多傳染，一經誤治，遂至不救。……按白腐一證，即所謂白纏喉是也。……此症發於肺腎，凡本質不足者，或遇燥氣流行，或多食辛熱之物，感觸而發。初起發熱，或不發熱，鼻乾唇燥，或咳或不咳……」

　　清・許佐廷《喉症補編》云：「此症傳染甚多，初起先從關內發生膜，形如豆大，不腫不爛，勢為風送白雲之狀，……發熱聲嘶，唇乾面赤……名曰白纏喉。」所謂「白纏喉」，根據症狀及發病的描述，是很像「白喉」，當然，也可能包括有其他喉病在內。

　　提出白喉病名的，最早可能是清・張善吾（1864

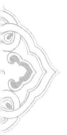

年），他著有《時疫白喉捷要》一書，是我國最早的一部白喉專著。他在書中曾記載：「白喉為時疫，證其發有時，其傳染甚速，其病至危至險，治者，每多束手無策。」又云：「奈白喉一證，愈出愈險，有朝發夕死者，延街合卷，互相傳染，治之不速，十難全一。」這詳盡地說明了白喉這一疾病的傳染性及危重性。

清・陳葆善《白喉條辨》云：「陽明燥天之年，或秋冬之交，天久不雨，燥氣盛行，邪客於肺，伏而化火，……遂挾少陰君火，循經絡而上與所伏之燥火，互相衝激，猝乘咽喉清竅而出，……名曰白喉。」這對本病發生的時氣、季節、邪毒、病機、病理都說得比較詳細。

總之，在清代白喉是小兒一種常見的傳染病，對此病的記載、論治及著作均比較多，對後世醫家治療本病起了重要作用。

據恩師朱誠德道醫所述，民國 25 年武當地區曾出現「白喉」大流行，當時武當山道教曾施藥一月餘，所救患者很多。白喉可以侵及鼻、咽、喉及其他部位，臨床上以咽白喉及喉白喉多見。

白喉可突然起病，亦可緩慢起病。咽白喉開始發熱咽痛，伴有感冒症狀，隨之聲音改變，出現嘶啞，或吼咳，檢查發現扁桃體上或齶弓、懸雍垂等咽部有點狀或片狀白膜，甚至白膜融合成片滿佈咽部，且不易擦去。此時病孩伴有呼吸困難，口唇發紺。

病重者中毒症狀明顯，高熱，煩躁，嘔吐，面色蒼白，發紺，扁桃體及咽部明顯充血水腫，甚則潰爛，口中

穢臭，頸部及頜下淋巴結明顯腫大，周圍組織腫脹，形成所謂「牛頸」。

危重者體溫過高，或體溫不升，全身呈衰竭狀態，皮膚瘀點，小便出現蛋白尿，往往伴有心肌損害，出現心陽虛衰。喉白喉多數為咽白喉發展而來，除有咽白喉的共同症狀外，窒息明顯，聲音嘶啞，吼咳發紺，吸氣困難，出現三凹症（肋間軟組織、鎖骨上窩、劍突下四陷），汗出如珠，極度煩躁，甚則昏迷。少數病孩起病即出現喉白喉，甚則咽部無白膜，或白膜少許，但窒息明顯，此證應注意與異物咳梗阻區別。

若疫毒內陷心經，損及心氣，則可伴發心肌炎，而出現神疲乏力，面色蒼白，噁心嘔吐，心悸氣短，血壓下降，甚則心臟擴大，心律不整，脈結代。此症一般多出現在病後的第 2～3 週，或延長到第 6 週。疫毒亦可內竄經脈，脈絡閉阻，伴發神經麻痺，常出現軟齶麻痺，聲嘶嗆咳，吞嚥困難，眼肌麻痺，視物不清，斜視等。

此症一般也多發生於病後的第 2～3 週。其他較常見的併發症尚有中毒性腎病，出現暫時性蛋白尿。肺炎也是常見的併發症。

病因病機

有關白喉的病因，多數醫家認為是因疫癘時邪所致。但氣候環境、體質因素也是本病發生的重要條件，特別在秋冬氣候乾燥季節，素體陰虧、肺胃伏熱的小孩，更易患本病。故白喉之病因主要由：① 疫癘時邪。② 氣候乾

燥，燥氣行令。③ 素體陰虧，內伏積熱，正氣不足，內外合邪而致病。

鄭梅潤《重樓玉鑰》云：此症「屬癧氣為患，……發於胃，凡本質不足者，或遇燥氣流行，或多食辛熱之物感觸而發。」

本病病機是因小兒素體陰虧，肺胃伏熱，在秋冬時節，久晴無雨，氣候過於乾燥之時，疫癧時邪夾燥氣經口鼻侵入人體。邪毒首先犯肺，鬱於表衛，咽喉為肺胃之門戶，為呼吸出入之道，疫毒循經上攻咽喉，鬱而不散，結成白膜，俗稱「白纏喉痺」。

疫毒由表入裏，侵入肺胃，化燥化火，薰灼咽喉，乳蛾紅赤腐糜，白膜布生。小兒素為陰虛體質，肺有伏熱，疫毒燥邪更易傷津，故白喉多見陰虧症狀。

若疫毒不解，灼津成痰，痰濁燥火壅結喉間，阻於氣道，閉塞肺竅，則呼吸不利，氣促鼻煽，胸脅凹陷，口唇青紫。少陰心腎之脈繫於喉嚨，若疫毒內陷，損及心氣，致心氣不足，心陽不振，或疫毒內竄經脈，阻滯氣機，脈絡閉阻，可導致經脈失養，吞咽困難，肢體癱瘓等。

辨證論治

白喉臨床證型較多，病情變化比較複雜，出現症狀比較危重，應及時防治，最好儘早送入正規醫院請西醫診治。本病為燥熱病，陰虛者居多，所謂「白喉忌表」即是針對陰虛而言的，故「養陰清肺」為其基本治法。但本病在臨證中也確有邪客表衛者，此時若過用滋潤養陰之劑，

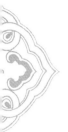

宜注意留邪內陷之虞。

本病變化迅速，衛表階段短暫，大多起病都在肺胃。其總的治法以養陰清肺、清熱解毒兼以辛涼清解為主要原則，忌用辛溫發散之品。若疫毒內陷，正不敵邪，氣陰兩虛，經脈失養者，則宜益氣養陰，清營復脈，舒筋活絡。根據臨床表現分為以下幾型。

一、疫毒在表

【主證】發熱，微惡風寒，頭身疼痛，咽紅見有點狀或片狀白膜，舌苔薄白，脈浮數。

【證候分析】本證多為咽白喉初起，疫邪客於肺衛，故見發熱，微惡風寒，頭身疼痛等表證。疫毒薰咽，鬱而不散，故咽紅，白膜布生。苔薄白，脈浮數，均為邪毒在表之象。

【治則】辛涼散熱解毒。

【方藥】銀翹散加減：板藍根、大青葉、七葉一枝花、土牛膝、二花、連翹、竹葉、牛蒡子、薄荷、蘆根、荊芥、甘草。

銀翹散為疏風清熱之主方，加大青葉、板藍根、七葉一枝花、土牛膝清熱利咽。諸藥合用以達疏風清熱、解毒利咽之功。適用於本病初起之輕證。

二、陰虛燥熱

【主證】發熱，唇乾，乾咳少痰，痰涎黏稠，咳聲嘶啞，呼吸氣促，飲水則嗆，咽及扁桃體紅腫，一側或兩側出現白膜，不易擦去，舌紅少苔，乾燥少津，脈細數。

【證候分析】本證為白喉多見之證型。疫毒化燥化

火，灼傷肺胃，陰虧燥熱，故發熱，唇乾，乾咳少痰，咳聲嘶啞。肺胃津液被灼，痰涎稠黏，與邪毒膠結，黏附咽部，阻於喉間，故呼吸氣促，飲水咳嗆，扁桃體紅腫，白膜布生，不易擦去。其舌紅少苔，乾燥少津，脈象細數，均為陰虧津傷之象。

【治則】養陰清肺解毒。

【方藥】養陰清肺湯加土牛膝治之：生地、麥冬、玄參、丹皮、赤芍、貝母、薄荷、甘草、土牛膝。

陰虛燥熱是白喉主要類型。養陰清肺湯是治療此型白喉的主方。方中生地、玄參養陰潤燥；麥冬、川貝潤肺化痰；芍藥、丹皮涼血瀉火；薄荷清宣肺氣而達邪；配合土牛膝、甘草清火解毒。諸藥合用以達養陰潤燥、清火解毒之功。適用於咽白喉或輕型喉白喉陰虛燥熱者。

【加減】大便乾結者，加瓜蔞仁、火麻仁潤腸通便；若伴舌苔黃燥，加大黃、知母瀉火通便；熱重口渴者，加天花粉、生石膏清熱生津。

三、痰火熾盛

【主證】高熱面赤，煩躁不安，呼吸困難，喉間痰鳴，咳呈犬吠樣，噁心嘔吐，小便短赤，咽喉紅腫疼痛，甚則潰爛，白膜成片，舌紅苔黃，脈象洪數。

【證候分析】本證見於白喉重證。疫毒化火，蘊結肺胃，故高熱面赤，煩躁不安，小便短赤。熱毒侵於胃腑，胃氣不和而上逆，故噁心嘔吐。熱毒熾盛，壅結咽喉，灼津為痰，阻塞氣道，故咽紅腫痛，或潰爛，喉間痰鳴，咳呈犬吠樣，呼吸困難。燥火疫毒，灼傷營陰，痰濁與疫毒

膠結，侵黏咽喉而白膜布生。舌紅苔黃，脈象洪數，均為內熱熾盛之象。

【治則】清熱瀉火解毒。

【方藥】仙方活命飲加土牛膝：龍膽草、玄參、黃柏、板藍根、瓜蔞皮、石膏、馬兜鈴、白芍、山梔、生地、甘草、土牛膝。

此型為白喉重證，熱毒充斥，方中多為清熱瀉火之品。龍膽草、黃柏、山梔瀉火解毒；石膏辛涼清熱；玄參、生地、白芍養陰清熱；瓜蔞皮、馬兜鈴清肺化痰；板藍根、土牛膝、甘草清熱解毒利咽。諸藥合用以達養陰清熱、瀉火解毒之功。

若有津液耗傷者，則苦寒之品用量宜輕，或減去 1～2 味，因苦能化燥，故不宜多用。

【加減】若痰涎疫毒膠結，壅阻喉間，煩躁不安，痰鳴發紺，呼吸困難，脅肋凹陷，古代常稱「鎖喉風」，則急宜合用解毒雄黃丸，化水調服。

此證非常危急，若有條件，最好送入正規醫院請西醫搶救治療。出現梗阻，宜考慮氣管切開，以救危急。若腹脹便秘者，加大黃、芒硝瀉火通便。

以上三證均可配合錫類散、珠黃散適量吹喉外用，每日 3～4 次。

四、疫毒內陷

（一）疫毒損心

【主證】面色蒼白，神疲乏力，表情淡漠，心悸胸悶，頭面汗出，四肢欠溫，舌淡，脈弱無力。

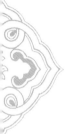

【證候分析】此證可出現在疾病過程中或病後二三週內或更長。白喉疫毒最易歸心，耗損心氣，致使氣血流行不暢，故面色蒼白，神疲乏力，表情淡漠，心悸胸悶，舌質淡。汗為心之液，頭為諸陽之會，心氣受損，頭面汗出。脈通於心，心氣不足，氣陽不運，則四肢欠溫，脈弱無力。

【治則】益氣養心，扶正固脫。

【方藥】獨參湯或用人參注射液。

此證心氣受損，心陽不振，故用紅參大補心氣扶正救脫。若病情危重可直接用人參注射液靜脈緩注或滴入。

【加減】若出現氣陰兩虧，舌紅少苔脈細數，則用生脈散加丹參，或用生脈注射液以益氣救陰；若出現心陽不振，腎陽虛衰，四肢不溫，血壓下降，則加附子、龍骨、牡蠣、白芍、甘草（即參附龍牡救逆湯）治之，以回陽固脫。此證危重，有條件一定將患者送入正規醫院，請西醫搶救治療。

（二）毒竄經脈

【主證】語言障礙，吞咽困難，飲水嗆咳，或出現口眼歪斜，肢體癱瘓等。

【證候分析】此證主要發生於白喉後期，疫毒內竄經脈，上蒙清陽，清竅失宣，故語言障礙，吞咽困難，飲水嗆咳。若燥疫耗傷陰血，損及經脈，血虛生風，則口眼歪斜。若疫毒內竄，血脈閉阻，脈絡失養，則肢體癱瘓。

【治則】益氣養血，通絡開竅。

【方藥】當歸補血湯加味：黃蓍、當歸、菖蒲、遠

志、桑枝、木瓜、地龍、川芎。

疾病後期，邪去正虧，出現血不養筋，經脈失用等現象，故用養血益氣，通絡開竅法。方中黃蓍、當歸益氣養血，加菖蒲、遠志寧神開竅，加桑枝、木瓜舒筋活絡，加地龍、川芎舒筋活血，合而益氣養血，通絡開竅。

本證應同時積極配合針灸治療。

其他療法

1. 馬鞭草 30g，水煎服。可用於輕型白喉。

2. 鮮土牛膝根（菊科植物澤蘭，以根入藥）30～60g，水煎服。可用於輕型白喉。

3. 抗白喉劑（驗方）：連翹、黃芩各 15g，生地 30g、玄參 15g、麥冬 9g，水煎至 60ml，為一日量，分 4 次服。適用於白喉初起，熱毒偏盛者。

預防與調護

一、預防

1. 隔離患兒，直至白膜全部脫落，症狀消失後 2 週。

2. 對患兒的分泌物必須消毒處理，對用具衣服等必須嚴格消毒後才能使用，對病室要徹底消毒清掃。

3. 易感兒應按時進行預防接種，流行期間不到公共場所去，並可用中草藥預防。

（1）鹵地菊（菊科植物蟛蜞菊）全草，劑量 15～30g，加水煎服，每日 1 劑，連服 3～5 日。

（2）鮮土牛膝根，（菊科植物澤蘭，以根入藥），劑

量 30～60g，加水煎服，每日 1 劑，連服 5～7 日。

二、調護

1. 病後臥床休息最少 2 週，合併有心肌損害者，應絕對臥床休息，時間還要延長，視病情而定。

2. 飲食宜清淡，富有營養，容易消化。

小結

時行疾病的範圍很廣，凡發病由外因引起，而與時邪病毒有關，且能傳染流行的，均屬之。本章敘述內容，為兒科特有的和常見的時行疾病。

小兒由於生理、病理特點，對時行疾病特別容易感染，患病以後，變化迅速，影響小兒的健康極大，必須注意防治。其中如麻疹、暑溫、白喉、小兒麻痺等傳染病，更要做好預防工作。如發現疫情，除注意嚴密隔離防治外，尤須按制度報告，以便及時控制，防止傳染。

小兒時行疾病與溫病學有密切聯繫，必須互相參考。

第四章

小兒常見病證

小兒常見病證，是指除新生兒疾病和時行疾病以外的兒科疾病。

本章所選擇的小兒常見病證，有些雖與時邪有關，如嘔吐、小兒腹瀉、驚風等證，但依據武當道教醫藥理論，其病理機轉主要還屬於臟腑經絡病範疇，故仍按武當道教醫藥傳統的分類方法，列入本章。

其他的小兒常見病證，如哮喘、黃疸、瘧疾等，其辨證施治原則，與成人本相同，可參考武當道教醫藥內科病證治有關章節，不再重複。

✳ 第一節　嘔吐證治

嘔吐是小兒常見的一種徵候，可因各中原因引起，但總屬胃失和降，胃氣上逆所致。古代文獻多以有聲無物謂之嘔，有物無聲謂之吐，但實際上很難截然劃分，故一般統稱為嘔吐。嘔吐容易直接傷害脾胃，影響受納運化的機能。嚴重的嘔吐，可迅速導致傷陰損陽，出現危候。長期反覆性地嘔吐，致脾胃虛損，氣血不足，而轉疳證。

嘔吐的成因，以乳食停滯，有乳汁自口角溢出，稱為溢乳，多由哺乳方法不當或吮乳較快較多所致，並非病態，只需糾正哺乳方法即可。

病因病機

一、傷乳、傷食吐：

餵養不當，乳食過飽，或過食滋膩，或添加不易消化的輔食，致使小兒脾胃運化功能失常，飲食積滯中脘，胃氣不得下降，上逆而為嘔吐。

二、寒吐：

小兒脾胃素虛，或因乳母過食寒涼生冷，乳汁寒薄，兒吃其乳，致脾胃受寒，易引起嘔吐。或因小兒過食瓜果生冷之品，凝滯中脘，或因過服寒涼攻伐之藥，致脾胃虛寒，寒邪上逆，而成嘔吐。

此外，若外感寒邪，容於胃腸，胃失和降，也可引起嘔逆。

三、熱吐：

主要由於小兒脾胃蘊熱，或乳母過食炙烤辛辣之品，以致乳汁蘊熱，兒吮其乳，熱積於中，或小兒過食辛熱煎炒，熱蘊胃腸，都可損傷胃氣，引起胃不和降而嘔吐。

此外，若外感溫熱、暑濕時邪，侵犯胃腑，濁氣上逆，也可形成嘔吐。

四、虛火旺：

由於熱病耗傷脾胃，病後氣陰未復，胃失濡養，不得潤降，以致不思飲食，食則嘔吐。

總之，嘔吐病因有虛、實之分，寒熱之異，必須仔細辨別。此外，如胃中有食滯、痰飲或誤食毒物等引起之嘔吐，有時又屬人本正氣排除胃內有害物質之應有現象，不

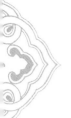

可遽止。

辨證施治

一、傷乳傷食吐

【主證】嘔吐酸餿的不消化之乳塊，食物、吐後覺舒適。脘腹脹滿，噯氣口臭，厭食噁心，便秘或瀉下酸臭不消化，矢氣惡臭，舌苔厚膩，脈滑有力，指紋紫滯。

【證候分析】乳食停滯，運化失職，濁風上攻，故嘔吐酸餿，口氣臭穢。有形之食，阻滯於中，故氣機不暢而脘腹脹滿，不思飲食。脾失健運，故大便不調。苔膩脈滑指紋滯，均為食滯內停之實證。

【治法】消食導滯、和中降逆。

【方藥】傷乳的用消乳丸以消乳行滯，傷食的用保和丸消食和胃，降逆止嘔，若大便閉結者可加大黃通下。

二、胃寒吐

【主證】乳食後經過一段時間才嘔吐，或稍多食即吐，吐出不消化食物或清稀黏液。面色蒼白，精神疲倦，四肢不溫，大便溏薄，小便清長，或有腹痛綿綿喜暖喜按，舌苔白潤，質淡，脈沉細遲，指紋淡青。

【證候分析】脾胃虛寒，不能運化水穀，故乳食經過一段時間依然吐出，或稍多食即吐。胃陽不足，寒邪凝滯，食下食物未經腐熟，故吐物不酸不臭。脾不健行，故大便溏薄。脾主四肢，脾陽不振，陽氣不能布達，故四肢不溫，面色蒼白，精神疲倦。舌淡脈遲指紋淡，均為虛寒之證。

【治法】溫中散寒，健脾和胃。

【方法】理中湯為主方，可加砂仁、半夏、丁香、吳
萸之類散寒和胃、降逆止嘔。

若因外感風寒之邪影響胃腑而嘔吐者，兼見惡寒發
熱、頭痛、胃部不適等證，以疏邪解表為主，用荊芥、藿
香、紫蘇、厚朴、神麴、半夏、陳皮等藥。

三、胃熱吐

【主證】食入即吐、吐物較腐，口渴喜冷飲，身熱煩
躁，唇舌乾紅，苔黃，大便臭穢，或秘結不通，小便黃
少，脈數，指紋色紫。

【證候分析】胃火沖逆，故食入即吐，嘔吐酸腐。裏
熱內蒸，故身熱煩躁，口渴喜冷飲，舌紅苔黃，小便黃
少，大便臭穢。灼熱胃津，故便秘。脈數紋紫，皆內熱之
證。

【治法】清熱和胃，降逆止嘔。

【方藥】用藿連湯為主方，或用加味溫膽湯以清熱調
中，辛開苦降而止嘔。若熱重加黃芩、生石膏。若嘔吐劇
烈者，可加代赭石等降逆止嘔。若大便秘結，腹部脹痛拒
按，可加大黃通腑降逆以止嘔。

至於因暑溫、溫熱時邪引起者，應加芳香化濁、清暑
解熱之藥，如藿香、佩蘭、荷葉、生石膏、六一散、知母
等。

四、虛火旺

【主證】時作乾嘔，口燥咽乾，不欲飲食，食則嘔
吐，手足心熱兩顴紅或午後潮熱，大便乾結如羊糞。舌紅

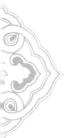

少津起芒刺，脈細數。

【證候分析】胃熱不清，耗傷陰津，以致胃失濡養，虛火上衝，故時作乾嘔，食則嘔吐。胃陰不足，津液不得上承，故口燥咽乾，舌紅起芒刺，陰虛生內熱，故見手足心熱，顴紅、潮熱。津虧腸燥，故大便乾結如羊糞。

【治法】滋養胃陰為主。

【方病】以麥門冬湯或沙參麥冬湯為主方。

其他療法

一、單方驗方

1. 飯鍋巴，手掌大小一塊，水煎服，或焙焦研末，用薑湯送下，治傷食吐。（中醫學院試用教材《兒科學》1974 版）

2. 灶心土 30~60g，生薑 3 片，水煎服，治胃寒吐（實用兒科學）

3. 竹茹 10g，黃芩 10g。水煎服，治胃熱吐（中醫學院試用教材《兒科學》）1974 版

4. 甘蔗汁一杯加蘿蔔汁一小匙，頻服，治虛火旺（同上）。

5. 鮮蘆根 30g、竹茹 10g，水煎服，治虛火吐（同上）。

二、針灸推拿

1. 針灸取穴：內關，足三里、三陰交，尺澤，耳會，中衝。手法：熱吐當瀉，寒吐針後加灸。

2. 推腹陰陽，揉內勞宮，捏脊、清脾土 200 次，補脾

土 200 次，揉板門 50 次，揉中脘 5 分鐘，按脾俞 5 次，按胃俞 5 次。

預防及護理

1. 乳食應有節制，不可過快過飽。

2. 勿食辛辣刺激或生冷油膩不易消化食物。

3. 嘔吐時應注意將患兒頭置於側位，避免嘔吐物吸入氣管。

4. 由於傷食或嘔吐頻繁者，應予以禁食，待病情緩解後，酌情給予流質，半流質等飲食。中藥也應少量多次餵服，以免胃不受納而吐去藥物。

5. 注意嘔吐物的量、氣味與次數。如嘔吐呈噴射狀，頻頻不止，突然面色蒼白，四肢發冷，汗出，脈細欲脫，急灸中脘，氣海，膻中穴，並及時請西醫檢查治療，以防腦病引起嘔吐，千萬不能誤診。

附方

1. 消乳丸（《證治準繩》）：香附、神麴、麥芽、砂仁、陳皮、甘草。

2. 保和丸（《丹溪心法》）：山楂、神麴、半夏、茯苓、陳皮、連翹、萊菔子。

3. 理中湯（《傷寒論》）：人參、白朮、乾薑、甘草。

4. 藿連湯（《幼幼集成》）：川連、厚朴、藿香、生薑、大棗。

5. 加味溫膽湯（《醫宗金鑑》）：陳皮、薑半夏、茯

芩、甘草、麥冬、枳實、竹茹、黄連（薑汁炒）、燈芯。

6. 麥門冬湯（《金匱重略》）：麥冬、沙參、玉竹、桑葉、天花粉、扁豆、甘草。

附錄

《幼幼集成》：「蓋小兒嘔吐，有寒、有熱、有傷食、熱寒吐、熱吐，未有不因於傷食者，其病總屬於胃、復有溢乳、吐乳、嘔噦，皆與嘔吐相似，不可以嘔吐治之。更有寒熱拒格之徵，又有蟲痛而吐者，皆當詳其證而治之。凡治小兒嘔吐，先宜節其乳食。節者，減少之調節。凡嘔吐多渴，不可與之茶水，水入復吐，終不能止。必強忍一、二時後，而後以米湯與之，吐自止矣。」

《保赤新編》：「凡小兒久吐不止，胃氣欲脫，百藥俱不納，其所用對證之方，無論溫涼補瀉，必加赭石末數分調服，以鎮定其中州。」

※ 第二節　小兒腹瀉證治

腹瀉是兒科臨床上最常見的一種疾患，以大便次數增多，糞便稀薄，或呈水樣帶有不消化乳食及黏液為其特徵。本病四季皆可發生，但以夏秋兩季為多。一般多見於三歲以下的嬰幼兒。

小兒脾胃薄弱，無論感受外邪、內傷乳食或脾腎虛寒等，均可引起泄瀉。若病情嚴重或治療不當，可致傷陰，傷陽或陰陽兩傷等危重變證；若遷延日久，可影響小兒營養及生長發育，進一步導致疳證、慢驚風等病，故應積極

防治。

治療原則，應針對病因病機，分別予以消食導滯、散寒化濕、清熱利濕、健脾益氣等法，總以調理脾胃為主。並應時刻注意氣液的存亡，避免因腹瀉過多，出現氣脫液竭等危證。

病因病機

本病多因外感六淫，內傷乳食、飲食不潔，損傷脾胃所致。正如《幼幼集成》中說：「夫泄瀉之本，無不由於脾胃，蓋胃為水穀之海，而脾主運化。使脾健胃和，則水穀腐化，而為氣血以行榮衛。若飲食失節，寒溫不調，以致脾胃受傷，則水反為濕，穀反為滯，精華之氣不能輸化，乃至合污下降而泄瀉作矣。」

一、乳食不節：

小兒脾胃發育尚未完善，若乳食過量，或不合理地添加輔助食品，或食入不易消化食物，或誤食生冷不潔之物，都可使脾胃受到損傷，運化失職，不能腐熟水穀，壅積腸中，水反為濕，穀反為滯，清濁不分，下注大腸而成泄瀉。正如《內經》說：「飲食自倍，腸胃乃傷」，故內傷乳食是引起腹瀉的重要因素。

二、感受外邪：

「小兒肌肉柔嫩，衛氣不固，寒溫不能自調，易於感受外邪，由表及裏，影響脾胃，使飲食水穀之消化吸收發生障礙，而致泄瀉。如外感風寒，或坐臥濕地，寒濕內停，脾胃受傷，因脾喜燥惡濕，若濕困脾陽，脾不化濕，

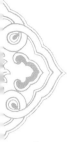

則泄瀉作矣，故武當道醫有「濕勝則濡洩」之說。

又如夏季暑熱燻蒸，出汗多，傷氣耗津，身體疲乏，抵抗力下降，脾胃運化功能亦大為減弱。稍有不慎，感受暑邪，而暑必夾濕，暑濕之邪內侵即可導致脾胃功能紊亂而發生泄瀉。

三、脾胃虛弱：

脾胃為後天之本，主受納運化水穀，為生化之源。小兒脾常不足，運化機能較低，同時小兒生機蓬勃，發育迅速，所需水穀精氣的供養，相對的較成人為多，這就增加了脾胃的相對負擔，構成了發生本病的內在因素。所以一旦遇到外邪內侵，或乳食不節，均容易引起消化功能紊亂而致腹瀉。故武當道教醫藥有「脾不傷不瀉」之說法。

總之，無論外感，內傷引起的腹瀉，都可歸咎於脾胃的失職，特別是久瀉以後，脾虛的徵象更為突出，故泄瀉到了後期，原來的病因逐漸消除，脾胃虛弱就成了主要矛盾，由此，不難理解由於素體脾胃虛弱或尤其他疾病所致脾胃虛弱的患兒，更易發生脾虛泄瀉的道理。

脾功能的健盛和水穀之腐熟必依靠先天命門之火的燻蒸。腎司二便，故脾虛瀉久必累及腎，稱脾腎陽虛，每見完穀不化，洞洩無度。

反之，先天稟賦不足，命門火衰不能溫煦脾土，腎虛及脾，也可導致脾虛不能運化水濕，無力腐熟水穀，從而造成清濁不分，水濕下注大腸而洞洩。

小兒稚陰稚陽，在泄瀉過程中，易虛易實，變化迅速，每可因傷陰，傷陽引起各種變證，甚則陰竭於下，陽

越於外，虛脫而亡。武當道教醫藥有：「暴瀉傷陰，久瀉傷陽」之說法。其實，暴瀉氣陷亦可傷陽，久瀉陰耗必會傷陰，不可不知。

辨證施治

一、傷食瀉

【主證】大便腐臭如敗卵，腹痛腹脹，痛則欲瀉，瀉後痛減。噁心嘔吐，不思乳食，舌苔垢膩或微黃，脈滑有力，指紋紫滯。

【證候分析】乳食為有形之物，停滯不化，致腐濁壅腸中，則腹脹滿而痛，痛則欲瀉，瀉出腐積之奇臭，瀉後腹中略鬆痛減。脾為食困，則納呆。積滯停胃失和降，則噁心嘔吐。苔垢膩，脈滑，紋滯，均為食積壅滯之徵。

【治法】消食導滯。

【方藥】保和丸為主方。

【加減】兼有外感表證，發熱、惡風寒者，加銀花、葛根、藿香；嘔吐者，加生薑，竹茹；腹痛明顯，加木香，檳榔。

瀉下不爽，積滯重者，可用「通因通用」法，加大黃、積食導下後，方可止瀉。

二、寒濕瀉

【主證】腹痛腸鳴泄瀉，大便稀，多泡沫，色淡，臭味較輕。口淡不欲飲，苔白膩脈濡，指紋浮紅。或兼有寒熱、頭痛、鼻塞、咳嗽等風寒表證。

【證候分析】外感風寒，或坐臥濕地，寒濕內停，濕

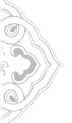

困脾土，脾喜燥而惡濕，濕重則運化失職，清濁不分，故腸鳴漉漉而瀉下清稀。「諸病水液，澄徹清冷，皆屬於寒」故瀉下色淡不太臭。苔白膩、脈濡，指紋浮紅均為寒濕內停之徵。若兼風寒外束肌表，則見寒熱、頭痛、鼻寒、咳嗽等肺衛表證。

【治法】解表散寒，芳香化濕。

【方藥】以藿香正氣散為主方。

【加減】若濕困較重，脘悶納呆，肢體困重，苔厚膩者，可加用胃苓湯溫化滲利。所謂「利小便即所以實大便」，每見顯效。

若兼食滯，納呆噯惡，腹脹痛，可加麥芽、神麴、萊菔子、蔻仁消導和中。

三、暑濕瀉

【主證】起病急暴，腹痛即瀉，大便水樣或呈蛋花樣黃色而臭，肛門灼熱發紅，小便短赤，且伴發熱、口渴、煩躁、神疲。病嚴重者，暴注下迫，瀉如噴射狀，次數頻繁，高熱不退，尿少或尿閉。舌苔黃膩，脈滑數，指紋紫滯。

【證候分析】外感暑濕，濕熱俱盛，內蘊腸胃，脾受其困，故暴瀉腹痛。濕熱下注，故瀉下色黃而臭，呈噴射狀。熱在腸中，故肛門灼熱發紅。水趨大腸，故尿短赤或尿閉。熱蘊於熱裏，故煩躁口渴。暑熱不解，故高熱不退。暑必傷氣，故神疲無力。苔黃膩，脈滑數均為暑熱夾濕之徵。

【治法】清熱，利濕。

【方藥】葛根芩連湯合六一散。

【加減】若暑濕困表，惡寒發熱，無汗頭痛，加藿香、香薷、銀花、連翹。

若津氣受傷，口渴舌紅少津，加石斛、烏梅、沙參。若燒不退，可加青黛、寒水石。

四、脾虛瀉

【主證】腹瀉日久未癒，大便稀溏，反覆發作，帶有不消化之食物殘渣，每於食後作瀉。面色萎黃，神疲乏力，食慾不振，舌質淡苔薄白，脈緩弱，指紋淡。

【證候分析】脾胃虛弱，清陽不升，故大便經常稀溏。脾胃運化無力，對水穀的消化吸收發生障礙，故不思飲食，每於食後作瀉，且大便中帶有未消化之食物殘渣。久瀉不已，精微損失，氣血來源不足，故面黃肌瘦，神疲乏力。舌質淡、脈緩弱均為脾虛氣弱之徵。

【治法】健脾益氣佐以和中化濕。

【方藥】參苓白朮散為主方。

【加減】如脾虛瀉久，脾陽不振，可損及腎陽，稱為脾腎陽虛，證見面色蒼白，大便水樣、完穀不化，四肢不溫，精神委靡，舌質淡潤，脈沉弱無力，治宜溫補脾腎法，用附子理中湯或四神丸為主。

若滑洩不止，加訶子、罌粟殼、石榴皮、赤石脂、禹餘糧等固澀收斂之品，方可止瀉。

變證

小兒腹瀉若病情嚴重，治療不當或護理不周，以上各

證均可出現傷陰，傷陽及陰陽兩傷等變證，證多危急，必須儘量採用西醫方法進行搶救，以提高療效。

一、傷陰：

一般由暴瀉引起，久瀉亦可出現。證見兩眼及前囟凹陷，皮膚鬆弛，乾燥無彈性，精神委靡或煩躁不安，小便短赤甚則尿閉，大便瀉下黃水，肛門潮紅糜爛。口渴引飲，舌紅絳無津，苔光剝，脈微而數。

治宜養陰生津清熱。方用連梅湯加減：黃連、烏梅、白參、石斛、白芍、甘草、木瓜等。

二、傷陽：

多由久瀉引起，但暴瀉亦可發生。證見面色蒼白，呼吸氣短，四肢厥冷，汗多不溫，如汗出不斂、陽氣欲脫者用參附龍牡湯回陽固脫。

三、陰陽俱傷：

多由陰傷及陽傷引起。面光蒼白，嗜睡露睛，四肢逆冷，腹凹如舟，哭而無淚，舌質光紅，脈微欲絕，治宜益氣溫陽，養津，可將以上兩種治法配合使用，並加用生脈散。

其他療法

一、單方驗方

1. 山楂炭、雞內金、炮薑炭，共研細末，每次 1g，用溫開水沖服，日服四次，治傷食瀉。（中醫學院試用教材《兒科學》1974 年版）

2. 淮山藥粉，每次 10~15g，加水成糊狀，日服 1~2

次，治脾虛瀉。（同上）。

3. 大蒜頭一個，煨熱吃下，治急性腹瀉。（《常見病驗方研究參考資料》）

4. 柚子樹葉焙乾研粉，每服 3~10g，一天 3 次，治急性腹瀉。（同上）

5. 土炒白朮 30g，車前子 15g，水煎服，治水瀉。（同上）

6. 畜骨（如豬骨），燒透研細麵，紅白糖水送下，每服 6～10g，治水瀉，傷食瀉及久瀉均可（同上）。

7. 灶心土 120g，水煎，澄清服，治久瀉（同上）。

二、針灸推拿

（一）針灸法

1. 寒瀉：取中脘，水分、天樞、氣海、足三里、陰陵泉、三陰交、脾俞、腎俞、大腸俞，可先刺後灸，或單用灸法。

2. 熱瀉：取中脘、水分、天樞、關元、曲池、足三里、陽陵泉、太谿、太白、大腸俞，宜用針刺。

3. 傷食瀉：取中脘，水分、天樞、內關、合谷、曲池、支溝、足三里、內庭，太白。宜用針刺。

4. 脾虛瀉：取中脘，水分、天樞、氣海、關元、足三里、陰陵泉、三陰交、胃俞、脾俞、腎俞、大腸俞、大包、百會。宜多用灸。

（二）推拿法

在小兒腹瀉的治療上，效果顯著，無服藥困難之弊，宜多推廣運用。補脾土、推大腸、揉腹陰陽，按足三里，

推板門，揉龜尾、捏背。

1. 寒瀉加揉臍、灸龜尾、搓按神闕。

2. 熱瀉加推上三關，退六腑，推天河水，推腹陰陽（包括傷食瀉）。

3. 脾虛瀉：按脾俞，按胃俞。

（三）、外治療法

1. 除熱瀉外，均可於臍部貼溫脾膏（丁香、肉桂、川椒、麝香）。或用五倍子醋調成膏貼臍。

2. 瀉久面青肢冷嗜睡者，可用鹽附子搗爛，加入肉桂末，敷紮於足心，以肢暖為度。

預防及護理

1. 提倡母乳餵養。增添輔助食品，不宜太快，品種不宜過多。夏天或患病時不宜斷乳，餵食應儘量做到定時定量。

2. 大力開展衛生運動，講究飲食衛生，不吃生冷瓜果，不飲生水。

3. 注意寒濕調節，勿使小兒受涼或感受暑熱之邪。如有外感，及時治療，以免影響脾胃功能發生紊亂。

4. 控制飲食是配合藥物治療的關鍵，輕證病例要減少飲食，母乳餵養要縮短餵奶時間，延長間隔時間。重證病例，須禁食 8~12 小時，待病情好轉，再漸予少量母乳或米湯的等易消化之食物。

5. 勤換尿布，每次大便後用溫開水沖洗臀部並拭乾，撲上松花粉或滑石粉，防止皮膚糜爛。

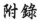

附錄

《嬰幼兒腹瀉防治問題座談紀要》（福建省兒科協作組）：「福建省第一醫院兒科病房用草藥葎草、辣蓼合劑，槵板歸、辣蓼合劑，鐵莧菜合劑（鐵莧菜、馬齒莧、地錦草、仙鶴草）等分組治療住院腹瀉病兒317例，治癒率為94.0%。」

《以溫腎扶脾方法治療嬰幼兒腹瀉》（北京兒童醫院中醫科）：「重洩必虛，久病必衰，所以嬰幼兒時期較重的腹瀉，以虛寒型為多。……治法為溫腎扶脾，固腸止瀉，所用方藥為：官桂3g、肉蔻6g，丁香25g、蓮肉10g，赤石脂10g、石榴皮10g。」

《嬰幼兒腹瀉中醫治療小結》（上海第一醫學院兒科醫院）：「溫熱型用消化1號方，煨葛根10g、黃芩10g、雞金炭4g，茯苓10g、扁豆花10g、訶子10g、石榴皮10g……脾虛型用消化II號方：黨參10g、焦白朮10g，茯苓10g、訶子10g，罌粟殼4g，雞金炭45g、肉果4g。」

《270例嬰幼兒腹瀉病例的初步分析》（哈爾濱市兒童醫院內科）：「絕大多數為濕熱瀉，故採用了葛根芩連湯加味（葛根、黃芩、黃連、甘草、竹茹、五味子等六味藥）命名為消葛湯。」

《健脾粉治療幾種患兒小腸吸收功能障礙的研究》（北京中醫醫院兒科等）：「健脾法的成分是黃蓍、黨參、茯苓、白朮、甘草。可以提高腸道吸收功能，增強體質。」

《火炭母合劑治療嬰兒腹瀉 78 例》（廣西醫學院附院兒科）：「其配方組成：火炭母、黑腳蕨、鋪地牛奶各 10g，番桃葉 10g、甘草 3g，均為乾品，加水 300 毫升，煎成 100 毫升，用法：每天 3 次，每次 20~30 毫升。配合輸液療法，治癒率 89.7%。」

《綜合治療「遷瀉」70 例的初淺體會》（福建省婦幼保健院）：「把「遷瀉」」基本分為五種類型：脾虛型、脾虛濕困型、脾腎虛型、肝脾不和型、氣陰兩虛型。……無論那類型，都貫穿培土健脾治法才有效。……肝脾不和型是小兒「遷瀉」的另一種發病的類型，這些患兒多數肝火素旺，形體較消瘦，性躁易吵，睡眠不甜，腹悶食少，大便一天數次，痛一陣瀉一陣，中醫術語叫做肝脾虛……用痛瀉要方。」

《中西醫結合治療急性消化不良 72 例臨床觀察》（西安醫學院第二附院小兒科）：「對溫熱重者用葛根芩連湯加益元散，濕熱並重者用葛根芩連湯加胃苓湯，濕重者用胃苓湯，對脫水患兒按常規補液。……葛根芩連湯有退燒作用，因此可以認為有抗感染作用。……利水化濕法是醫治，是治療急性腹瀉的主要原則，夏秋季濕邪侵及胃腸，發生吐瀉，用胃苓湯利水化濕，是臨床熟悉而確有療效的方劑。」

《七味白朮散加減治療消化不良》（湖北當陽縣遷溪區衛生院內科等）：「本方黨參、白朮、茯苓、甘草有補脾益氣之功，促進脾胃的運化機能，葛根可升提止瀉，藿香芳香化濕，木香調氣暢中，故用於治療小兒消化不良是

行之有效的藥物。」

✳ 第三節　盤腸氣痛證治

　　盤腸氣痛是一種小兒機能腹痛病證，在小兒急性腹痛
中較為常見，以突發腹部絞痛及發作間歇缺乏異常體徵為
特徵。古代文獻又稱「盤腸氣鈎啼」。盤腸是指盤聚在臍
腹內的腸。本病多見於新生兒或嬰幼兒，故有的兒科專書
把本病列為新生兒疾病。發病原因是由於胎氣怯弱，腹部
中寒，寒邪搏結腸間，或由於乳食凝滯，氣機不通所致，
治療原則以溫中散寒，行氣導滯為主。

　　診斷盤腸氣痛時，必須先將外科急腹症逐一除外，以
免貽誤病情。至於因蟲證、腹瀉、痢疾等引起之腹痛，亦
應加以鑑別，區別對待。

病因病機

一、腹部中寒：

　　由於胎稟不足，或護理不當，臍腹為風冷寒氣所侵，
寒邪搏結腸間。寒主收引，寒凝則氣滯，以致經絡不通，
氣血壅阻不行，因而盤腸絞痛突發。此種情況，比較多
見。

二、乳食積滯

　　由於乳食不節，或暴食過度，壅滯腸中，氣機受阻，
鬱而不通，升降失職，傳導不能，因而突發臍腹絞痛。小
兒脾常不足，一旦乳食不當，便會影響受納運化功能而
使氣滯不運，故易發生本病。

上述兩種原因，都能引起盤腸氣痛，其病機不外寒邪乳食搏結腸間，以致氣滯不通，不通則痛。同時，這兩種因素又可互相影響，如腹部中寒，可以影響受納運化的功能，所以容易導致乳食積滯，而乳食停滯，由於中氣虛寒的體質，又可導致寒凝氣滯。

此外，因乳食積滯，蘊久可以化熱，故臨床上還有一種「小腸熱」的盤腸氣痛，應根據具體證候，辨證用藥。

辨證施治

盤腸氣痛發作時啼哭甚急，兩腿彎曲，腹脹、腹痛，每次發作約數分鐘至數十分鐘，不發作時可全無痛感，或稍有腹部不適，無固定的壓痛與緊張。有時可因矢氣而突然停止絞痛，但不久又可能復發。本病多兼有嘔吐，但吐後精神好轉，嬉戲如常。

一、腹部中寒

【主證】腹部突然絞痛，曲腰啼叫，面色蒼白，唇色紫暗，甚則額上汗出，四肢欠溫，時或嘔吐，腹部柔軟，喜熱喜按。舌苔薄白，脈象沉弦，指紋多見青滯。

【證候分析】寒為陰邪，主凝滯收引。腹部中寒，寒冷之氣搏結腸間，凝滯氣機，以致腸道功能受阻，故突發絞痛。因熱敷或按摩後使陽氣得通，痛可緩解，故喜按喜暖。寒痛劇烈，血氣不暢，故面色蒼白而唇紫暗。寒邪內盛，陽氣受阻，不通達於四末故肢冷。衛氣不行，開闔之機失節，故額汗出。寒凝腹中，阻礙受納運化之機，故上逆則嘔吐而不能食。舌苔薄白，脈象沉弦，指紋青滯，均

為寒凝氣滯之象。

【治法】溫中散寒為主。

【方藥】用養臟散加台烏藥、元胡索、小茴香等。

二、積滯壅結

【主證】腹部突然絞痛，曲腰啼叫，面色蒼黃暗滯，不思乳食，頻頻嘔吐，大便不通，腹部脹實拒按，痛而欲瀉，得瀉則痛可減，苔白膩，脈沉滑而實，指紋青滯。

【證候分析】由於乳食積滯，壅結腸間，不能運化，氣機受阻，不痛則痛，故腹中絞痛。曲腰啼叫，是欲借腰腹部的活動以減其絞痛。乳食停中，脾胃升降功能失職，則上逆為嘔吐，下閉而便秘。乳食為有形之物，壅遏腸中故腹脹實拒按。瀉後痛減是因腑氣得通。面色蒼黃暗滯，舌苔白膩，脈象沉滑而實，指紋青滯，皆為積滯內停，氣機壅阻之象。

【治法】以行氣導滯為主。

【方藥】用白荳蔻散加萊菔子，神麴、山楂等。

【加減】若便秘甚者，可加大黃、枳實瀉下。若鬱久化熱見苔黃膩，小便赤等熱象者，可於行氣導滯加清下之品，且保和丸合瀉心湯。

其他療法

一、灌腸法：

患兒每日因嘔吐不能服藥，可用上述藥方主藥濃煎，以藥液灌腸，常可收到相應的效果，也可用小承氣湯濃煎灌腸，如有腸鳴聲，大便通暢，則病漸向癒。

二、熨臍法：

用豆豉、生薑（搗爛）、蔥白（搗爛）、食鹽同炒熱，於臍腹部熨之，每可止痛，尤其適宜於腹部中寒的盤腸氣痛。

三、推拿法：

可採用揉按中脘法，分推腹陰陽法和摩神闕法等，從上而上緩緩揉按，以配合治療。

預防及護理

1. 教導孕婦，乳母勿過食生冷。小兒淋浴時亦要慎防腹痛部當風中寒。

2. 注意飲食衛生，不可乳食不節，更可暴飲暴食。病兒尤要節制飲食。

3. 於腹部置暖水袋或以手按摩腹部，或以溫水灌湯均可幫助止痛消腫。

附方

1. 養臟散（《病宗金鑑》）：肉桂、當歸、川芎、木香、丁香、沉香。

2. 白荳蔻散（《醫宗金鑑》）：白荳蔻、砂仁、青皮、陳皮、香附、莪朮、炙甘草。

3. 保和丸（《丹溪心法》）：山楂、神麴、半夏、茯苓、陳皮、連翹、萊菔子。

4. 瀉心湯（《金匱要略》）：大黃、黃連、黃芩。

5. 小承氣湯（《傷寒論》）：大黃、厚朴、枳實。

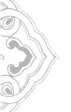

附錄

《幼幼集成》：「小兒盤腸氣痛，月內之兒多有之，其證腹內如娃聲，啼哭不止者也。蓋寒熱不和，臟氣不行……」

《普濟方》：「盤腸氣發先腰曲，無淚叫啼眼乾哭，口乾腳冷上唇烏，額上汁流珠碌碌。」

✳ 第四節　疳積證治

疳積是指小兒脾胃虛損，動化失宜，消化吸收功能長期障礙，以致氣液耗損、肌膚失養而形成的慢性疾患。與現代所稱的營養不良症相類似。

本證多見於三歲以下的嬰幼兒。由於證候輕重虛實不同，又分為積滯和疳證。如小兒思乳食，食而不化，腹部飽脹，形體消瘦，大便不調者，稱為積滯，若形體乾瘦，肚腹膨大，氣血不榮，頭髮乾枯稀少，精神委靡不振，飲食異常者，稱為疳證。

積滯與疳證有密切的關係，故本節把積滯與疳證合併討論，統稱疳積。積滯與疳證的形成，均為小兒乳食不節等原因所致，傷於乳食，可成積滯；積久不消，遷延失治，日漸羸瘦，可轉化為疳。所以積與疳名稱雖異，而其病因則一。

武當道醫曾提出：「積為疳之母，無積不成疳」，「疳之成多起於積」等說法，很有道理，武當道醫對「疳」的涵義，有兩種解釋：一說認為疳者「甘」也，另一說疳者

「乾」也。前者是著重言其發病原因，認為小兒姿食肥甘生冷等食品，嚴重損害脾胃，形成積滯，日久成疳，後者是著重言其病機，證狀，認為本病主要是氣液乾涸、身體消瘦，而成疳證。綜合二說，概括了疳積的涵義。

本病重者常纏綿難癒，甚至影響小兒生長發育，導致不良後果，而且因正氣虛衰，每易併發其他疾病，故應早期防治。武當道教歷代醫家把疳證視為「惡候」，列為兒科四大要證之一，可見疳積對小兒健康的危害性甚大。武當道教歷代醫家對疳積的治療積累了豐富的經驗，值得我們認真學習。

病因病機

1. 飲食不節，積滯傷脾：

小兒脾胃原本薄弱，若乳食無度，或恣食肥甘生冷和一切難以消化的食物，蘊結中焦，損傷脾胃，脾胃受納運化失職，升降不調，乃成積滯。若積滯不除，積久生熱，灼爍肺胃津液而使氣液日漸乾涸，再兼脾胃功能失調，水穀精微不能消化吸收、臟腑、肌肉、毛髮缺乏濡養，疳證乃成。

2. 餵養不當，營養失調：

如母乳不足，斷乳太早，輔食缺少，餵養食品過於單純，缺乏小兒生長發育所需各種營養物質，致使營養失調。或父母溺愛，多吃香甜零食，妨礙正常進餐，或養成挑食、偏食等不良習慣，造成營養不良。小兒臟腑嬌嫩，形氣未充，全賴後天脾胃不斷化生精微以充養，若餵養不

足，則化源不充，機體臟腑缺乏營養物質之濡養，日趨消瘦乾枯，精神委靡，導致疳積疾患之發生。

3. 內有宿疾，轉化為疳：

宿疾包括蟲證、久瀉久痢、肺癆等稟賦不足五軟五遲等疾病，若失於治療，均可轉化為疳。

如感染諸蟲，傷害脾胃功能，脾胃既損，不能正常運化水穀，吸收精微，加以蟲吸精微營養，故食慾異常，氣血虛弱，毛髮乾枯，面黃肌瘦，乃成疳積。又有不少疳積患兒，由於脾胃薄弱，或兼有濕熱內蘊，亦易兼患蟲證，因此疳積與蟲證往往錯綜複雜，關係密切。

又如久瀉久痢，肺癆等慢性疾病，一方面這些疾病本身也可使氣血津液的消耗增加，乃至形體羸瘦，形成疳積。

再如小兒先稟賦不足，脾腎素虧，有五軟五遲等不足之證，元氣虛備，骨髓不充，氣血不榮，形體消瘦，亦易患疳積之疾。

4. 脾胃受病，影響他臟：

疳積雖以脾胃受病為主，因屬於慢性疾患，長期消耗，脾氣虛損，生化之源不足，後天之本過虧，綿綿日久，其他臟腑必定也會受到嚴重影響，而出現各種兼證。如脾陰不足，肝失血養，可出現夜盲或目生云翳；如脾虛肝旺，則性情急躁，易怒易哭，如胃陰虧損，心火偏亢，循徑上炎，則口舌生瘡，如肺陰虧虛，則見乾咳、潮熱，如腎精不足，骨質軟弱，則見雞胸、五遲等證。

此外，脾陽虛衰，水氣氾濫，則見浮腫，脾不統血，

氣不攝血，亦可出現皮膚紫斑，出血。若氣血日衰，病情惡化，陰陽俱損，可見陰竭陽脫的危象。

辨證施治

本病初起證狀是食慾不振，面色蒼白，體重不增以及大便不調，帶有惡臭味。並常伴見睡眠不寧，易於疲勞。日久氣血虛少、發育遲緩，則見形體乾瘦，頭髮稀疏乾枯，腹部膨滿等各種輕重不同證狀，隨著疾病的發展，便成疳證。

疳證是一種慢性消耗疾病，病變多屬虛實夾雜。初病多為實證，病久多為虛證。因此，治療應多方兼顧，但總以調理脾胃為主，在促進食慾的基礎上，不斷補充營養，既不可認為疳積是「積」，一味消積導滯，又不可簡單地認為疳積是「乾」，一概屬虛，固執滋補一法。凡胃滯者，宜消「脾虛者宜補」體壯者，先去其積，後補其虛，體弱者，先補其虛，而後消積，或攻補兼施。其他兼證，則隨證施治。

一、乳食壅積

【主證】嘔吐乳片或酸餿食物殘渣，腹脹腹痛拒按，夜睡不安，啼哭，伴有低熱，不乳食，大便臭穢，腹痛欲瀉，瀉後疼減，舌苔厚膩，脈滑，指紋多見紫滯。

【證候分析】乳食停滯，鬱結胃腸不化，致胃氣上逆，則嘔吐乳片或食物殘渣，味帶酸腐。積滯蓄積於中焦，故腹脹滿而拒按，胃腸不適，甚或腹痛，故夜睡不安，時時啼哭，食滯結於胃腸，鬱結化火，故發熱，乳食

壅滯於中州，故不思乳食。腐穢內結，故大便臭穢；瀉後邪有出路，則痛減，舌苔厚膩，為食滯脘痛，穢濁之邪不化之象。乳食滯留不去，則脈滑。指紋多見紫滯，這是乳食積滯的實證。

【治法】消食導滯

【方藥】保和丸為主方。

【加減】口渴，心煩不安或低熱者，加胡黃連或黃連。便秘可加玄明粉、大黃、枳實。腹脹痛加木香、厚朴。

二、積久脾虛

【主證】面色黃暗無華，肌肉消瘦，精神不振。乳食懶進，或食則嘔吐，腹脹滿，大便溏瀉或秘結，尿如米泔。易哭易怒。夜睡不寧。舌質較淡，苔濁膩，脈濡細帶滑，指紋淡滯。

【證候分析】本症疳、積同見，虛實夾雜。積滯內停，致使脾胃受到損傷，脾虛不運，水穀精微不能消化吸收，臟腑肌膚失去濡養，故面色黃暗無華，肌肉消瘦，精神不振。

以病由乳食壅積不化而來，故乳食懶進，或食則嘔吐，或腹脹而大便不調等脾胃功能失常之證尚存在。脾不運化，濕熱蘊鬱，故小便黃濁，或如米泔。脾陰既損，肝陽易動，故易哭易怒，夜睡不寧。

至於脈濡細滑，指紋淡滯，舌質較淺，苔濁膩，均可胃滯脾虛，虛中夾實之見證。

【治法】消積理脾為主。

【方藥】初期體質未甚虛者，用消疳理脾湯行氣健胃去積為主。病較久、虛實並見的，可用《金鑑》肥兒丸為主方，補脾健胃，消食化積。若虛多實少，可用人參啟脾丸長期調補脾胃為主。

三、蟲積致疳

【主證】食慾失常，或厭食，或嗜食無度，肚腹脹大，青筋暴露，四肢肌肉消瘦，面色蒼黃，頭髮乾枯，精神不安，煩躁易怒。時時腹痛，大便有時下蟲。舌紅苔膩，脈弦細。

【證候分析】本證亦屬虛實夾雜。蟲體繁殖，壅聚腹中，為有形實邪，故肚腹脹大，青筋暴露，時時腹痛，大便有時下蟲，舌紅苔膩。但蟲寄生體內，不僅吮吸水穀精微，而且傷害脾胃，氣血衰少，而見四肢肌肉消瘦，面色蒼黃，頭髮乾枯等不足之證。脾虛則肝邪易動，故精神不安，煩躁易怒，脈弦而細。

【治法】驅蟲安蛔、消積理脾。

【方藥】用集聖丸驅蟲消積，行氣養血。

【加減】若體質較弱者，以萬氏肥兒丸健脾補丸，兼驅蟲行滯。

本證又名「蛔疳」實為農村兒童常見之疳積病，武當道教歷代醫家治疳諸方，每兼有驅蟲之品，乃是從實踐而來之經驗，不可忽略。

四、氣血兩虧

【主證】面色蒼白，骨瘦如柴，毛髮憔悴，髮結如穗。精神委靡，睡眠露睛，四肢不溫，哭聲無力，目無光

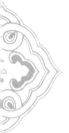

彩。乳食懶進，食不消化，稍多即吐，大便溏洩，腹部凹陷如舟，唇舌淡，脈細弱，指紋色淡。

【證候分析】本證已屬虛證。由於餵養不當，飲食的質和量均不能適合小兒脾胃的運化和身體的需求，或有其他宿疾，以致脾胃功能失調，營養不足，影響生長發育，故面色蒼白，骨瘦如柴，毛髮憔悴，髮結如穗。

脾虛氣弱，故精神委靡。脾陽虛衰，故睡眠露睛，四肢不溫。脾不健運，故乳食懶進，食不消化，稍多食即吐，大便溏洩。脾陰脾陽俱虛，氣陰大傷故腹部凹陷如舟。元氣已虛，故哭聲低弱無力。氣血兩虧，故唇舌色淡、脈細弱、指紋淡。

【治法】健脾和胃，益氣養血。

【方藥】參苓白朮散為主方。若氣血兩傷明顯者，可以人參養營湯加減，長期服用。若脾腎虛寒較甚，面色蒼白，手足厥冷，水瀉，可用附子理中湯。

本證虛象畢露，若不及時治療，有脈微欲絕，虛脫之危險，必要時應請西醫配合治療。

兼證

一、浮腫：

疳證日久，脾土虛衰不能運化水濕而致浮腫，治宜健脾益氣利水，用防己黃耆湯或防己茯苓湯或參苓白朮散。

二、目疾：

疳證兼眼部疾患，如目赤多眵，隱澀難睜，甚則白膜遮睛，此乃脾病累及肝經，武當道醫稱之為「肝疳」俗名

「疳積入眼」，治宜清熱平肝，用清熱退翳湯。若肝血不足，夜盲者用羊肝丸 養肝明目。

三、舌瘡：

疳為陰津不足之病，陰虛則火旺，病兒每見五心煩熱，口舌生瘡，並有小便黃赤，驚惕不安等證，武當道醫稱之為「心疳」，治宜清熱瀉心，可用瀉心導赤湯。

四、乾咳：

疳積患兒，脾病及肺，肺陰不足，虛熱內生，消肅失司，每見乾咳少痰，鼻下生瘡，咽乾舌紅。武當道醫稱之為肺疳，治宜養陰清肺，用沙參麥冬湯，加桑白皮、地骨皮等。

五、潮熱：

疳積患兒陰津虧損、陰虛則生內熱，或夜熱早涼，或五心煩熱等證，治宜滋陰清熱法，方用青蒿鱉甲湯加銀柴胡、秦艽等。

六、五遲、五軟：

若先稟賦不足而又患疳積者，每見五遲、五軟等不足之證，武當道醫稱之為「腎疳」，治宜培元固腎，用扶元散加鹿角、巴戟天、補骨脂，紫河車等。若見皮膚紫斑等出血者，可加用田三七、仙鶴草等。

此外，由於疳積患兒是慢性虛弱病，身體營養不良，抵抗力下降，所以較正常小兒更易外感風邪，稍有不慎，即患感冒至肺炎喘嗽等時行疾病。又因疳積患兒脾胃本已受到損傷，稍加外感內傷，即易患腹瀉而致脾虛更甚，造成惡性循環，每難救治。

其他療法

一、單方驗方

1. 疳積草（鮮）15g、薑蔥各 30g，將上藥搗爛，加入鴨蛋白一個攪勻，外敷足心一夜，隔三天一夜，療程 5-7 次，治小兒疳積。（《全國中草藥新醫療法資料選編》）

2. 蟾蜍，去內臟，焙乾研末，每次 1.5~3g，糖水調服，口服三次，治疳證。（《常見病驗方研究參考資料》）

3. 鵝不食草，研末，每用 3g，燉豬肉食，治小兒疳積。（同上）

4. 金不換草 60g，同豆腐燉服。（同上）

5. 新鮮蕃薯葉 90~120g，水煮淡食其湯，治小兒疳積，夜盲。（同上）

6. 朴硝 30~60g，紙包，放袋內，縛於臍上，治小兒疳膨食積。（同上）

7. 南瓜蔓（蓮葉）一個，燒灰存性，黃酒調服，治小兒疳積，消化不良。備註：可取南瓜根 15~21g，配豬肝或烏豆煎服，一日一次。（同上）

二、針灸療法

1. 針刺四縫：用三棱針淺刺兩手四縫穴，針後擠出黃色液體，對蟲證轉成疳證有良效，有健脾胃、消積之功。

2. 先針刺中脘、天樞、氣海、足三里等穴，用中等刺激不留針，每天一次，或改艾灸，並加脾俞、腎俞、關元等穴，有調補脾胃之功。

3. 推拿療法：補脾土 400 次，清大腸 200 次，清肝木 200 次，清心火 200 次，補腎水 400 次，揉板門 100 次，分陰陽 30 次，摩中脘 5 分鐘，揉肚臍 3 分鐘，捏脊 5 遍，按足三里 10 次，按肩井 10 次。

預防及護理

本病的預防較為重要，應合理地餵養小兒，提倡母乳教育。注意清潔衛生和體格鍛鍊。防治諸蟲證、腹瀉、肺癆等有關疾病，以免轉化為疳。並一旦發現小兒體重不增，肌肉鬆弛，應引起注意，分析原因，及時治療。

附方

1. 保和丸（《丹溪心法》）：山楂、神麴、半夏、茯苓、陳皮、連翹、萊菔子。

2. 消疳理脾湯（《醫宗金鑑》）：神麴、麥芽、檳榔、青皮、陳皮、莪朮、三棱、胡黃連、蕪荑、川黃連、蘆薈、使君子肉、甘草。

3. 肥兒丸《蘆薈》：人參、白朮、茯苓、川黃連、胡黃連、使君子肉、神麴、麥芽、山楂肉、炙甘草、蘆薈。

4. 人參啟脾丸（《醫宗金鑑》）：人參、白朮、茯苓、陳皮、扁豆、淮山藥、木香、穀芽、神麴、炙甘草。

5. 集聖丸（《證治準繩》）：蘆薈、夜明砂、砂仁、木香、陳皮、莪朮、使君子、黃連、川芎、乾蟾、當歸、青皮。

6. 萬氏肥兒丸（《幼科發揮》）：人參、白朮、茯苓、

炙甘草、陳皮、青皮、淮山藥、蓮子、當歸、川芎、使君子肉、神麴。

7. 參苓白朮散（《局方》）：人參、茯苓、白朮、淮山藥、蓮子肉、炒扁豆、薏苡仁、桔梗、陳皮、砂仁、炙甘草、大棗。

8. 人參養營湯《和劑局方》：人參、黃蓍、白朮、茯苓、炙甘草、當歸、白芍、熟地、陳皮、五味子、遠志、生薑、大棗。

9. 附子理中湯（《和劑局方》）：人參、炮薑、炙甘草、白朮、附子。

10. 防己黃蓍湯（《金匱要略》）：防己、黃蓍、甘草、白朮、生薑、大棗。

11. 防己茯苓湯（《金匱要略》）：防己、黃蓍、桂枝、茯苓、甘草。

12. 清熱退翳湯（《醫宗金鑑》）：梔子、胡黃連、木賊、赤芍、生地、羚羊角、龍膽草、銀柴胡、蟬蛻、甘草、菊花、蒺藜、燈芯。

13. 羊肝丸（《類苑方》）：羊肝（煮）、夜明砂（淘淨）、蟬蛻、木賊（去節）、當歸。上藥共研細末，將羊肝去筋膜，水煎搗爛為丸。

14. 瀉心導赤湯（《醫宗金鑑》）：木通、生地、黃連、甘草、燈芯。

15. 沙參麥冬湯（《溫病條辨》）：沙參、麥冬、玉竹、甘草、桑葉、白扁豆、天花粉。

16. 青蒿鱉甲湯（《溫病條辨》）：青蒿、鱉甲、生地

黃、知母、丹皮。

17. 扶元散（《醫宗金鑑》）：人參、白朮、茯苓、茯神、黃耆、熟地、淮山藥、灸甘草、當歸、白芍、川芎、石菖蒲、生薑、大棗。

附錄

《幼幼集成》：「夫疳之為病，亦小兒惡候，十六歲以前，其病為疳，十六歲以上，其病為癆，皆真元怯弱，氣血虛衰之所致也。究其病源，莫不由於脾胃。蓋胃者，水穀之海也。水穀之精氣為營，悍氣為衛，營衛豐盈，灌溉諸臟。為人身充皮毛、肥腠理者，氣也；潤皮膚、美顏色者、血也。所以水穀素強者無病，水穀減少者病，水去穀亡則死矣。凡病疳而形不魁者，氣衰也；色不華者，血弱也。氣衰血弱，知其脾胃必傷。有因幼少乳食，腸胃未堅，食物太早，耗傷真氣而成者。有因甘肥肆進，飲食過餐，積滯日久，面黃肌削而成者。有因乳母寒熱不調，或喜怒房勞之後乳哺而成者。有二、三歲後，穀肉果菜恣其飽啖，因而停滯中焦，食久成積，積久成疳，復有因取積太過，耗損胃氣。或因大病之後，吐瀉瘧痢，乳食減少，以致脾胃失養。二者雖所因不同，然皆總歸於虛也。……疳之為病皆虛所致，即熱者亦虛中之熱，寒者亦虛中之寒，積者亦虛中之積，故治積不可驟攻，治寒不宜峻溫，治熱不可過涼。雖積為疳之母，而治疳必先去積，然遇極虛者而迅攻之，則積未去而疳危矣。故壯者先去積而後扶胃氣，衰者先扶胃氣後消之。」

書曰：「壯人無積，虛則有之，可見虛為積之本，積反為虛之標也。」

✳ 第五節　遺尿證治

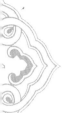

遺尿，是指三週歲以上的小兒，在睡眠中小便自遺、醒後方覺的一種病證。本病若經年累月不癒，可影響小兒的精神和生活。

本病的發生原因，主要由小兒的腎氣不足，下元虛冷，膀胱失約，或病後體弱，脾肺氣虛不攝，或因肝經鬱熱，膀胱不藏，或由不良習慣等所致。治療原則應根據不同情況，可溫腎固攝或益氣固攝，或疏肝清熱，並加強教養，改變不合理生活習慣。

病因病機

一、下元虛冷：

腎主閉藏，開竅於二陰，職司二便，與膀胱互為表裏。膀胱貯藏津液，通過腎的氣化作用，使小便正常地排出體外。如先天不足，素體虛弱，下元虛冷，腎與膀胱之氣俱虛，閉藏失職，關元不固，不能制約水道，因而導致遺尿。

二、脾肺氣虛：

肺為水上之源，有通道水道，下輸膀胱的功能。脾屬中土，主運化而制水。

如脾肺氣虛，則水道制約無權，因而發生遺尿。即《金匱》所謂「上虛不能制下也」。

三、肝經鬱熱：

由於肝經鬱熱，疏洩太過，膀胱不藏而致遺尿。

四、其他因素：

因缺乏教育，沒有從小養成按時排尿的衛生習慣，任其自遺，經久則形成遺尿的不良習慣，或因小兒白天玩耍疲勞過度，晚間飲水太多，睡眠時過曖過涼，女孩或因蟯蟲感染，均可引起遺尿。

辨證施治

一、下元虛冷

【主證】睡中遺尿，醒後方覺，面色蒼白，精神抑鬱，智力遲鈍，形寒肢冷，腰腿痠軟，小便清長，舌質淡，脈沉遲無力。

【證候分析】由於下元虛冷，腎與膀胱之氣俱虛，不能制約水道膀胱約束無權，故見睡中遺尿，醒後方覺。下元虛冷，氣化不行，故小便清長。

腎主生髓，腎虛則腦髓不足，故見智力遲鈍，精神抑鬱。腰為腎之府，骨為腎所主，腎虛則腰腿痠軟。腎虛陽不能充身，則面色蒼白，畏寒肢冷。舌質淡，脈沉遲無力，均屬虛候。

【治法】溫腎固攝。

【方藥】用桑螵蛸散或鞏堤丸主治。

二、脾肺氣虛

【主證】睡中遺尿，醒後方覺，面白神疲，四肢乏力，食慾不振，自汗、大便稀溏，舌淡，脈緩。

【證候分析】由於脾肺氣虛，上虛不能制下，則制約無權，故遺尿。

如脾失健運，則大便稀溏，食慾不振。

四肢肌肉為脾所主，脾氣虛弱，則軟弱無力。脾肺氣虛，則表氣亦虛，故常自汗。面白神疲，舌淡脈緩皆脾肺氣虛之徵。

【治法】益氣固攝。

【方藥】用補中益氣湯合縮泉丸。

三、肝經鬱熱

【主證】夜間遺尿，小便色黃，性情急躁，磨牙齒夢語，手足心灼熱，唇紅苔黃，脈象滑數。

【證候分析】肝經鬱熱，下迫膀胱，疏洩太過，膀胱不藏，而致遺尿，且小便色黃。肝經鬱熱內擾，則夢語，磨牙齒，性情急躁。

肝性剛強，體陰而用陽，肝熱偏盛，損及肝腎之陰，則見手足心灼熱。唇紅苔黃，脈象滑數，均為肝經鬱熱之徵。

【治法】疏肝清熱。

【方藥】用龍膽瀉肝湯為主方。若見驚叫不寧者，可加鉤藤、琥珀、菖蒲。

此外，習慣性遺尿，主要加強教育，一般毋須服藥。如屬父母過於溺愛，小兒性懶，夜間不肯起床排尿者，必須耐心教育孩子，經常叫醒其起床小便，逐漸養成正常排尿的習慣，但應避免恐嚇或羞辱的方法，對較大的兒童，勿使其過度疲勞。

其他療法

一、單方驗方

1. 五倍子、何首烏各 3g、研末，用醋調敷於臍部，外用紗布覆蓋，每晚一次，連用 3-5 次。（中醫學院試用教材《兒科學》1974 年版）

2. 桑螵蛸 3g、炒焦研末加白糖少許，每日下午以溫開水調服，連續 10 日。（同上）

3. 益智仁 9g，醋炒研細末，分三次開水沖服。（同上）

4. 韭菜子 10g，研末和麵，做餅分兩次吃。（《常見病驗方研究參考資料》）

5. 紫河車一個，瓦上焙乾研末，麵糊為丸，每服 3g，早晚各一次。（同上）

6. 雞腸 2 尺。洗淨焙乾，研細麵，分 6 次拌紅糖沖服，每日服 3 次。

7. 柿蒂 12g，水煎取汁，分 3 次溫服，每日服一劑。

8. 玉竹 60g，水煎取汁，分 3 天服，每日服 2 次。

註：6~8 方，來自《武當道醫精選》

二、針灸療法

1. 針刺夜尿點（此穴在掌面小指第二關節橫紋點處）主治夜尿、尿頻，每隔 3~5 分鐘運針一次，需留針 15 分鐘。

2. 可針刺百會、關元、中極、三陰交。用補法、針後加灸，每日下午一次。

如用以上療法效果不明顯進，可配用拔罐療法，是針刺與火罐相結合的一種療法。先在所選的穴位施針，得氣後留針，隨後再以針刺點為中心撥火罐，需時 15 分鐘，常用穴為關元或中極。

3. 推拿療法：揉少腹（氣海、關元、中極）20 分鐘，按揉三陰交 10 次，揉命門、腎俞 5 分鐘，按揉百會 30 次。

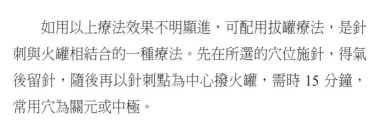

預防

1. 加強教養，從小培養按時排尿的習慣及合理的生活習慣，白日玩耍勿使疲勞過度，晚餐及臨睡前，最好不給予流質或水分較多的飲食，臨睡前令其排空小便。睡眠時被縟不宜過暖過冷。

2. 對較大患兒給予精神安慰和鼓勵，消除悲觀情緒，樹立戰勝疾病的信心。

3. 積極治療其他原發疾病，如蟯蟲病等。

4. 可佐服豬腰子，狗肉等肉食品。

附方

1. 桑螵蛸散（《本草衍義》）：桑螵蛸、遠志、菖蒲、龍骨、茯神、當歸、人參、炙龜板。

2. 鞏堤丸（《景岳全書》）：菟絲子、白朮、五味子、益智仁、故紙、附片、茯苓、韭菜子、山茱萸。

製法和服法：為末，山藥糊丸如桐子大，開水送服。

3. 補中益氣湯（《東垣十書》）：黃蓍、炙甘草、人

參、當歸、陳皮、升麻、柴胡、白朮。

4. 縮泉丸（《補遺方》）：台烏藥、益智仁、山藥。

5. 龍膽瀉肝湯（《醫宗金鑑》）：龍膽草、山梔、黃芩、柴胡、當歸、生地黃、澤瀉、車前子、木通、甘草。

✳ 第六節　小兒水腫證治

小兒水腫，是指小兒體內水液停留，泛溢於肌膚，引起浮腫的一種病證。

其致病原因是外感風邪，內停水濕為主，或因病邪內留，瘡毒內陷所致。與肺、脾、腎三臟功能失調有密切關係。以小便短少，肌膚浮腫特徵。

治療本病，常用發汗，利水攻逐，以及健脾、溫腎等法則，隨證化裁。

病因病機

一、外感風邪：

風邪犯肺，肺失肅降，不能通調水道，下輸膀胱，導致水液滯留，溢於肌膚，而成水腫。

二、濕邪為患：

外感濕邪或濕留久鬱，傷及脾陽，或飲食不節，損傷脾氣，以致脾的運化水液功能失常，水濕內停而發生水腫。

三、腎氣虛弱：

久病體虛或勞累損傷腎氣，以致腎的氣化功能失常，膀胱氣化不足，不能行水，水液停聚而為水腫。

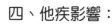

四、他疾影響：

外感他疾，病邪內侵，或瘡毒內歸，以致肺、脾、腎三臟氣化功能失調，水液內停而成水腫。

總之，水腫的形成，不論外感或內傷，都與肺、脾、腎三臟有關。在發病原理上，肺、脾、腎三者要互相關聯，互相影響的，所以前人有「其本在腎，其標在肺，其制在脾」之說。

辨證施治

水腫辨證，概括分為陽水陰水兩大類。一般來說，如起病急驟，上半身先腫，表現為表證，熱證，實證的稱為「陽水」；起病緩慢，下半身先腫，或浮腫較為明顯，表現為裏證、寒證的稱為「陰水」。

辨水腫前，還要注意區分肺、脾、腎三臟以何臟為主。如水腫來勢迅速，伴有外感表證者，為風水相搏，病位重點在肺；如水腫兼見胸悶納減，身重體倦，大便不調者，為水濕內潰，病位重點在脾；若水腫日久不癒，腰膝酸重，精神委靡，為腎陽虛弱之證，病位重點在腎。

一、陽水證治

（一）風水相搏

【主證】水腫驟然發作，眼瞼頭面先腫，繼而遍及全身，小便不利。常伴有發熱，惡風，肢體痠痛，咳嗽氣喘，咽喉紅腫疼痛等。舌苔薄黃，脈緩或浮數。

【證候分析】風邪犯肺，肺失宣降，不能通調水道，影響膀胱氣化失常，故見全身浮腫，小便不利。風性向

上，風水相搏，故水腫自上而起。風性善行而數變，故發病迅速。風邪在表，阻遏經絡通路，所以出現發熱、惡風、肢體痠痛、咳嗽氣喘、咽喉紅腫疼痛等證。舌苔薄白，脈浮緩，是風邪在表之徵象。若舌苔薄黃、脈象浮數，是風邪化熱之表現。

【治則】疏風利水。

【方藥】麻黃連翹赤豆湯合五苓散。

【加減】若見表寒明顯者，可加羌活，防風。

如水氣上逆犯肺，咳嗽氣急發熱者，可加葶藶子、桑白皮、炒蘇子。

如咽痛甚者，加牛蒡子，板藍根。

皮膚生瘡癤者，加野菊花、蒲公英、山梔。

小便短赤甚則血尿者，加小薊、旱蓮草、丹皮、生地、水牛角、白茅根。

（二）水濕內漬

【主證】全身浮腫，尤以下半身為甚，小便短少，胸悶泛惡，腹脹、胃納減少，身重睏倦，舌苔白膩，脈沉而緩。

【證候分析】水濕浸漬肌膚，以致全身浮腫水濕趨下，故下半身腫甚。三焦決瀆失司，膀胱氣化不利，故小便短少。水濕內聚，胸陽被遏，胃失和降，故見胸悶泛惡。水濕困脾，故脾脹，胃納不佳。濕為陰邪，阻遏中陽，以致清陽不展，故身重睏倦。舌苔白膩，脈象沉緩，是水濕內停之見證。

【治法】通陽利水。

【方藥】五苓散合五皮飲。

【加減】兼見咳嗽者，加麻黃、杏仁；苔膩甚，腹脹者，加防己，椒目，枳實，厚朴。

若陽虛怯寒，四肢作冷，脈象沉遲者，加附子、乾薑，以溫中助陽，化氣行水。

（三）濕熱壅盛

【主證】全身浮腫，皮色光亮，胸腹脹滿，心煩灼熱，尿黃短少，大便乾結，舌苔黃膩，脈象沉數。

【證候分析】水濕之邪，充滿於肌膚經遂之間，故身浮腫而皮膚光亮。濕熱交蒸，氣機升降失常，故胸腹脹滿，心煩灼熱。濕熱下注，故小便短黃。濕熱壅滯，大腸傳導失利，故大便結。舌苔黃膩，脈沉數，為濕熱壅盛在裏之徵。

【治法】分利濕熱。

【方藥】疏鑿飲子為主方。

【加減】如腹脹便結甚者，加大黃、番瀉葉。

熱甚尿少者，加連翹、淡竹葉、白茅根。

若水腫難消，二便秘澀者，可酌用消水丹（甘遂、牽牛子、琥珀、沉香）作為散劑，每服 1~2g，以取效為度。

二、陰水證治

（一）脾陽虛弱

【主證】浮腫以下肢較甚，按之凹陷而不易起，脘悶腹脹，納減便溏，面色萎黃，神倦肢冷，小便短少，舌苔白滑，脈象沉緩。

【證候分析】由於中陽不足，脾失健運，氣不化水，

濕聚下焦，故下肢浮腫較甚，按之凹陷不起。脾陽不振，運化失職，故脘悶腹脹，納減便溏。脾虛則氣不能上充，陽不衛外，故面萎色黃，神倦肢冷。陽不化氣則水濕不行，所以小便短少。舌苔白滑，脈象沉緩，乃脾虛濕聚，陽氣不運之見證。

【治法】溫運脾陽，化氣行水。

【方藥】實脾散為主方。

【加減】如水濕過重，可加桂枝、澤瀉、豬苓、防己、黃蓍、以助膀胱之氣化而利小便。

如氣虛息短者，加吉林參、黃蓍、以培補元氣。

若大便溏瀉，則去檳榔、木香、加蒼朮以燥濕健脾。

如腎陽不足，加附子、補骨脂，經溫腎助陽；虛見面色萎黃者，加黃蓍、當歸以補血。

（二）腎陽虛衰

【主證】全身水腫，腰以下腫甚，腰膝酸重，神疲怯冷，四肢不溫，面色灰滯。舌質淡胖，舌苔白潤，脈象沉細，兩尺脈無力。

【證候分析】腎陽衰弱，則陰盛於下，故腰以下腫甚。腰為腎之府，腎虛而水濕而盛，故腰膝酸重。腎氣不足以助膀胱之氣化，故小便不利。陽虛不能溫養肢體，故神疲怯寒、四肢不溫。腎陽衰憊，清陽不展，故見面色灰滯。舌苔白潤、脈象沉細，尺脈無力，均為腎陽衰弱、水濕內盛之徵。

【治法】溫陽利水。

【方藥】真武湯為主方。

【加減】如虛寒過甚，可加葫蘆巴、巴戟天、淫羊藿、仙茅、肉桂心等以溫補腎陽。

如復感寒邪，寒水相搏，則腫勢轉重，兼見惡寒無汗者，用真武湯去白芍，加麻黃，細辛，以溫經散寒。

變證

若水腫不癒，而致尿毒內攻，臨床可分陽虛陰逆和熱毒內陷兩類證候，茲分述如下：

一、陽虛陰逆：

以噁心嘔吐，難以進食，頭暈胸悶，嗜睡，精神疲乏，面色蒼白，四肢清冷，小便短少，舌質淡而胖潤，舌苔白膩，脈象細弦和遲緩為主證。治宜溫陽降逆，行氣利水為主，用大黃附子湯為主方，酌加半夏、生薑、茯苓、陳皮、厚朴、黨參。

若頭暈嘔吐，腹痛肢冷較甚者，加吳萸、乾薑，以加強溫陽之力，並宜採用少量多次給藥方法。

如病證較輕者，可用小半夏湯合五苓散治療。

二、熱毒內陷：

以壯熱、神昏、抽搐、衄血、唇乾、口中有酸臭味，大便秘結，小便少而黃，舌質紅絳，舌苔焦黃，脈象沉細而數等為主證。治宜清熱解毒，通便利水為主法，可用瀉心湯為主方。

若衄血較甚者，可合犀角地黃湯治療。如神志昏迷較重者，可同時服用安宮牛黃丸之類，以清熱開竅。熱毒內陷證若久不癒，出現唇黑，浮腫至缺盆平、背平、臍突、

足心平滿、陰囊腫甚，為五臟俱傷。

反覆發作，嘔惡不食，身熱腹脹，大便溏瀉，或見吐血、便血、衄血，脈大欲絕，或虛細而澀，此乃脾氣衰敗已極之象，多屬危證，凡遇此證，宜及早送醫院請西醫綜合治療。

單方驗方

1. 白茅根 120g，西瓜皮 120g，水煎服，用於水腫初期。（《常見病驗方選編》）

2. 生苡仁 30g，赤小豆 30g，黃蓍 30g，水煎服，或加大米適量煮成稀粥喝。用於脾腎兩虛的水腫。（同上）

預防及護理

1. 注意皮膚清潔，防止皮膚感染。

2. 儘量避免受涼、受潮、以免感受寒濕。

3. 積極預防和及時治療感冒，以免邪毒內侵。

4. 對水腫患兒，要早期發現，及時治療，以免病情遷延。

5. 對水腫患兒，要臥床休息，低鹽飲食，以配合治療。

附方

1. 麻黃連翹赤小豆湯（《傷寒論》）：麻黃、連翹、赤小豆、甘草、大棗、桑白皮、杏仁、生薑。

2. 五苓散（《傷寒論》）：白朮、澤瀉、豬苓、茯苓、桂枝。

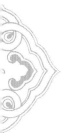

3. 五皮飲（《中藏經》）：桑白皮、陳皮、生薑皮、茯苓皮、大腹皮。

4. 疏鑿飲子（《濟生方》）：羌活，秦艽、檳榔、大腹皮、商陸、茯苓皮、椒目、木通、澤瀉、赤小豆、薑皮。

5. 實脾散（《濟生方》）：白朮、厚朴、檳榔、草果、木香、木瓜、附子、乾薑、茯苓、炙甘草、生薑、大棗。

6. 真武湯（《傷寒論》）：茯苓、白芍、白朮、生薑、製附子。

7. 大黃附子湯（《金匱要略》）：大黃、製附子、細辛。

8. 小半夏湯（《金匱要略》）：半夏、生薑。

9. 瀉心湯（《金匱要略》）：大黃、黃連、黃芩。

10. 犀角地黃湯（《千金要方》）：犀角、生地黃、赤芍、牡丹皮。

11. 安宮牛黃丸（《溫病條辨》）：牛黃、鬱金、犀角、黃芩、黃連、雄黃、山梔、硃砂、梅片、麝香、珍珠、金箔。

附錄

《內經》：「水之始起出，目窠上微腫，如新臥起之狀，其頸脈動，時咳，陰股間寒，足脛腫，腹乃大，其水已成矣。」

《小兒藥證直訣》：「腎熱傳於膀胱，膀胱熱盛，逆於脾、脾胃虛而不能制腎，水反剋土，脾虛水逆，脾主四

肢，故流向身面皆腫也。」

《幼科準繩》：「見眼胞早晨浮突，至午後稍消，飲食之忌惟鹽、醬、煎、炸皆味鹹，能溢水者一概戒食，重則半載，輕者三月，須脾胃平復，腫消氣實，然後於飲食中施以燒鹽稍投，則其疾自不再作。」

《醫宗金鑑》：「風水得之，內有水氣，外感風邪，風則上腫，故為浮腫。」

《景岳全書》：「脾主運化精微，肺主治節行氣，腎主五液而行水，凡五氣所化之液，悉屬於腎，五液所行之氣，悉屬於肺，輸轉二臟，利水生金，悉屬於脾。所以腫脹之生，無不由三者失職，蓋肺主一身之氣化，為水之上源，水由氣化，氣行則水行，腎為水之下源，賴肺氣以行降下之令，通調水道，下輸膀胱，脾屬中土，主傳化水氣，為水之堤防，脾健土旺，則水濕自得運行。如肺虛則氣不化精而化水，脾虛則土不制水而反剋，腎虛則水無主而妄行，水不歸經而橫溢皮膚溢於脈絡。」

✳ 第七節　驚風證治

驚風又稱驚厥，是一個證候的名稱，以抽痙和意識不清為其特徵。本證 1~5 歲嬰幼兒多見，7 歲以上則逐漸減少，年齡愈幼，其發病率愈高。由於本證變化極快，往往威脅小兒生命，是小兒科危重急症之一。所以，武當道教歷代醫家把驚風列為兒科四大重證之一。

驚風一證，可由多原因引起，小兒氣血未盛，神氣未充，因時邪感染、暴受驚恐，飲食積滯，內蘊痰熱及大病

久病後脾虛肝旺等均可發生驚風。

根據各種疾病的病變情況，臨床表現有緩有急，有虛有實，一般可將驚風分為急驚風和慢驚風兩大類。凡病勢急暴，證候表現為實證、熱證的多屬急驚風；凡病勢緩慢，證候表現為虛證的多屬慢驚風。慢驚風一般多由久病而來，也多由急驚風轉變而成。若慢驚風進一步發展，致使脾腎陽衰，虛風內動者，則稱慢脾風。

急驚風

急驚風是熱證、實證，主要臨床症狀；起病急，神志昏迷，兩目竄視，牙關緊閉，頸項強直，四肢抽搐。具體表現熱、痰、風、驚四證為急驚風的特徵。治療原則以疏風清熱，開竅豁痰，平肝鎮驚為基本方法。

急驚風來勢雖凶猛，但在驚厥發作之前，一般都有嘔吐、發熱、驚跳、睡臥不寧、煩躁不安，搖頭弄舌、咬牙，時發驚啼，兩目呆視等先兆證狀，為時短暫，但若能及早察覺，及時處理，有可能預防驚風發生。

一、病因病機

（一）感受時邪：

其中以風寒、溫邪和暑邪最為多見。當冬春之交，寒暖不調季節，小兒肌腠不秘，極易感受風寒之邪，侵犯太陽之表，循經從表入裏，鬱極則化熱化火，熱極生風。小兒經脈未盛，肝常有餘，故初起雖有風寒見證，很快引動肝木，內風蠢動，風助火威，出現頭痛項強、抽風、神昏諸證。或因小兒感受溫熱疫毒之氣，溫邪最易化火，邪熱

閉塞經絡孔竅，可見突然壯熱、抽風。或內陷厥陰，逆傳心包，或熱甚煉液成痰，蒙閉清竅，同樣可以產生神昏，痙厥等證。

在夏秋之季，暑氣旺盛，暑為陽邪，小兒元氣薄弱，感受暑邪之後，化火最速，傳變急驟，易陷厥陰，引動肝風。又暑必挾濕，濕為熱燻，化為痰濁，蒙蔽清竅，故可見神昏，痰鳴、嘔吐、驚厥。

（二）痰熱挾滯：

由於乳食不節，鬱結腸胃，壅滯不消，氣機為之阻塞，積久化痰化火，生痰生風，產生驚厥，即古代醫家所稱的「食厥證」。

此外，因小兒肝常有餘，脾常不足，飲食不慎，或誤食污染毒邪之食物，溫熱積滯，蘊結腸胃，疫毒之邪內竄厥陰，熱閉心包，引動肝風，亦可生產驚厥。

（三）暴受驚恐：

小兒神氣怯弱，元氣未充，或素蘊風痰，偶受驚恐，如卒聞異聲，偶觸異物，不慎跌仆等意外刺激，傷及心神，而致神志不寧，驚惕不安，出現一時性驚厥，或陣發性抽風。

從上所述，小兒驚風除暴受驚恐外，多因小兒稚陽之體，其臟腑嬌嫩，腦髓未充，氣血未盛，肺胃薄弱，衛外機能不固，在外易受邪所侵，在內易為飲食所傷，加之小兒陽氣相對比陰氣旺盛，肝常有餘，故患病後，易從熱化，內熱外邪，鬱久生火，水盛生痰，熱極生風。肝風內動，邪陷心包，痰蒙心竅，而發生神昏、驚厥。所以熱

痰，風驚四者是彼此關聯，互為因果的。

二、辨證施治

急驚風來勢急暴，治療上首先要分清標本先後，抽痙時急治其標，先予止痙，同時尋找原因以治其本。

治標可先用針刺人中，內關、百會、湧泉等穴。或用通關散（皂角、細辛等分研末和勻）吹鼻取嚏；用烏梅肉擦牙以治牙關緊閉，然後辨證選用湯藥，無法灌服者可採用鼻飼法。

（一）外感驚風

【主證】先有發熱、頭痛、咽紅、脈浮數，苔薄黃等表證，很快出現兩眼上視或斜視，四肢抽搐，牙關緊閉，神志不清等證，脈轉弦數，指紋青紫。

【證候分析】外感時邪，鬱於肌表，故出現發熱脈浮等表證，若失於疏解，鬱而化火，引動肝風，或熱陷心包，則出現神昏驚厥，脈弦數，指紋青紫等證。

【治法】疏風清熱，開竅鎮痙。

【方藥】銀翹散加蟬衣，殭蠶、菖蒲、山羊角等合牛黃清心丸。

【加減】若初起風寒表證明顯，如發熱惡寒無汗，頸項脊背牽引不舒，苔白脈浮緊者，應祛風解肌，開竅鎮痙可改用葛根湯或括蔞桂枝湯加天麻、鉤藤等。

若夏秋感受暑邪引起者，證見壯熱無汗，頭痛、嘔惡，項強驚厥，苔薄黃而膩，脈滑數等，應祛暑清熱，開竅鎮痙，改用新加香薷飲加大青葉、菖蒲、殭蠶、水牛角等。加暑邪挾濕較重，嗜睡昏迷，苔白膩，大便溏者，加

藿香，佩蘭、苡仁、蔻仁，茯苓等方香化濕，或加用至寶
丹。

（二）實熱驚風

【主證】病急而凶，突然熱高熱、煩躁、譫妄驚叫、
神昏、驚厥、舌苔黃、舌質紅、脈洪數或弦數。

【證候分析】感受濕熱疫毒之邪，最易化火故見突然
高熱、煩躁。邪熱內陷心包，故見譫妄驚叫、神識不清。
熱極則激動肝風，故見抽風瘈厥。舌苔黃、舌質紅，脈洪
數或弦數等，乃實熱內閉，邪在氣營，引動肝風之徵。

【治法】清熱解毒，平肝熄風開竅。

【方藥】清瘟敗毒飲加羚羊角、鉤藤等，合紫雪丹或
安宮牛黃丸。

若熱邪已陷心營而證見神志昏迷較深，灼熱肢冷，手
足瘈瘲，舌質紅絳，脈象弦細而數者治以清心開竅，涼營
熄風法，用清營湯加羚羊角、鉤藤、丹皮等，或加用紫雪
散及安宮牛黃丸。如見內閉外脫之證，急用參附龍牡湯回
陽救逆兼用上述鎮痙法。

（三）痰熱食厥

【主證】先見納呆，嘔吐、腹痛、便秘等，繼則發熱
神呆，迅即出現昏迷痙厥，喉響痰鳴，呼吸氣粗，腹部飽
滿，舌苔黃厚則膩，脈滑數。

【證候分析】納呆、嘔吐、腹痛、便秘、苔黃厚膩等
為傷食見證。乳食停滯胃腸，氣機不利，故腹部飽滿，又
復鬱而生熱，煉液為痰，痰熱上湧，故痰鳴氣粗。痰火激
動肝風，故為驚厥。

【治法】消食化痰，熄風鎮痙。

【方藥】以保和丸合小兒回春丹加菖蒲、鬱金、竹瀝等。如有嘔吐者，加用玉樞丹先服。痰多者可用礞石滾痰丸化痰通腑。若痰滯交結，腑氣不通者，可酌用大承氣湯蕩滌胃腸結熱。

此外，夏秋之季，常因濕熱疫毒蘊結腸胃，熱毒化火，內竄厥陰，突發驚厥。每在大便稀瀉腥臭或膿血之前，即見高熱、神昏、抽搐、宜清熱化濕，解毒熄風，可參考「疫毒痢」治療方法。

（四）驚恐痙厥

【主證】其驚厥多為一時性發作。面色乍青乍赤，山根色青。驚叫不安，頻頻驚惕。輕微發熱或不發熱。大便色青，睡不安寧，夢中驚啼，手足搐搦，舌苔無大變化，脈較數。

【證候分析】嬰幼兒神怯膽虛，故最易受驚嚇發為一時性驚厥。心氣受損，精神失守，故睡不安寧，驚惕驚叫。肝主青色，與膽相表裏，故見面色乍青、山根色青、大便色青。驚則氣亂，故脈有時數。因本病主要為精神因素引起，故舌苔無大變化，不發熱或微發熱。

【治法】安神鎮痙。

【方藥】以遠志丸加止痙散。

慢驚風

慢驚風屬久病虛證。主要臨床症狀是：形神疲憊，嗜睡或昏迷，面色萎黃或蒼白，四肢發冷或手足心熱，呼吸

微淺，囟門常低陷，搖頭拭目，似搐非搐，手足蠕動或瘛瘲。治療原則以補脾溫腎，育陰潛陽為基本方法。

慢驚風的病因和證狀複雜，包括久病引起的似搐非搐，或筋脈拘急等，屈伸不利等，應隨證施治。

慢驚風來勢雖慢，但病情較深，療效反不及急驚風顯著，故預後不良者多。特別是慢脾風的預後，更為惡劣。同時，某些慢驚風由於長期昏迷、抽搐、神明、筋脈均受嚴重損害，故往往留有失語、失聰、痴呆、癱瘓等後遺證，治療更為困難，應配合針灸、推拿等療法，或可見效。

此外，如由於跌仆傷腦，以及顱腦內傷等各種病變所引起之驚厥，因病程長，故亦屬慢驚風的範圍，除用上述法則，可配活血通絡法。

一、病因病機

（一）脾虛生風

多因小兒吐瀉太過，或急驚風失於及時治療，病情遷延，傷及脾陽，或胎孕時稟賦不足，脾胃素虧，或後天營養失調，脾虛失運，致命名肝旺乘脾，引起抽風。

（二）脾腎陽衰

病程一般較長，或久吐久瀉，長期飲食失調，營養不足，脾陽不振，累及腎陽，或稟賦不足，命門火衰，不能溫養脾陽，脾虛導致肝旺生風，手足蠕動，出現脾腎陽衰之慢脾風重證。

（三）陰虛風動

多因急驚風之後，久熱陰津耗傷，肝血不足，血不養

肝，或腎陰不足，水不涵木，筋失濡養，筋脈拘急，血躁生風，虛風內動，而發生拘攣抽搐。此外，若久病不已，正氣必傷，亦可導致氣陰兩虧的慢驚風。

二、辨證施治

（一）脾虛生風

【主證】形神疲乏，嗜睡或昏迷，面色萎黃或苔白，哭聲低微，四肢不溫，手足抽搐或瘈瘲，腸鳴大便溏，顏面及足跗常有輕度浮腫，舌苔白，質淡，脈濡弱。

【證候分析】久瀉傷陽，脾陽傷則形神疲憊，嗜睡昏迷，面色不華。陽衰則寒濕內生，故腸鳴便溏。脾不運化水濕，故浮腫。脾虛則肝旺乘之，肝風內動，故手足抽搐或瘈瘲。陽氣衰弱，故哭聲低微，四肢不溫。舌苔白，質淡、脈濡弱，均為脾陽不足之徵。

【治法】溫中健脾為主，佐以平肝熄風。

【方藥】理中湯加白芍、鉤藤、天麻等。

（二）脾腎陽衰

【主證】面色蒼白，額汗涔涔，囟門低陷，四肢厥冷，精神極度萎頓，昏睡不醒，手足蠕動震顫，大便澄清，舌淡白，脈沉細。

【證候分析】脾虛及腎，腎陽衰微，陽衰者陰必盛，故見額汗涔涔，陽氣不能達於四末，故肢厥。氣血不能上榮，故面蒼囟陷。元氣虛弱則神萎昏睡。脾腎虛衰則肝木無所依附，虛風內動而見抽搦。大便澄清，脈沉細，舌淡白均為脾腎陽衰見證。

【治法】溫補脾腎，回陽救逆。

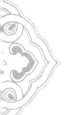

【方藥】附子理中湯或固真湯為主，加龍骨、牡蠣、磁石以固脫鎮攝。

（三）陰虛風動

【主證】面色潮紅，身體消瘦，手腳心熱，煩躁不安，目光無神，表情呆滯，或神志不清，手腳拘攣，或手足蠕動，瘛瘲，口唇乾燥，大便乾結，尿少而黃，舌質紅絳少苔，脈弦細而數。

【證候分析】急性熱病經治不癒，津液耗傷，肝腎陰虧，水不涵木，肝失所養，筋失濡潤，虛風內動，故筋脈拘急，手足拘攣或手足蠕動，瘛瘲。陰虛津傷，故口唇乾燥，大便乾結，尿少而黃。陰虛則內熱，故面色潮紅，手足心熱，煩躁不安。久病肝腎陰虧，元神不足，故形體消瘦，目光無神表情呆滯，或神志不清。舌紅絳少苔，脈弦細而數均為陰虛生風之徵。

【治法】育陰潛陽，平肝熄風。

【方藥】大定風珠，益陰扶陽。

此外，癲癇、破傷風等病證引起之驚厥，參閱內科病證治有關章節及新生兒「臍風」節。

驚風病情危重，隨時可危及小兒生命，因此凡遇此病重患兒，應急送正規醫院，請西醫救治，以提高治癒率。

三、其他療法

（一）單方驗方

1. 胡椒、炮薑各 3g、丁香 10 粒、肉桂 3g、灶心土 100g，水煎分三、四次服。治小兒慢驚風。（《常見病驗方研究參考資料》）

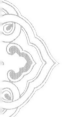

2. 燕子窩一個，鴨蛋適量（取白去黃）搗爛如泥，敷於肚臍上，用繃帶固定，連續二、三次，治慢驚風。（同上）

3. 白頸蚯蚓（韭菜田中更好）七條，冰片1.5g，搗爛貼囟門約半小時，治小兒慢驚風。（同上）

（二）針灸療法

針刺療法在搶救驚風時有很大作用，必須掌握。

1. 救急鎮痙：取人中、百會、十井、十宣、行間、崑崙、解谿、湧泉。強刺激，治急驚風。

2. 開竅清熱：取中衝、少商、合谷、神門、大陵、大椎、重刺激、疾出針，治急驚風。肝俞、脾俞、尺澤、天樞、關元、氣海、百會、足三里。全部用灸法，治慢驚風。

3. 回陽健脾：取大椎。

四、預防及護理

1. 積極治療高熱，以免引起驚厥，及時治療慢性泄瀉等，以免轉為慢驚風。

2. 加強營養，調理脾胃功能。

3. 發現驚風發作，首先將小兒平放，頭側臥，解鬆衣領，並用多層紗布包裹的壓舌板，放於上下齒之間，以防咬傷舌頭。

4. 保持呼吸暢通，隨時吸出咽喉分泌物及痰涎，以防窒息，必要時給於吸氧。

5. 保持室內安靜，避免刺激，密切觀察，注意呼吸、脈搏、體溫、血壓、瞳孔、面色等變化，隨時作好搶救準備。

五、附方

1. 銀翹散（《溫病條辨》）：銀花、連翹、豆豉、牛蒡子、荊芥、薄荷、桔梗、甘草、竹葉、蘆根。

2. 牛黃清心丸（《痘疹心法》）：牛黃、黃連、黃芩、山梔、鬱金、硃砂。

3. 葛根湯（《傷寒論》）：葛根、麻黃、生薑、桂枝、芍藥、生薑、甘草、大棗。

4. 瓜蔞桂枝湯（《金匱要略》）：瓜蔞根、桂枝、芍藥、生薑、甘草、大棗。

5. 新加香薷飲（《溫病條辨》）：香薷、銀花、鮮扁豆花、厚朴、連翹。

6. 至寶丹（《和劑局方》）：硃砂、麝香、犀角、冰片、安息香、牛黃、雄黃、琥珀、玳瑁、金箔、銀箔。

7. 清溫敗毒飲（《疫疹一得》）：石膏、生地、犀角、黃連、梔子、桔梗、黃芩、知母、赤芍、玄參、連翹、甘草、丹皮、竹葉。

8. 紫雪丹（《和劑局方》）：滑石、石膏、寒水石、磁石、羚羊角、木香、丁香、犀角、沉香、升麻、玄參、甘草、朴硝、辰砂、麝香、金箔。

9. 安宮牛黃丸（《溫病條辨》）：牛黃、鬱金、犀角、黃連、硃砂、梅片、麝香、珍珠、山梔、雄黃、黃芩、金箔衣。

10. 清營湯（《溫病條辨》）：犀角、生地、玄參、竹葉心、麥冬、丹參、黃連、銀花、連翹。

11. 參附龍牡湯（驗方）：人參、附子、龍骨、牡蠣。

12. 保和丸（《丹溪心法》）：山楂、神麴、半夏、茯苓、陳皮、連翹、萊菔子。

13. 小兒回春丹（驗方）：牛黃、冰片、硃砂、羌活、殭蠶、天麻、防風、麝香、雄黃、膽南星，天竺黃、川貝母、全蠍、製白附子、蛇含石。研末，用甘草、鉤藤煎汁為丸。

14. 玉樞丹（《片玉心書》）：山慈菇、麝香、千金子霜、雄黃、紅芽大戟、硃砂、五倍子。

15. 礞石滾痰丸（王隱君方）：青礞石、沉香、大黃、黃芩、朴硝。

16. 大承氣湯（《傷寒論》）：大黃、芒硝、厚朴、枳實。

17. 遠志丸（《濟生方》）：遠志、菖蒲、茯神、龍齒、人參、硃砂。

18. 止痙散（驗方）：全蠍、蜈蚣、天麻、殭蠶。

19. 理中湯（《傷寒論》）：人參、白朮、乾薑、甘草。

20. 附子理中湯（《傷寒論》）：人參、白朮、炮薑、甘草、炮附子。

21. 固真湯（《證治準繩》）：人參、白朮、茯苓、炙甘草、黃耆、炮附子、肉桂、山藥。

22. 大定風珠（《溫病條辨》）：白芍、阿膠、龜板、地黃、麻仁、五味子、牡蠣、麥冬、炙甘草、鱉甲、雞子黃。

23. 地黃飲子（《宣明論方》）：熟地黃、巴戟、山萸肉、肉蓯蓉、附子（炮）、肉桂、石斛、茯苓、石菖蒲、

遠志、麥冬、五味子。

六、附錄

《內經》:「諸暴強直,皆屬於風。」

「諸熱瞀瘛,皆屬於火。」

《小兒藥證直訣》:「壯熱者,一向熱而不已,甚則發驚癇也。」

《醫宗金鑑》:「心藏神,心病故主驚也,肝屬木,肝病故主風也。凡小兒心熱肝盛,一觸驚受風,則風火相搏,必作急驚之證也。若素稟不足,或因急驚用藥過峻,暴傷元氣,每致變成慢驚風之證。更有因吐瀉既久,中氣大虛,脾土衰弱,肝木乘虛而內生驚風者,名曰慢脾風也。三者致病之因既不同,故所現之證各異。急驚屬陽,必有陽熱有餘等實象也;至於慢驚初得之時,陰陽尚未過損,或因急驚傳變而成,其中常有夾痰、夾熱等證,故屬半陰半陽,不比慢脾純陰之病也。治者須詳分虛、實、寒、熱以治之,庶不致誤矣。」

《幼幼集成》:「暑證、瘧痢、咳嗽、痘瘡、霍亂……遷延時日,其熱愈甚,小兒陰血未充,不耐壯熱,熱盛則神志昏悶,陽亢必津液受傷,血不榮筋,則手足搐掣。」

❋ 第八節 諸蟲症證治

本節主要介紹蛔蟲、蟯蟲、條蟲和薑片蟲等四種腸道寄生蟲病。其發病原因多由飲食不節,誤食沾染蟲卵或幼蟲體的食物而引起,加以小兒脾胃虛弱,濕熱內蘊,致使蟲類繁殖滋長為患。

由於蟲類不同，所出現的證候亦不一致，如蛔蟲致病，常因驅動竄擾而引起腹痛，甚則發生蛔厥。蟯蟲每從腸內爬出肛門外，引起後陰劇癢。

絛蟲吸吮腸中養料，久則令人消瘦，薑片蟲動則令兒腸鳴腹痛。

蟲證日久不治，可以轉化為疳，古人稱「蟲積」或「蛔疳」，應與「疳積」互相參考。

治療原則，以驅蟲為主。但須根據體質的強弱，病情的輕重等具體情況辨證施治，或先攻後補，或先補後攻，或寒熱分治，或寒熱並投。並可採用外治或單方治療。

由於諸蟲證是小兒最常見的病證之一，特別在廣大農村更為多發病，對於小兒生長發育影響也較大，所以必須積極予以防治。

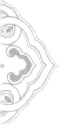

蛔蟲病

蛔蟲病是小兒時期最常見的一種腸寄生蟲病，感染率甚高，臨床以食慾異常，臍周腹痛大便下蟲為主要特徵。本病在一般情況下，證狀並不嚴重，但其併發證較多而複雜，有時可危及患兒生命，因此必須引起重視。

一、病因病機

本病為吞入有感染性的蛔蟲卵引起，其感染途徑主要是由被浸染的手和食入帶蟲卵的食物。小兒喜在地上爬玩，雙手最易污染，若吃東西前沒有洗手習慣，則蟲卵很容易帶入口內。若吃未洗淨的瓜果蔬菜和飲用不潔水等，均可能感染。

若感染蟲卵不多，或機體抗病力強，脾胃運化功能正常，則臨床上常無明顯證狀，若感染蟲卵過多，或機體抗病力差，或脾胃虛弱，運化失常，或飲食不節，損傷脾胃，濕熱內蘊，則蟲體乘機繁殖活動擾亂為患，出現各種不同蟲證甚至併發變證。

二、辨證施治

【主證】臍周腹痛，時作時休，無明顯壓痛，蟲多時甚則可捫及條索狀塊物。貪食或厭食或喜食異物，或有噁心嘔吐，或有大便不調及下蛔蟲。睡中磨牙，精神委靡或煩躁不安，啼哭易怒，日久則形體消瘦，肚腹膨大，青筋暴露，進一步可轉為蟲疳。

檢查時不少患兒可出現顏面皮膚白色斑塊，眼鞏膜有藍色或紫色褐色小點，下唇黏膜有粟粒狀小點隆起，舌苔花剝或舌面上有顯現之紅色小紅點等徵象。

【證候分析】蛔蟲在腸內擾動，阻礙氣機運行，則臍周腹痛。蟲靜則痛止，蟲動則痛發，故發無定時。蟲為有形之物，壅聚腸中，故有時可捫及條索狀塊物。蟲擾腸胃，胃氣失和脾失健運，故出現飲食異常，噁心嘔吐，大便不調或下蛔蟲等證。

脾虛則肝旺，脾不健運則濕熱內生，影響精神氣血則神萎或煩躁易怒，睡中磨牙等。

蟲吮水穀之精微，耗傷患兒氣血，故日久則形體消瘦，面色不華。蟲證失治，脾胃受損，身體營養不良，則可轉為疳證。

至於患兒面部出現白斑等證，古代醫家認為蟲踞腸

胃，濕熱內擾，循經上薰而引的外徵。雖非特徵，但可供臨床診斷時參考。

【治法】以驅蟲為主，佐以健脾。

【方藥】一般可使用君子散加檳榔，濕熱徵象明顯，舌苔黃膩而大便不暢者可用追蟲丸。驅蟲之後，一般均可用加味異功散調理脾胃。如體質過虛，一時不能攻逐的，可用肥兒丸以健理脾胃，待脾胃健旺，再加用上方攻逐殺蟲。

三、變證

因蛔蟲性喜團聚，又好鑽竄，當蛔蟲過多，互相糾纏成團，或因驅蟲不當，高熱等刺激，使蛔蟲亂鑽時，往往引起併發證：

（一）蛔蟲性腸梗阻

類似古人所稱的「腸結」。蟲糾纏成團，阻塞腸管形成梗阻，主要證狀為陣發性腹部劇烈疼痛，嘔吐食物，膽汁或蛔蟲，大便不通，無矢氣，腹脹，捫之可見大小不等條索狀塊物，揉之可改變形狀與部位。

蛔蟲性腸梗阻的病機主要因腸道為蛔蟲壅塞阻滯，氣滯不通，不通則痛，故主證為陣發性劇烈腹痛。氣滯於中，脾胃升清降濁功能失常，大腸傳導功能受礙，故表現為嘔吐、便秘、腹脹、無矢氣等證。

蛔蟲性腸梗阻的治療原則是通裏攻下，行氣散結，佐以安蛔驅蛔，代表方如硝菔通結湯或複方大承氣湯加苦楝根皮、檳榔等。由於此變證屬「急腹症」，病情危急，應急送正規醫院，請西醫治療，必要時用手術治療。

（二）膽道蛔蟲病

武當道醫稱「蛔厥」。因蛔蟲由腸道上竄鑽入膽道而引起劇烈的脘腹絞痛而四肢厥冷故名，是蛔蟲病最常見的變證，患兒可因驟起的右上腹陣發性劇烈絞痛而哭叫不安，屈腰打滾，噁心嘔吐，嘔出膽汁或蛔蟲。病痛甚則出冷汗，四肢厥逆，緩解時則其病若失，或脘腹略有不適，但逾時又突發絞痛。

本病的病機主要是蛔蟲鑽入膽道，引起肝膽氣滯。蟲動則絞痛難忍，蟲安則痛緩，故為陣發性腹痛。有氣橫逆犯胃則噁心嘔吐，絞痛劇烈則陽氣不達四肢，厥而出冷汗不已。

蛔厥的治則是先予安蛔理氣止痛，然後驅蛔通下。安蛔的代表方是烏梅丸，驅蛔可用膽道驅蛔湯為主方。腹痛劇烈時不宜驅蟲。

本變證一般不需手術治療。個別嚴重患兒若出現高熱、黃疸等濕熱壅盛不解者，應送正規醫院請西醫治療。

三、其他療法

（一）單方驗方

1. 苦楝根皮，可驅蛔。劑量每日公斤體重 3g，每日總量不超過 12g，水煎，早晨空腹一次服下，2~3 日為一療程。（中醫學院 試用教材《兒科學》1974 年版）

2. 美舌藻片，可驅蛔，也可治蛔蟲性腸梗阻。美舌藻又稱鷓鴣菜，每片 0.3g，（相當生藥 7.5g），劑量為 4~5 片/次，睡前或早晨空腹一次服下。（同上）

3. 使君子，將使君子肉用文火炒熟，小兒每餐用 2~3

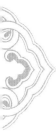

粒，隨意嚼服，每日總量不起過 10~20g。較小兒童可研粉末吞服。具有驅蛔作用。（上海中醫院《中醫兒科學》）

4. 食醋 30~60 毫升，稀釋後口服，可治膽道蛔蟲。（同上）

5. 麻油或豆油 2~4 湯匙，每 6 小時服一次，可驅散蛔蟲團，治蛔蟲性腸梗阻。也可用花椒麻油（花椒 10g 與麻油四兩共熬後去花椒）30-60 毫升，日服二次。（同上）

（二）針灸療法

1. 針刺天樞、中脘、足三里、內關、陽陵泉等穴位，可使腹痛緩解，並有驅蟲作用，治療蛔蟲腹痛及蛔蟲性腸梗阻。

2. 新針療法：先刺迎香透四白、膽俞穴、後刺人中、中脘、內關、足三里，可使膽總管括約肌鬆弛，使蛔蟲退出膽管，適用於膽道蛔蟲病的治療。

四、預防及護理

1. 做好糞便管理，保持水源及食物不受污染。

2. 教育兒童養成良好的衛生習慣，如飯前、便後要洗手，常剪指甲，不吮手指。生吃瓜果要洗淨，不喝生水等。

3. 服驅蟲藥後，要注意有無反應，如頭昏、腹痛、噁心、嘔吐等，及時處理。還要注意大便中有無蛔蟲排出及數量的多少。

4. 若出現合併證（變證），應積極治療，密切觀察病情變化，加強護理，一旦保守療法無效。應考慮手術治療，以免發生意外。

蟯蟲病

蟯蟲病也是小兒常見的一種腸道寄生蟲病，臨床上以肛門、會陰部瘙癢及睡眠不安為特徵。由於蟯蟲卵需體外孵化，可經污手互相傳染或造成自身再感染，故在托兒所、幼兒園及小學校等集體機構中如不加強衛生制度，容易造成長期或反覆的流行。家庭中也易造成全家感染，並不限於小兒。

一、病因病機

本病為吞入蟯蟲卵所致，由於雌蟲在肛門附近排卵引起瘙癢，小兒手指沾染蟲卵，在進食或吮指時蟲卵被吞入口內，或借污染的衣服、被縟、玩具、塵埃等，直接或間接地引起感染。

武當道醫們有「濕熱生蟲」這說法，因為脾不健運，或積滯中焦，濕熱久蘊均可使蟲體更易繁殖為患。此外，會陰部瘙癢這一主證本身就是下焦濕熱表現，所以治則也是清熱化濕殺蟲止癢為主。

二、辨證施治

蟯蟲病的主證是肛門奇癢，夜晚尤甚，導致睡眠不安，或睡夢中驚叫。平時精神不佳，食慾減退，或有腹痛噁心。若搔破會陰部皮膚，常可引起濕疹而流脂水，女孩可因蟯蟲爬向前陰引起前陰癢發紅，遺尿或尿頻尿急等。

肛門奇癢是因蟯蟲夜晚爬出排卵所致，故有時可在肛門周圍找到細小蠕動的白色小蟲。由於蟯蟲在腸內吸取患兒營養精微，故日久也可見納減、神倦、面黃消瘦。

本病的治法是內服驅蟲藥，外用灌湯法或搽藥法以殺蟲止癢。內服以追蟲丸或蟯蟲散為主方，並可加黃柏、龍膽草、木通、苦參等清利下焦濕熱，外用百部或大蒜煎水灌腸，或用胡粉散外搽肛門，直接消滅蟲體。

三、單方驗方

1. 煤油外塗：取脫脂棉少許，蘸些煤油，夜晚塞肛門內，早晨取出，連用 2~3 次。（中醫學院試用教材《兒科學》1974 年版）

2. 苦楝子用熱水泡軟，剝去外皮，塞入肛門 1~2 粒，次晨用力便出，選用 5-7 日。（同上）

3. 食醋適量，塗肛門周圍。（同上）

四、預防及護理

1. 蟯蟲的生命很短，約 2~4 星期，因此，如無重複感染，很快可以消滅。應開展衛生宣教工作，使群眾瞭解蟯蟲病的傳播方式，切斷傳染途徑，儘量減少感染機會。

2. 注意個人衛生，提倡小兒穿褲褲睡覺。睡覺、便後洗手，糾正吮手習慣，常剪指甲，勤洗會陰部。

3. 妥善處理患兒糞便。衣服單要用開水洗燙或煮沸，以殺死蟲卵。

絛蟲病

絛蟲又稱寸白蟲，因絛蟲體分節，每節長約寸許，色白，其狀如蛆，故名。

絛蟲寄生於人體小腸內，臨床症狀以脾胃功能失調如腹脹、腹痛、腹瀉等為主。

一、病因病機

本病係誤食未煮熟的含有囊蟲的豬肉或牛肉所致，囊蟲在患兒體內發育為成蟲，寄生於腸內吸食精微，損傷脾胃，影響運化功能而出現一系列症狀。

至於因吞食有蟲卵污染的水或物而引起的囊蟲病，要囊尾蚴寄生於皮下或肌膚內，或寄生於胸部、眼部而引起的一系列特殊症狀，或為皮下痰核，或為癲癇、頭痛，或為失明；其治療非驅蟲法可解決，一般需手術摘除。

二、辨證施治

條蟲病的主要證狀是面黃肌瘦，大便不調，腹脹腹痛，不思飲食，舌苔黃膩。糞便中每有節狀蟲體，連繼相接，有時可達二、三丈長。有時在患兒衣服上也可發現蟲體的節片。

本病的治療以驅蟲為先，可用下蟲丸為主方，或用檳榔、南瓜子、雷丸、榧子等單方治療。驅蟲後，可用參苓白朮散為主方調理脾胃以善後。

三、預防及護理

一、不吃未煮熟的牛肉和豬肉。加強屠宰場肉類檢查，禁止出售未經處理的有囊蟲的豬肉和牛肉。

二、嚴格遵守服藥方法及時間，服藥後觀察其反應如何，大便形狀如何，有無蟲體排出。

薑片蟲病

薑片蟲又稱赤蟲，色紅如生肉，大小形態，約如薑片。此蟲在中國東南沿海各省為多，該蟲寄生於小腸可引

起腹痛、腹瀉、浮腫、貧血等證，甚至影響小兒生長發育。

一、病因病機

本病要因為吃菱角、荸薺和藕等，吞入薑片蟲的囊蚴所引起。囊蚴在人體內由幼蟲發育為成蟲，寄生於腸道上部。蟲擾腸道，則腸鳴腹痛而便溏。上犯胃氣，胃失和降則噁心嘔吐而食少。蟲吮營養，導致氣血虧損，故面黃肌瘦而神萎無力。

二、辨證施治

本病感染輕者，可無證狀表現。重者有腹痛腸鳴，食少便溏，噁心嘔吐等證，日久則見面黃肌瘦，四肢無力，精神委靡，嗜睡等嚴重證候，乃脾陽損傷，氣血虧虛之證。脾不制水，水邪氾濫，可見浮腫。

本病的治療原則是先予驅蟲，後予調補脾胃。若病情嚴重，正氣已虛者，則應先扶正，補其氣血，健其脾胃，然後方可驅蟲。

驅蟲可用檳榔單方煎服，扶正可用參苓白朮散加黃芩、桂枝等，並輔加以豆類、米糠、麥類等營養。

三、預防及護理

1. 提倡紅菱、荸薺熟食，或洗淨削皮生食。注意糞便管理。

2. 服藥前須空腹，服藥後注意有無反應。如有腹痛，可用熱敷。

四、附方

1. 使君子散（《醫宗金鑑》）：使君子、苦楝子、白

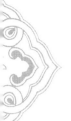

蕪荑、甘草。

2. 追蟲丸（《證治準繩》）：黑牽牛子、檳榔、木香、雷丸。

製法和服法：共研細末，用茵陳、大皂角，苦楝皮濃煎取汁為丸，空腹時調糖水送服。

3. 五味異功散（《小兒藥證直訣》）：人參、白朮、茯苓、甘草、陳皮。

4. 肥兒丸（《醫宗金鑑》）：人參、白朮、茯苓、川連、胡連、使君子肉、神麴、麥麴、山楂肉、炙甘草、蘆薈、共研細末，為小丸。

5. 硝菔通結湯（《中醫外科學》遵義醫學院方）：鮮蘿蔔、芒硝。適應證：蛔蟲團性腸梗阻等。

6. 複方大承氣湯（《中醫外科學》天津市南開醫院方）：川朴、炒萊菔子、枳殼、桃仁、赤芍、川軍、芒硝。適用於一般腸梗阻氣脹較重者。

7. 烏梅丸（《傷寒論》）：烏梅、人參、細辛、黃柏、附子、桂枝、乾薑、當歸、蜀椒。

8. 膽道驅蛔湯（《中醫外科學》遵義醫學院方）：木香、檳榔、大黃、使君子、苦楝皮、厚朴、延胡索。

9. 蟯蟲散（《中醫兒科學講義》）：使君子粉，生大黃粉各 1~3g，每日早、午、晚服三次，連服 3~6 天為一療程，可服 1~2 療程。

10. 百部灌湯（《中醫兒科學講義》）：百部 30g，加水 200 毫升，煎成 30 毫升，晚 10~11 點作保留灌湯，連用五晚。

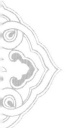

11. 大蒜灌湯（《中醫兒科學講義》）：蒜一大個，搗碎，加水一碗，煎至半碗，溫液肛注，連用五晚。

12. 胡粉散（《聖惠方》）：胡粉、雄黃。

製法和用法：共研為末，溫水調搽肛門。

13. 下蟲丸（《醫宗金鑑》）：苦楝根皮、木香、桃仁、貫眾、蕪荑、檳榔、鶴蝨、使君子、輕粉、乾蝦蟆。

14. 檳榔適量，10~13 歲 50g，10 歲以下 30g 加水 400～500 毫升，煎至 200 毫升，加糖調味，早晨空腹頓服，年幼者用量酌減（《中醫兒科學講義》）。

15. 南瓜子（新鮮者佳）60~180g，去殼炒熟，嚼爛吞服，經 1~2 小時後，服適量玄明粉，以助排泄。（同上）

16. 雷丸研細，每日三次，每次 10~15g，連服三天。（同上）

17. 榧子，每晨嚼服一枚，連服 6~7 天。（同上）

18. 參苓白朮散（《和劑局方》）：人參、白朮、茯苓、甘草、白扁豆、淮山藥、連子肉、桔梗、苡仁、大棗、砂仁。

五、附錄

《奇效良方》：「臟腑不實，脾胃俱虛，雜食生冷甘肥油膩等物，或食瓜果，馬畜獸內臟遺留諸蟲子類而生。」

《金匱要略》：「食生肉變成白蟲。」

《幼科準繩》：蛔蟲動痛，口吐清水涎沫或吐出蟲，痛不堪忍，其吐出之蟲或生或死，兒小者此病痛甚為危難，有兒大者面蒼白而兼黃色，肉食倍進，肢體消瘦，腹中時復作痛。

《傷寒論》:「蚘厥者,其人當吐蚘……蚘上入其隔,故煩,須臾復止,得食而嘔,又煩者,蚘聞食臭出,其人自當吐蚘,蚘厥者,烏梅丸主之。」

《幼幼集成》:「小兒蟲痛,凡脾胃怯弱者,多有此證。其攻取積之法,卻又未可常用。及取蟲之後,速宜調補脾胃……以杜蟲之復生。」

「凡小兒甘肥過度,或糖食甜物太多,乃致濕熱而成積,積久生蟲。」

✳ 第九節　解顱、囟陷、囟填證治

解顱、囟陷、囟填都是小兒顱囟異常的疾病。正常小兒出生後囟在 2~4 個月閉合,前囟在 12~18 個月時閉合,如不能應期閉合,囟門寬大,頭縫開解的,稱為解顱。小兒囟門除在六個月以內的乳兒,囟門微陷不作病態論外,若囟門下陷如坑,叫做囟陷。若囟門腫起如堆,亦為病態,稱為囟填。

解顱一證,大多為腎氣虧損,腦髓不充所致。本證有時與五軟、五遲同時出現。囟陷是由於先天虧損、氣血俱虛,或因疾病如泄瀉後陰津耗損太過,氣虛下陷所致的虛證。囟填多由火毒上衝,常見於急驚風等病中,或因寒氣凝聚,也可出現本證。

病因病機

一、解顱:

腎主骨、生髓、腦為髓之海,腎氣虛弱,則骨髓之成

長充盈受阻，囟門寬大，頭縫開解，而成解顱。

造成腎氣虛弱的病因有二：

一由先天胎稟不足。

二由於生後久病體虛，累及腎氣虧損，腎虧則骨弱，腦髓不足，顱為之開解。

二、囟陷：

囟陷的病因有先、後天兩方面。如稟受父精不足，母血虛羸而陷者，屬先天腎氣虛弱，不能充養腦髓，故下陷如坑。再有因營養失調，或病久誤治，或瀉久脾虛等，使氣血不足，氣液脫陷，均可造成囟陷不起。枕部同時凹陷者，病情更為嚴重。

三、囟填：

大多為火毒上攻之熱腫。因嬰幼兒感染時邪病毒等溫證熱病而致火性炎烈，上攻頭腦，易成驚厥搐搦的，每見囟門填凸焮熱。亦有少數因嬰兒體稟虛寒，脾胃陽虛，以致寒凝氣聚，氣血不行，失其溫運柔和之常，亦可形成囟填證候。

辨證施治

一、解顱

【主證】頭顱骨縫漸分裂，前囟擴大不能閉合，頭現青筋，面色少華，神情呆滯，智力不聰，目光無神、白睛異常顯露，眼珠下垂。

甚者顱骨過大，如成人之頭顱，但體瘦頸細，其頭偏倒，呈無力支持狀。脈沉細弱，指紋淡。

【證候分析】腎主骨生髓，腦為髓海，腎虛頭顱氣血運行不利，血絡受阻，故青筋暴露，氣血不足則色不華，故面色少華。

髓海不足，神氣不充，故神情呆滯，智力不聰。腎藏精，腎虛則精不足，不能上注於目，故目無神采，眼珠下垂，白睛顯露。脈沉細紋淡，均為氣血不足之徵。

【治法】補腎充髓，益氣養血。

【方藥】以補腎地黃丸久服為治。外用封囟散。

【加減】兼見脾弱氣虛，不思飲食，大便稀溏者用扶元散。

若頭顱積水，氣血循運不利血絡受阻證候明顯，可加桃仁、紅花、丹參、赤芍以活血化瘀。

二、囟陷

【主證】小兒囟門下陷顯著，甚則如坑，面色萎黃，神疲氣短，不思飲食，或兼便溏。四肢欠溫，脈沉緩無力，指紋淡滯。

【證候分析】脾虛胃弱，中氣下陷，氣血不能上營，故囟陷，或因腎元虧損，顱骨未合，髓海不足而囟陷。氣血虛故面色萎黃。

脾胃弱故不思食而便溏，脾主四肢，脾虛陽氣不能四布故肢冷，脾腎陽氣不足故神疲無力。脈沉緩指紋淡滯皆為氣血不足之徵。

【治法】升舉中氣或培元補腎。

【方藥】以中氣不足為主者，宜補中益氣湯為主方升舉中氣。以腎元虧虛為主者，用固真湯為主方培元補腎。

三、囟填

（一）火毒上攻

【主證】囟門高腫，按之浮軟，頭痛口乾唇紅面赤，發熱高，甚則驚厥，脈浮數，指紋滯。

【證候分析】火毒上衝，壅迫於頭，故頭痛而囟門高腫，按之浮軟。裏熱熾盛，故身熱較高，引動肝風則驚厥。火熱炎上，故口乾唇紅面赤。脈浮數，指紋紫滯均為火毒之徵。

【治法】疏風瀉火，清熱解毒。

【方藥】宜大連翹飲，兼服化毒丹，外用青黛冷水調敷。肝氣盛，作驚厥者用瀉青丸。

（二）寒氣凝聚

【主證】囟門腫突、按之較硬而無熱，面色蒼白，手足冷，脈沉遲，指紋淡青。

【證候分析】陰寒凝聚於上，故囟腫硬而無熱，此屬裏陽不足之虛寒證，故面色白，手足冷，脈沉遲，指紋淡青。

【治法】溫中祛寒。

【方藥】理中湯為主，寒甚加附子、肉桂。

其他療法

一、單方驗方

1. 雞蛋殼炒黃，研細末，米醋調服，每次 1.5g，一日三次，治解顱。（上海中醫學院《中醫兒科學》）

2. 蒼朮 10g，海螺殼 30g、龍骨 30g，五味子 3g，按此比例配藥，研成細末，用開水調服，每次 1.5g，一日三

次，治療解顱（同上）

二、灸針療法

針灸取穴：百會透四神聰，風府透啞門、腎俞、氣海、大杼、三陰交透復溜，足三里，治解顱。

附 方

1. 補腎地黃丸（《證治準繩》）：熟地、澤瀉、丹皮、白茯苓、山萸肉、牛膝、山藥、鹿茸。

2. 封囟散（《醫宗金鑑》）：柏子仁、天南星、防風各等量。

製法和用法：共研為末，每用 3g，以豬膽汁調勻，攤在紗布上，看囟大小剪貼，一日一換，不得令乾，時時以湯潤之。

3. 扶元散（《醫宗金鑑》）：人參、白茯苓、茯神、白朮、黃蓍、熟地、山藥、炙甘草、當歸、白芍、川芎、石菖蒲、生薑、大棗。

4. 補中益氣湯（《東垣十書》）：黃蓍、甘草、人參、當歸、陳皮、升麻、柴胡、白朮。

5. 固真湯（《證治準繩》）：人參、白朮、茯苓、炙甘草、黃蓍、炮附子、肉桂、山藥。

6. 大連翹飲（《醫宗金鑑》）：連翹、柴胡、荊芥、木通、滑石、梔子、蟬衣、瞿麥、當歸、黃芩、赤芍、甘草、防風。

7. 化毒丹（《小兒衛生總微論方》）：犀角（另煎和藥）、黃連、桔梗、玄參、薄荷、甘草、大黃、青黛。

8. 瀉清丸（《醫宗金鑑》）：龍膽草、梔子、大黃、羌活、防風、川芎。研末、煉蜜為丸，竹葉薄荷湯下。

9. 理中湯（《傷寒論》）：人參、白朮、乾薑、甘草。

附錄

《醫宗金鑑》：「解顱者，乃囟大骨縫不合也，蓋腎生髓，腦為髓海，腎氣有虧，腦髓不足，亦如花水無根，現證面色蒼白形體瘦弱，目多白晴，悲愁少笑，治宜補養腎氣為主。」

《醫宗金鑑》：「小兒緣何囟下陷，瀉久脾虧虛弱見，面目青黃四肢涼，六脈沉緩神慘澹。補中益氣湯最宜，固真湯進有奇驗。外用烏附膏攤貼，溫中理脾功無限。」

《醫宗金鑑》：「囟門腫起氣上衝，其間虛實要分明，毛髮憔悴頻頻汗，胸高氣促口唇紅。肝盛瀉青丸最效，裏急連翹飲堪行，因表防風升麻劑，硬冷屬陰用理中。」

《幼幼集成》：「囟腫者……寒氣衝上而腫者，則牢韌堅硬，熱氣衝上而腫者，則柔軟紅色。然寒腫者十大之一，熱腫者十之九。」

《幼幼集成》：「囟陷者……若與枕骨同陷者，百無一救。此中有稟受父精不足，母血虛羸而陷者，有因久病而陷者，然枕陷尤甚於囟陷，二者皆因腎元敗絕之證也。」

✳ 第十節　雞胸、龜背、五遲、五軟證治

雞胸、又名龜胸，即胸廓向前突出如雞胸的一種骨骼畸形的疾患。

龜背，即脊骨彎曲突起，狀如龜背的一種骨骼畸形的疾患。

　　五遲，是指立遲、行遲、髮遲、齒遲、語遲等發育遲緩，功能不足的疾患。

　　五軟，是指頭、口、手足、肌肉痿軟無力等發育遲緩，成長不足的疾患。

　　雞胸由於先天稟賦不足，後天調養失宜，脾腎虧損，胸骨柔弱所致，其中亦有兼痰熱壅肺，氣機不暢而形成，但總以脾腎不足，胸骨畸形為本病的基本因素。治療原則，以補脾腎為主，兼痰熱壅肺的，宜先予清化痰熱，宣肺理氣。

　　龜背由於先天及後天不足，以致脊骨痿弱畸形而成。其中亦有兼風寒入於脊膂而引發的。治療原則，以補益脾腎為主，兼感風寒入背的，宜先祛風散寒，活血通絡。

　　武當歷代道醫經過臨床實踐總結出：「雞胸可治，龜背難醫，」很有道理，故兩者雖同為骨骼畸形，實大有區別。

　　五遲、五軟主要原因是先天不足及後天失養，故治療原則，以培元補腎，益氣養血為主。

　　這類疾病多見於較小的嬰幼兒，但龜背則見於較大的兒童，均應及時治療，否則易成痼疾。

病因病機

一、雞胸、龜背：

　　多由先天不足的，亦與後天失養密切有關，如乳母體

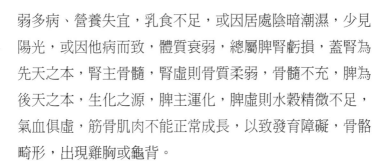

弱多病、營養失宜，乳食不足，或因居處陰暗潮濕，少見陽光，或因他病而致，體質衰弱，總屬脾腎虧損，蓋腎為先天之本，腎主骨髓，腎虛則骨質柔弱，骨髓不充，脾為後天之本，生化之源，脾主運化，脾虛則水穀精微不足，氣血俱虛，筋骨肌肉不能正常成長，以致發育障礙，骨骼畸形，出現雞胸或龜背。

二、五遲、五軟：

多由先天胎稟不足，肝腎虧損，後天哺養失宜，氣血虛弱所致。腎主骨，齒為骨之餘，肝主筋，肝腎虧，則筋痿弱，而出現「立遲」、「行遲」和「齒遲」等候。髮為血之餘，血虛則「髮遲」。心為神明之臟，言語為智慧的一種表現，若氣血虛弱，心失所養，智力不發達，則可出現「語遲」。若先天腎氣不足，元陽不振，精氣又虧，後天哺養失調，脾胃虧損，或體弱多病，氣血兩虛，則筋骨肌肉失於濡養致五軟之候。

臨床上五遲五軟各證，或獨見一證，或同見一、二證，各證俱見者極少。

由於雞胸、龜背、五軟的患兒脾腎不足，氣血虛弱，而正氣虛者，邪易侵犯，故每易外感風邪，而見傷風之證，甚則肺氣為之閉塞，併發肺炎咳嗽，且預後多屬不良。又易因飲食失調而致脾胃運化失常，成為積滯，或為嘔吐、脾瀉，臨床上每見有這類病證的患兒的泄瀉遷延不癒。

此外，雞胸、龜背、五遲、五軟與疳積有互為因果的關係，臨床上每虛實夾雜，相互兼見，治療時亦當互相參考。

辨證施治

一、雞胸

【主證】胸廓向前突出，形如雞胸，體質羸瘦，精神委靡，氣息短少，舉動乏力。

【證候分析】腎主骨髓，脾為生化之源，先後天俱不足，脾腎虧損，則氣血俱虛，骨髓不充，故骨質柔弱，致胸骨前突，形成雞胸。脾腎不足，氣血俱虛，故出現形體羸瘦，精神不振，氣息微弱，舉動無力等虛候。

【治法】培補脾腎為主。

【方藥】補天大造丸為主方，大補氣血，滋養脾腎。

二、龜背

【主證】脊柱彎曲，背高如龜，行步佝僂，形體羸瘦，骨質軟弱。

【證候分析】脊背為督脈為主，腎氣通於督脈，腎氣不足，則督脈而脊柱軟，故脊柱彎曲，背高如龜。腎主骨，腎虛故骨質軟弱，而行步佝僂，脾腎不足，則氣血俱虛，故形體羸瘦。

【治法】培補脾腎。

【方藥】用補天大造丸大補氣血，培養脾腎。

本病若日久形成痼疾，則難以見效。

三、五遲

（一）齒遲、立遲、行遲

【主證】屆期不能生齒、站立和行走，肢體軟弱，多兼有解顱。

【證候分析】腎主骨、肝主筋、齒為骨之餘。先天肝腎精血不足，先天營養不充，筋骨失養，故牙齒遲遲不出，站立不穩，行走困難，且顱門過期不合。

【治法】補腎養肝。

【方藥】加味六味地黃丸為主方以補肝腎，養精血。

（二）髮遲

【主證】頭髮稀疏萎黃，肌膚蒼白少華。

【證候分析】髮為血之餘，血不足則不能充養，故髮稀疏而萎黃，血虛不能華色，故肌膚蒼白。

【治法】滋養心血。

【方藥】胡麻丹為主方。

（三）語遲

【主證】過期尚不能言語，智力不健，神情呆純，毛髮萎弱。

【證候分析】心主神明、心氣虛弱，腎氣不足，腦髓未充，故智力不健，神情呆鈍。心之聲為言，心氣不足，神竅不利，故屆年齡而不能言語。氣血不足，故毛髮萎弱。

【治法】補氣血，益精神為主，亦須補腎氣。

【方藥】菖蒲丸為主方。亦可服加味六味地黃丸。

四、五軟

【主證】頭項軟弱傾斜，不能抬舉，口軟唇馳，咀嚼乏力流涎，手軟下垂，不能握舉。足軟無力，不能站立，肌肉虛軟，皮膚鬆弛，形體瘦削，智力遲鈍，唇舌淡白，脈軟無力。

【證候分析】頭為諸陽之會，骨為腎所主，腎中元陽精氣不能營注，則天柱軟弱，故頭項傾斜，不能抬舉。脾主唇口、四肢、肌肉、脾虛則口唇軟而咀嚼無力，四肢肌肉痿軟，而手不能舉，足不能立。脾虛則氣血均不足，故見智力遲鈍、唇舌淡白等證。

【治法】溫補脾腎為主。

【方藥】以補腎地黃丸為主方，補腎溫陽，固其本源，再以補中益氣湯配合之，升舉脾氣，脾胃旺盛，則氣血有復。脾腎之氣充盛，則五軟可以漸復。

其他療法

一、單方驗方

1. 雞蛋殼炒黃，研細末，每服 3 克，一日三次，治小兒軟骨病。(《常見病驗方研究參考資料》)

2. 生牛骨或豬骨，焙研細麵，飯後服 10~15 克。

備註：又方用魚骨、雞骨或豬骨不拘量，煮湯常服。(同上)

3. 蛤肉，煮食。(同上)

4. 河車片、黃耆片、黨參片等成藥隨證選用，治五遲、五軟等證。(上海中醫學院《中醫兒科學》)

二、針灸療法

1. 五軟：取風池、天柱、大杼、外關、三里、陽陵、心俞、輕刺重灸。

2. 齒遲、立遲、行遲者：取腎俞、命門、環跳、大杼、絕骨、曲池、陽陵、三里。

3. 語遲：取神門、內關、大陵、心俞、脾俞、靈道。

預防及護理

1. 多曬太陽，多活動，進行體格鍛鍊。
2. 提倡人乳餵養，並適時地增添輔食。
3. 增強孕婦、乳母體質，補充豐富的營養。
4. 積極防治各種慢性疾病和時行感冒等。

附方

1. 補天大造丸（吳球方）：紫河車、鹿茸、虎骨、龜板、補骨脂、生地黃、懷山藥、山萸肉、枸杞子、當歸、茯苓、澤瀉、牡丹皮、天門冬、五味子、菟絲子、牛膝、杜仲、肉蓯蓉。

2. 加味六味地黃丸（《醫宗金鑑》）：熟地黃、懷山藥，山萸肉、牡丹皮、茯苓、澤瀉、鹿茸、五加皮、麝香。

3. 胡麻丹（《中醫兒科學講義》）：當歸、乾地黃、何首烏、黑胡麻、白芍、牡蠣粉。

研末為丸，黑豆湯下。

4. 菖蒲丸（《醫宗金鑑》）：人參、石菖蒲，麥冬、遠志、川芎、當歸、乳香、硃砂。

5. 補腎地黃丸（《證治準繩》）：熟地、澤瀉、丹皮、白茯苓、山萸肉、牛膝、山藥、鹿茸。

6. 補中益氣湯（《東垣十書》）：黃耆、炙甘草、人參、當歸、陳皮、升麻、柴胡、白朮。

附錄

《幼幼集成》:「小兒生後,有五軟、五硬之證,乃胎元怯弱,稟受先天陽氣不足,不耐寒暑,少為六淫所犯,偶爾五軟見焉。

五軟者,頭項軟、身體軟、口軟、肌肉軟、手足軟,是為五軟。然而頭項軟,肝腎病也。肝主筋,腎主骨,肝腎不足,故頭項軟而無力。手足軟,脾胃病也。脾主四肢,脾胃不足,故手軟而慵於步也。身體軟,陽衰髓怯,遍身羸弱,而不能強立。口軟者,虛舌出於口而懶於言。肌肉軟者,肉少皮寬,肌體虛弱之象也。總之,本於先天不足,宜地黃丸補肝腎,而更所重者為胃。蓋胃為五臟六腑之化源,宜補中益氣,升舉其脾氣,倘得脾胃一旺,則臟氣有所稟,諸軟之證,其庶幾矣。」

✳ 第十一節　口腔疾患證治

鵝口瘡

本病以口腔舌上滿佈白屑,狀如鵝口為特證,故曰鵝口瘡,又稱「雪口」。

多發生於新生兒,也可見於久病體弱、營養不良的嬰幼兒,是小兒常見的口腔疾患。

本病主要因感受穢濁之邪所致,按其臨床證候可分心脾積熱、脾虛濕盛、久病陰虧等不同類型。治療原則以清熱瀉脾、健脾滲濕、養陰清胃或滋水制火為主。

本病預後一般良好，但病情較重、體質虛弱者，治療若不及時，白屑迅速蔓延，侵及咽喉食道氣管，堆積如雪花疊疊的，則可阻礙呼吸與吞嚥乳食，有時亦可出現危候。

一、病因病機

本病主要由於小兒體質虛弱，護理不當，感染穢濁之邪所致。

小兒心脾素蘊積熱。脾開竅於口，舌乃心之苗，脾脈又絡於舌，足陽明胃經及手陽明大腸經二經經氣均通於口，因此心脾腸胃積熱蘊毒上行，燻灼口舌，而又復感穢濁，內外合邪，發為本病。

患兒素體脾虛，或患慢性疾病，如久瀉、疳積等，導致脾胃虧損，或過服苦寒藥損傷脾陽，脾虛則不能運化水濕，濕濁上泛，復感邪毒，蘊鬱口舌而發病。

小兒素體陰虧，或久病傷陰，或高熱傷陰，護理失調，邪毒內蘊，脾腎陰虧，水不制火，虛火上浮，發於口舌而為鵝口瘡。

二、辯證施治

本病初起，先在口腔舌上或兩頰內側，出現白屑，旋拭旋生，漸即蔓延於牙齦、軟顎、硬顎等處，不易清除，重拭可見出血。白屑周圍有微赤色的紅暈，互相粘連，狀如凝固的片狀奶塊。

輕證多無明顯的全身證狀，或僅見哺乳時啼哭，重者可影響吮乳，並見煩躁、流涎、口臭、便秘等證，個別嚴重者因白屑阻塞咽喉而引起吞咽、呼吸困難等不良後果。

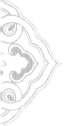

（一）心脾積熱

【主證】口腔白屑較多，周圍灼紅較甚，面赤唇紅，口臭、流涎，煩躁不寧，吮乳時則叫擾啼哭，大便秘結，小便短赤，舌尖紅赤，脈滑數，指紋紫滯。

【證候分析】心脾胃三經素蘊積熱，循徑上薰口舌，復感穢濁之邪，故白屑堆積，裏熱較重，故周圍灼紅。火熱炎上，故面赤唇紅，心火內熾，故舌尖紅赤，煩躁多啼而小便短赤。胃熱蘊鬱，故口臭流涎，大便秘結。脈滑數，指紋紫滯均為心脾積熱之徵。

【治法】清熱解毒瀉火，並應內外合治。

【方藥】清熱瀉脾散為主，以清心脾之熱，便秘可加大黃瀉火。

外用黃連、甘草煎湯拭口，再以冰硼散適量吹口腔，亦可用生蒲黃粉搽患處以清熱解毒，去腐生肌。

（二）脾虛濁泛

【主證】口腔黏膜白屑散在，顏色較淡，周圍紅暈不著，且較濕潤，面色蒼黃，精神睏倦，飲食不振，大便溏薄，舌質淡，苔白膩，脈沉緩，指紋淡。

【證候分析】患兒體質素虧或久病傷脾，脾虛則濕濁不化，上泛口舌，故白屑堆積滿口且濕潤，脾氣虛弱故飲食不振，氣血來源不足，故面色萎黃，精神睏倦。脾失健運，則大便溏薄，甚則浮腫。粘膜紅暈不顯、苔白膩、脈沉緩，紋淡均為脾虛濕盛之徵。

【治法】健脾利濕，佐以化濁。

【方藥】參苓白朮散加蒼朮、厚朴、藿香。

【加減】噁心嘔吐者，可加生薑、半夏和胃降逆。

四肢不溫、神氣怯弱、脈沉微者加附子、乾薑。

（三）虛火上浮

【主證】口腔白屑散在，稍乾，黏膜淡紅，口不乾渴，面白顴紅，虛煩不寐，神氣疲乏，不思飲食，苔少舌質淡紅，脈細弱而數。

【證候分析】脾腎不足，水不制火，虛火上浮，故口腔白屑散在而稍乾，黏膜淡紅，口乾而不渴飲，面白顴紅，虛煩不寐。氣陰兩虧，故神疲不思食。舌質淡紅、脈細弱而數均為水不制火之徵。

【治法】滋陰補腎，引火歸元。

【方藥】六味地黃湯加肉桂。

若僅胃陰不足，而腎陰虧損不顯，證見食慾明顯減退者，可改用養胃湯養陰清胃。

三、其他療法

（一）單方驗方

1. 生甘草 3 克，煎水拭新生兒口腔，並小量吞下亦可，有預防作用。（《常見病驗方研究參考資料》）

2. 老刀豆殼，或葫蘆瓢，焙乾研末搽患處，治小兒鵝口瘡（同上）

3. 枯礬 6 克，加蜂蜜塗，或用礬末 3 克，冰片 0.3克，同研搽患處，或用白礬泡漱口。（同上）

4. 黃連 1 克，甘草 1.5 克，加大青葉 3 克，同煎服。（同上）

5. 用桑皮中白汁塗之有效，或用陳墨點之亦效，再以

辰砂、滑石、甘草為末，燈芯湯送下。(《驗方新編》)

6. 臘梅花 10g。用開水沖泡，待溫後飲服。每日 4~6 次。

(二) 外治療法

1. 生香附、生半夏各 6 克，研末，生雞蛋白調作餅貼兩腳心，或吳萸 12 克，好醋塗敷兩腳心亦效。(《驗方新編》)

2. 百草霜，青黛、橄欖灰各等份，研極細末，撒患處，每日三次 (醫學院試用教材《兒科學》1974 年版)

3. 鮮荸薺汁適量。塗搽患處，每日 4~6 次。

4. 細辛 3g。研為細末，置肚臍內，以平肚臍為度，然後用膠布固定，2 日後取掉。

5. 五倍子 12g、冰片 2g。共研細麵、用竹管或紙筒把藥麵吹於患處，每日上、下各吹一次。

6. 蜂蜜 40 毫升，生薑汁 15 毫升。混勻後塗搽患處，每日 2-3 次。

7. 鮮芹菜汁 50 毫升、鮮瓜蔞汁、(一個鮮瓜蔞) 將兩種汁混勻，外搽患處，每日 2~3 次。

四、預防及護理

1. 注意口腔清潔。保證足夠營養。

2. 提高小兒抗病能力。積極防治泄瀉、麻疹、疳積風等疾病。

3. 經常保持室內空氣新鮮。食具、洗臉用具要煮沸消毒。母親餵奶前要洗乳頭及手。

4. 勿濫用抗菌素。

口瘡

口瘡乃小兒常見的口腔疾病，臨床上以口腔黏膜，舌上出現淡黃色或灰白色大小不等的潰瘍為特徵，並見紅腫疼痛，間或發熱，多發生於 1~6 歲的小兒。

一、病因病機

本病為感受穢毒所引起，但又與小兒脾胃經素蘊積熱或虛火上炎有關，故引起口瘡的原因與病機有虛、實之分。

（一）脾胃積熱

患兒脾胃素蘊積熱，熱盛化火，循徑上炎，燻灼口舌，此時若口腔不潔或被損傷黏膜，邪毒乘機而入，內蘊之火與侵入之邪毒相合，腐蝕黏膜，而致潰爛成瘡，正如《幼幼集成》曰：「口瘡者，滿口赤爛。因此胎稟本厚，養育過溫，心脾積熱，燻蒸於上，以成口瘡。」

（二）虛火上炎

患兒素體陰虛，或感染其他時行疾病，致使陰液虧耗，體質虛弱，虛火上炎，加之邪毒乘虛侵入，損傷黏膜，而生口瘡，又名「口疳」。

正如《景岳全書》曰：「凡口瘡六脈虛弱，或久用寒涼不效者，必係無根虛火……。」

二、辯證施治

潰瘍點多發生在頰內、唇內或牙齦，也可波及舌及軟顎，潰瘍點散在或連結成片，大小不等，潰瘍面為淡黃色或灰白色，周圍黏膜水腫充血，局部疼痛，拒乳食，頜下

常腫大疼痛，甚則高熱。

（一）脾胃積熱

【主證】口瘡生於唇、舌、頰內或齒齦等處，潰爛疼痛，周圍焮紅，口臭流涎，口渴煩躁，多啼，大便秘結，小便短赤，舌紅苔黃，脈數。或有高熱。

【證候分析】脾胃積熱內蘊，循徑上攻口腔，故口瘡灼痛發熱，周圍焮紅。火熱傷津故口渴。心火內熾故煩躁。心熱移於小腸故溲赤。脾胃實熱，故口臭流涎，大便秘結。陽明經熱盛故身熱不退。舌紅、苔黃、脈數均為火熱上炎之徵。

【治法】清熱解毒，瀉火通便。

【方藥】涼膈散為主方。發熱口渴甚者加生石膏、天花粉清熱生津。神煩尿短赤者加木通、鮮生地，清火利小便。並可外用青黛散或六神丸調塗潰瘍處。

（二）虛火上炎

【主證】口瘡潰爛較少，面色蒼白，口腔內潰爛，面邊緣淡紅，不甚疼痛，但反覆發作，不易治癒。神疲顴紅，口乾不渴，舌光紅，脈細數。

【證候分析】由於陰虛之體，正氣不足，故潰爛雖少而反覆難癒。陰虛則火旺，虛火上炎故顴紅、口乾不渴。舌光紅，脈細數亦為虛熱之微。

【治法】滋陰降火

【方藥】知柏地黃丸為主方。

【加減】若腎陰不足之證尚不明顯，以胃陰不足為主，僅見口乾、舌紅、不思飲食等證時，可用沙參麥冬湯

養陰清熱。

若久服寒涼不效，脈虛弱，口瘡強少，反覆難癒，可用六味地黃丸加肉桂引火歸元。

三、其他療法

（一）單方驗方

1. 生蒲公英 30 克，水煎服，治實熱口瘡。（《常見病驗方研究參考資料》）

2. 天門冬、麥門冬、玄參各 10 克或加甘草，水煎服，或製為蜜丸，含化亦可，治陰虛火旺之口瘡。（同上）

3. 柿餅霜，塗患處，或加薄荷、冰片適量，同研塗。（同上）

4. 仙鶴草 30 克煎服。或一枝黃花 30 克煎服（上海中醫學院《中院兒科學》）

（二）針灸療法

針刺地倉、頰車、承漿、合谷。

（三）外治療法

1. 吳茱萸 10 克為細末、醋調、睡前敷足心，次日除去。（中醫學院試用教材《小兒科學》1974 年版）

少數患兒外敷吳茱萸引起皮膚過敏反應，故凡用此藥外敷治療，均應特別注意。

2. 拭口方，用養陰生肌散塗患處。

口糜

口糜是口腔黏膜潰爛如糜粥樣、有特殊口臭的一種小

兒常見口腔疾患。

多發生於體弱多病患兒，常出現於各種時行疾病的後期，是由於濕熱的內蘊，上燻口腔所致。

一、病因病機

本病的發生，不僅因脾胃鬱熱，還與濕熱蘊於心經或膀胱經有關，濕熱循經上燻，加上熱毒之邪，攻於口腔，發為口糜。

正如《幼幼集成》曰：「口糜者，滿口生瘡爛，乃膀胱移熱於小腸，隔腸不通，上為口糜。」

二、辯證施治

【主證】牙齦內和唇舌等處，糜爛紅腫作痛，上附灰白色膜狀物，潰爛擴大較口瘡為甚，連及咽喉時飲食受妨礙，口臭涎稠，並見低熱煩躁，納呆便秘尿赤，苔黃膩，脈洪數。

【證候分析】濕熱燻蒸口腔，腐蒸氣血，灼損肌膜。而成糜爛紅腫作痛，有白色腐物。濕熱穢毒不解，則糜爛擴大而味難聞。濕熱不除，故苔黃膩溲赤。邪毒內盛，則發熱煩躁脈洪數。

【治法】滲濕、清熱解毒為主。

【方藥】加味導赤散。

【加減】若口糜日久，大便溏泄，服寒涼藥不效者，此乃脾虛濕盛，應改用連理湯。

口糜患兒還應注意口腔清潔及處理，可用風化硝、白礬、食鹽各 3 克加水 200 毫升煎沸後漱口，再搽以青吹口散或錫類散，以增強祛風、清熱、解毒、消腫、止痛作

用。

若有發展為走馬牙疳之趨勢，可外搽砒棗散 19 蝕瘡去腐。

滯頤

滯頤是指口涎留滯頤間的一種口腔疾患，好發於一歲以內的嬰兒。

一、病因病機

常見的原因有脾胃虛寒，不能收斂津液，因脾開竅於口，脾之液為涎，故唾液過多，責之脾虛不攝。但根據臨床證候，也有因脾胃蘊熱，循經上攻，廉泉不能制約而致者。兩者病機不同，不可不辨。

二、辯證施治

（一）脾胃虛寒

【主證】涎多清稀無臭味，唇舌淡白，納少便溏，脈緩，苔薄，舌質淡紅，指紋淡。

【證候分析】素稟不足，或脾胃虛弱，脾失健運，故納少便溏。脾虛不能收津液，故唾液增多，從口流出，浸漬下頜胸前。脈緩、舌質淡紅，紋淡均為虛寒之徵。

【治法】溫運脾陽。

【方法】溫脾丹為主。虛證明顯，神疲腹瀉者可用參苓白朮散。

（二）脾胃積熱

【主證】涎多而稠，口有臭味，唇紅而乾，溲短赤大便乾結，脈滑數，苔薄黃質紅，指紋紫滯。

【證候分析】脾胃蘊熱，循經上攻，廉泉不能制約，故涎多。脾胃實熱較盛，故口臭，大便乾結，溲短赤。火熱炎上，故唇紅而乾。脈滑數，苔薄黃，舌質紅，紋紫滯均為實熱之徵。

【治法】清解脾胃蘊熱。

【方藥】清熱瀉脾散或甘露飲。

此外，臨床上若因口瘡、口糜等引起的涎過多，應積極醫治其口瘡、口糜等原發病，其流涎可隨之而癒。至於先天痴呆或某些嚴重疾病的後遺症引起滯頤，往往長期不能消除，單純服藥難以見效，可配合針灸療法等治療。

三、附方

1. 清熱瀉脾散（《醫宗金鑑》）：山梔、石膏、黃連、生地、黃芩、赤茯、燈芯。

2. 冰硼散（《外科正宗》）：冰片、硼砂、玄明粉、硃砂。為極細末、外用。

3. 參苓白朮散（《和劑局方》）：人參、白朮、茯苓、甘草、扁豆、山藥、連子肉、桔梗、苡仁、砂仁、陳皮、大棗。

4. 六味地黃湯（《小兒藥證直訣》）：熟地黃、山萸肉、山藥、茯苓、丹皮、澤瀉。

5. 養胃湯（《監證指南》）：沙參、麥冬、玉竹、桑葉、甘草、扁豆。

6. 涼膈散（《和劑局方》）：大黃、芒硝、甘草、梔子、黃芩、薄荷、連翹、竹葉、蜜。

7. 青黛散（驗方）：青黛、薄荷、甘草、黃連、煆月

石、兒茶、冰片、煅人中白，研細，外用。

8. 六神丸（雷允上湧芬堂成藥）：犀黃、蟾酥、麝香、珍珠、雄黃、冰片。

9. 知柏地黃丸（《醫宗金鑑》）：熟地、山萸肉、山藥、茯苓、丹皮、澤瀉、知母、黃柏。

10. 沙參麥冬湯（《溫病條辨》）：沙參、麥冬、玉竹、桑葉、天花粉、扁豆、甘草。

11. 養陰生肌散（北京口腔科醫院經驗方）：牛黃、黃柏、龍膽草、雄黃、青黛、甘草、冰片。

12. 加味導赤散（驗方）：生地、木通、竹葉、黃連、黃芩、銀花、連翹、牛蒡、玄參、桔梗、薄荷。

13. 連理湯（《醫宗金鑑》）：白朮、人參、茯苓、黃連、乾薑、甘草。

14. 青吹口散（《驗方》）：煅石膏、煅人中白、青黛、薄荷、黃柏、黃連、炒硼砂、梅片。共研為細末，用藥管吹敷患處。

15. 錫類散（《金匱翼》）：象牙屑、珍珠、青黛、冰片、壁錢、牛黃、焙指甲。

16. 砒棗散（《驗方》）：紅信石、紅棗。將紅棗去核入信石，火煅存性，去火氣，研細末，入冰片，再研和，外敷用。

17. 溫脾丹（張煥方）：丁香、半夏、橘皮、白朮、乾薑。

18. 甘露飲（《和劑局方》）：枇杷葉、熟地、天冬、茵陳、生地、麥冬、枳殼、石斛、黃芩、甘草。

四、單方驗方

1. 生白朮 9g，將藥研末，加水和食糖適量，放鍋上蒸汁，分次口服，每日一劑。

2. 鮮桑樹根不拘量，搗爛取汁，頻塗患處，每日 4~6 次。

3. 天南星 30g。研細末，調醋，晚間敷湧泉穴，男左女右，外以紗布包紮，12 小時除去。

4. 黃連 1g、燈芯草 1g、甘草 1.5g。用開水泡，等溫，緩緩服之，每日數次，每日一劑。

5. 綠茶 2g、白朮 6g、甘草 3g。將白朮和甘草加水 200 毫升，煮沸 10 分鐘後加綠茶即可，分 3~4 次溫服。

6. 雞內金 1g、穿山甲 0.5g、雞蛋一個。將雞內金、穿山甲共研細末，放入蛋汁中攪勻，加入少量麵粉蒸熟食用。每日一次，連服七日可癒。

7. 益智仁 25g、半夏 25g、陳皮 25g、茯苓 20g、甘草 10g。共研細末，早、晚各服一次，每次用藥末 3g，加適量紅糖沖服。

註：1~7 方，來自：《武當道醫精選》

五、附錄

《外科正宗》：「鵝口瘡皆心脾二經胎熱上攻，致滿口皆生白斑雪片，甚則咽間疊疊腫起，致難乳哺，多生啼叫。」

《幼幼集成》：「口瘡服涼藥不效，及肝脾之氣不足，虛火泛上而無制，宜理中湯，收其浮游之火，外以上桂末吹之。若吐瀉後口中生瘡，亦為虛火，理中湯。昧者以為

口瘡悉為實熱，概用寒涼，必不救。」

《醫門補要》：「小兒病久，肺胃大虛，無根之火上浮，滿口生瘡爛腐，面黃身腫，或腫如饅，口流涎者可治，無涎者難治，以六味湯加肉桂。」

《保嬰撮要》：「小兒滯頤者，涎流出而滯於頤間也。脾之液為涎，由脾胃虛寒，不能收攝耳。治用六君子湯加木香。凡作渴飲冷者屬實熱，宜瀉胃火；作渴飲湯者，屬虛熱，宜補中氣。若脾經實熱、而廉泉不能制約者，用牛黃清心丸；脾經虛熱，而廉泉不能統攝者，用六君子加木香。胃經實熱，而蟲動津液流出者，用瀉黃散；虛熱用五味異功散。大便秘結，用清涼飲，中氣下陷，用補中益氣湯。食積內熱，用大安丸。」

小結

兒科疾病，除初生兒疾病和時行疾病外，其餘各病概歸本章敘述，故又稱「小兒雜病」。至於驚風、嘔吐、泄瀉等證，其發病原因，有些雖與時邪有關，但依據武當道教醫藥理論及其病理機能，主要屬於臟腑經絡病變範疇，故仍按武當道教醫藥傳統的分類方法，列入本章。

其他的小兒常見雜病，如瘧疾、黃疸，脫肛等，其辨證施治原則，與成人基本相同，可參考有關科方書，不在本書贅述。

第五章
武當道教醫藥龍門派小兒推拿按摩術

一、概說

武當道教醫藥龍門派小兒推拿按摩術，以下簡稱：小兒推拿。它是武當道教醫藥「一雙手」療法中的高層次推拿按摩技藝。首先要求施術推拿的道醫要有深厚的醫藥知識，能熟練地掌握小兒疾病辨證、診斷、認清病症。施治應該正確地使用藥物、針刺、推拿手法。

使用推拿手法的道醫要首先經過武當內功的練習，待有一定內功時，再行推拿手法地練習，手法的練習是非常的嚴格，筆者曾見一同道高手；能在嫩豆腐下放生雞蛋，豆腐上鋪一層白布，他能豆腐做推拿手法，在保持豆腐是完整的情況下，豆腐下的雞蛋確全部壓破。

由此可以測試出他的推拿按摩功力，已達到力發病所，真正達到了治骨不傷肉，治肉不傷皮的境界，所以武當道教醫藥龍門派小兒推拿按摩術對小兒的常見病治療範圍非常廣泛，治療效果比較理想。因此武當道教醫藥的真正道醫，大多數均能掌握這一技術。

由於小兒生理特點，一般在得病後變化較為迅速，耽誤時間或診治不當，常可使病情很快發生惡化；及時而正確的診治，能使疾病速趨痊癒。

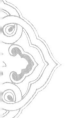

　　小兒推拿治療對象，主要是五歲以下的兒童，年齡越小，治療效果越好。五歲以上的兒童，可適當配合成人手法進行治療。

（一）小兒推拿的適應範圍

　　根據以上所述，小兒推拿的適應症是很廣泛的，一般兒科常見疾病差不多都可治療。

　　但從目前臨床實踐來看，大多應用於腸胃道疾病，營養不良、感冒、發熱、遺尿、脫肛、小兒癱瘓以及骨折、脫位、疳積等病症。由於各家流派各有所長，因此對治療範圍也有所不同。在禁忌症方面，凡創傷性出血、急性炎症、急性傳染病（有的也可治療，如麻疹等），一般均不主張採用推拿治療。

（二）小兒推拿注意事項

　　1. 醫者指甲必須修剪圓滑，長短適宜，以不觸痛患兒皮膚為度。天冷時，醫者應先將手溫暖後，方可進行手法操作，以免冷手突然刺激患兒。

　　2. 小兒推拿在治療操作時，手法都是直接接觸患兒皮膚，為了防止擦破皮膚，所以在操作時需用一些潤滑劑（武當道教醫藥稱推拿「介質」），如薑汁、蔥白汁、酒精、滑石粉或水等均可。這些潤滑劑可根據病情、時令選用。一般說來，冬、春季節或虛寒證，可採用蔥、薑汁之類溫熱藥物（或用溫水亦可）；春、秋季節或實熱證，以滑石粉、酒精等為宜（或用冷水亦可）。但不必拘泥，可靈活應用。

　　3. 治療操作室內要保持一定溫度，避免治療時吹風著

涼。

4. 手法要輕而緩和，不能過分用力，特別是掐法、按法等，操作時必須先輕而後逐漸加重。

5. 操作程序可按照治療所需要的穴位排列先後，循序進行操作；每個穴位的操作次數，應根據患兒年齡大小而增減。在穴位操作中所介紹的各穴操作次數，是指一至二歲的小兒，如果三至五歲的患兒，各穴操作次數可增加一半至一倍。

6. 小兒推拿以一天治療一次為宜。

二、基本手法

小兒推拿的手法，與成人手法有一定的區別，雖然有些手法名稱相同，但動作姿勢和治療作用是不一樣的。在手法操作時，往往與穴位名稱結合而用，如推五經、揉龜尾、按百會等；或結合治療作用的，如補脾土、清大腸、清心火等；也有以手法動作方向結合穴位的，如退下六腑、推上三關等。因此，小兒推拿手法，是有其獨特的地方的。

下面介紹按、摩、推、拿、揉、掐、運、搓、搖，及捏脊法、推脊法、分推肩胛骨法，共 12 個手法，也稱「小兒推拿 12 招」。

（一）按法

用拇指羅紋面或掌心，按壓在選定的穴位或部位上，緩緩用力下壓，按緊後拇指或掌心作輕微揉動，用力由輕到重，用內力將按力達到深部，然後慢慢將手提起，稱為

按法。如按百會穴等。

（二）摩法

用食、中、無名指三指的羅紋面或掌心，附著於選定的部位上，循體表作順時針方向的盤旋式撫摩，動作不急不緩，用力宜輕，撫摩時不要帶動皮肉筋脈。如摩腹、摩臍等。摩法有「緩摩為補，急摩為瀉」之說。

（三）推法

用拇指面（正、側面均可）或其他手指指面，在選定的穴位或部位上，做直線推動，如推三關、推天河水等；另一種推法是以拇指面在穴位上，作旋轉推法，如推脾土、推腎水等；再有一種推法是用雙手拇指面，在同一穴位起，一左一右的分開推，稱為分推法，如分陰陽等。

推法中有直推為清，旋推為補之說，在應用上可做參考，不必拘泥。

（四）拿法

用大拇指和食、中兩指的指端部分對稱地拿住一定的部位進行短時間的擠壓，用力由輕而重，如：拿鬼眼、拿承山等。

（五）揉法

用指端（食、中、拇指均可）或掌根，在選定的穴位或部位上，作旋轉廻環活動，稱為揉法。本法用力較摩法略重。摩法在應用時，不帶動皮肉筋脈；揉法在應用時，要帶動皮肉筋脈。治療部位大的，可用掌根揉，如揉臍腹等。揉法有順揉（順時針方向）為補，倒揉（逆時針方向）為瀉之說，在應用時可作參考。

（六）掐法

用拇指甲掐入選定的穴位上，稱為掐法。古人有以掐代針之說。因此，這是一種刺激較強的手法，如掐人中、掐十宣等。

（七）運法

運是運行、運轉之意；用拇指端，或食、中指併攏，由某個穴位起，作弧形或環行推運至他穴，稱為運法。如運土入水、運水入土（弧形推運）、運太陽（環形推運）等。

（八）搓法

用兩手心相對，合搓某一部位，稱為搓法。如搓上、下肢，搓胸腹等。

（九）搖法

用兩手扶住患肢關節之兩端，作緩緩搖動，稱為搖法。如搖肩關節，搖踝關節等。常與拿法相配合，治療骨折、脫位等。

（十）捏脊法

捏脊法是捏、提、揉、捻等多種手法，在脊椎部綜合運用的一種治療方法。

操作時：患兒伏臥（幼小兒童可由家長扶抱），背脊完全暴露；醫者站於後，雙手的中指、無名指、小指握成半拳狀，食指半屈，拇指伸直對準食指前半段，虎口向前；然後運用雙手的拇、食指，從患兒的尾　部（長強穴）開始，把皮膚提捏起來（捏時雙手食指要橫抵在脊椎骨處），並沿著脊椎，邊提捏、邊向上推進，直到大椎為

止，算作一遍。

每推進一個脊椎，就要運用雙手的腕力向上提捏一次（圖1、圖2）。

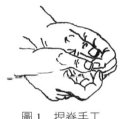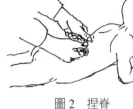

圖1　捏脊手工　　　　圖2　捏脊

本法多用於治療小兒積聚一類的疾患，如食積、嘔吐、疳積、便秘、泄瀉等，故又稱「捏積」。

（十一）推脊法

本法操作時的姿勢同捏脊法。醫者把食、中兩指併攏，自患兒大椎起沿脊柱直推至第二腰椎，從上到下推50～300次。

本法適用於高熱不退的患兒（圖3）。

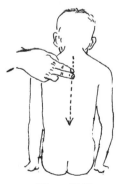

圖3　推脊

（十二）分推肩胛骨法

本法操作姿勢同上。醫者用兩手大拇指面，分別在患兒兩肩胛骨部位由上往下，沿著肩胛骨邊緣分推約 50～200 次。

本法能宣肺止咳，對久咳氣急患兒適用（圖 4）。

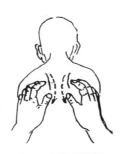

圖 4　分推肩胛骨

三、常用穴位及其部位、操作和主治

小兒推拿的穴位，有它獨特的地方。有些穴位往往是指一定的部位：有的成線狀，如三關、六腑、大腸等穴；有的成片狀，如板門、耳後高骨等穴；有些為點狀，同針灸所用穴位是一致的。

由於小兒百脈彙集於兩掌，因此在治療中，手掌前後的穴位是很重要的。

古人認為在治療男孩時，應操作患兒左手的穴位，女孩則相反，要操作右手的穴位。現在臨床上不論男女，一般均只操作左手穴位，右手不操作。

下面介紹常用穴位及其操作方法（各穴操作方法的補、瀉問題，在治療實踐中，可作為參考之用）。

（一）頭面部（圖5）

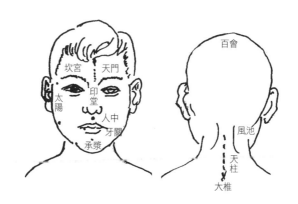

圖5　頭面部常用穴位

1. 天門

【部位】兩眉中點起，直上至前髮際，成一直線狀。

【操作】患兒仰臥或坐勢均可，醫者相對站於患兒前面（以下七個穴位操作時，患兒與醫者的姿勢均同此），兩手扶住患兒之頭，兩拇指面自患兒眉心起，輪流向上用推法至前髮際，稱為開天門（圖6）。

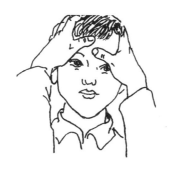

圖6　開天門

【次數】20～40次。

【主治】外感、內傷有些醫者把開天門作為推拿治療的常規之一，不論何種疾病，凡推拿時，先操作本穴。

2. 坎宮

【部位】兩眉之上，沿眉棱骨至眉梢，成一橫線狀。

【操作】醫者兩手扶住患兒之頭，用拇指面自眉頭上，沿著眉棱骨分推至兩眉梢，稱為推坎宮，又名分陰陽。

【次數】20～40次。

【主治】同開天門。

3. 太陽

【部位】在兩眉梢後陷中。

【操作】用雙手拇指端在太陽穴作運法，稱為運太陽。向眼方運為補法，向耳方運為瀉法。本穴操作，常在推坎宮以後應用之。

【次數】20～30次。

【主治】頭痛發熱，汗出過多（用補法），表證汗不出（用瀉法）等。

4. 百會

【部位】兩耳尖直上，頭頂中央。

【操作】用拇指揉或按法，稱為揉、按百會（圖7）。

【次數】30～50次。

【主治】驚風抽搐，煩躁，頭痛，脫肛，慢性消化不良等症。

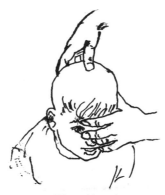

圖 7　按百會

5. 印堂

【部位】鼻梁直上，兩眉之中間。

【操作】用拇指甲掐法，稱為掐印堂。

【次數】5～10次。

【主治】驚風抽搐，昏迷不醒，能開竅提神。

6. 人中

【部位】在鼻下，唇上溝中央。

【操作】用拇指甲或食指甲掐之，稱為掐人中。

【次數】5～10次。

【主治】驚風，痰迷，厥逆，口噤等症。

7. 承漿

【部位】在下唇下面的凹陷中。

【操作】用拇指甲或食指甲掐之。

【次數】5～10次。

【主治】嘔吐、口眼斜、口噤等症。

8. 牙關（頰車）

【部位】耳下約一寸，下頜角前上方一橫指凹陷中。

【操作】用兩拇指按法，或用中指端揉法，稱為按、揉牙關。

【次數】20～30次。

【主治】口眼斜，牙關緊閉。

9. 風池

【部位】髮後際（頸項上部）兩側凹陷處。

【操作】用兩手拇指在穴位上對按之，或用單手拇、食指對拿之，稱為按、拿風池（圖8）。

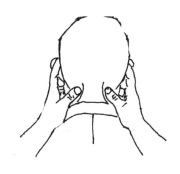

圖8　按風池

【次數】5～10次。

【主治】外感發熱，頭項強痛，表證汗不出等症。

10. 天柱

【部位】項後髮際正中起，至大椎（第七頸椎）或一條直線。

【操作】用拇指面從後髮際至大椎，自上而下的直推，稱為推天柱。

【次數】20～50次。

【主治】項強，外感頭痛，角弓反張等症。

（二）腹部（圖9）

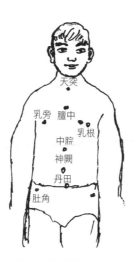

天突

乳旁　膻中
　　　　　乳根
　　中脘
　　神闕
　　　丹田

肚角

圖9　腹部常用穴位

1. 天突

【部位】兩鎖骨之中間，骨上方凹陷處。

【操作】患兒坐勢，醫者站於右側，左手扶住患兒後腦部，右手用中指或食指端作按法或揉法，稱為按、揉天突。

【次數】20～30次。

【主治】痰涎壅盛，咳吐不利。

2. 膻中

【部位】兩乳頭之中間。

【操作】患兒仰臥，醫者坐於右側（以下六穴操作姿勢均同此），用單手中指端作揉法，稱為揉膻中。或用兩拇指自膻中起，分推至兩乳房，稱為推膻中（圖10）。

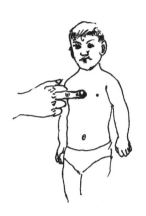

圖 10　推膻中

【次數】揉 30～40 次，推 100～200 次。

【主治】咳、吐、胸悶，痰鳴氣急等症。

3. 乳根

【部位】乳頭下一橫指處。

【操作】用雙手拇指或中指端作揉法，稱為揉乳根。

【次數】20～40 次。

【主治】咳嗽，氣促，嘔吐等症。

4. 乳旁

【部位】乳頭外側一橫指處。

【操作】用雙手拇指或中指端作揉法，稱為揉乳根。

【次數】20～40 次。

【主治】咳嗽，氣促，嘔吐等症。

5. 中脘

【部位】臍上四寸（骨下端至臍連線之中點）。

【操作】用單手食、中、無名指的指面作摩法，稱為

摩腹。用中指端作揉法或按法，稱為揉、按中脘。

如患兒體弱症虛者，用摩法；體質較好，症屬實者，用揉或按法（圖11）。

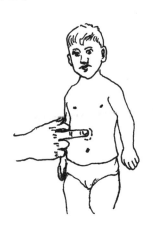

圖11　揉中脘

【次數】摩5～8分鐘，按10～20次，揉40～60次。

【主治】消化不良、食積停滯，嘔吐，泄瀉，疳積、腹脹等症。

6. 神闕

【部位】肚臍中央。

【操作】用掌根或中指端按揉之，稱為揉臍；或用掌心作盤旋摩動，稱為摩臍。

【次數】摩3～5分鐘，揉100～200次。

【主治】腸鳴腹痛，便秘、腹瀉、脘腹硬滿等症。

7. 肚角

【部位】在臍旁四寸，往下二橫指處。

【操作】用雙手拇指端作按法，或用拇、食指向深部拿之，稱為按‧拿肚角（圖 12）。

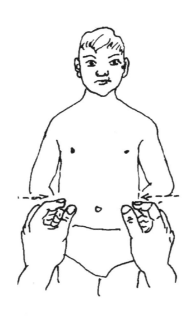

圖 12　拿肚角

【次數】按 5～10 次，拿 3～5 次。

【主治】腹痛、泄瀉不止等症。

8. 丹田

【部位】臍直下二寸處。

【操作】用單手食、中、無名指的指面作盤旋摩動，或用中指端作揉法，稱為摩、揉丹田。

【次數】摩 3～5 分鐘，揉 100～200 次。

【主治】體虛遺尿、疝氣、少腹痛（用摩法）、小便赤少或癃閉不通（用揉法）。

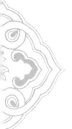
（三）肩背腰臀部（圖13）

1. 大椎

【部位】第七頸椎棘突下（點頭時突出最高的一椎）。

【操作】患兒伏坐或伏臥，醫者站於後（以下諸穴操作姿勢均同此），用拇指端作按法或揉法，稱為按、揉大椎。

【次數】按5～10次，揉30～60次。

【主治】發熱（用揉法）、驚風、角弓反張（用按法）。

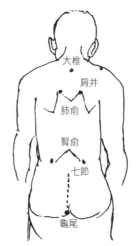

圖13　肩背腰臀部常用穴位

2. 肩井

【部位】肩胛岡上窩的上方。

【操作】用雙手拇、食指作拿法，或用雙手中指端作按法，稱為拿、按肩井。

【次數】拿5～10次，按10～20次。

【主治】感冒無汗，肺熱鼻煽，嘔吐等症。本穴常在

其他穴位操作完畢後，作為結束治療，能通周身氣血。

3. 肺俞

【部位】第三胸椎下二旁，距脊一寸半（約二橫指）。

【操作】用雙手拇指或中指端作揉法，稱為揉肺俞
（圖 14）。

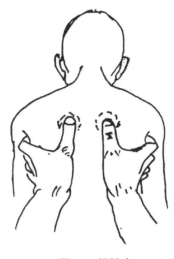

圖 14　揉肺俞

【次數】60～100 次。

【主治】發熱、喘咳、氣急、胸悶、痰壅等症。

4. 腎俞

【部位】第二腰椎下（也稱十四椎下）二旁，距脊一
寸半。

【操作】用雙手拇指面按而揉之，稱為按腎俞。

【次數】50～100 次。

【主治】尿多、遺尿、腰腿軟弱少力等症。

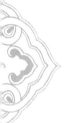

5. 七節（又稱七節骨）

【部位】自第四腰椎起至尾骶骨，成一條直線狀。

【操作】用單手拇指面或食、中指面作直推法。自上而下推為推下七節，自下而上推為推上七節。總稱為推七節（圖15）。

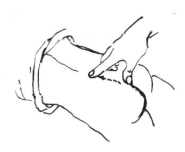

圖15　推上七節

【次數】100～200次。

【主治】腸熱便秘、積食腹脹（向下推），泄瀉、痢疾（向上推）。

6. 龜尾

【部位】尾椎骨端。

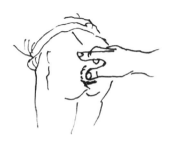

圖16　揉龜尾

【操作】用雙單手拇指端作揉法（順時針方向），稱為揉龜尾（圖16）。

【次數】300～600次。

【主治】瀉痢、脫肛、便秘等症。

（四）上肢部（圖17-18）

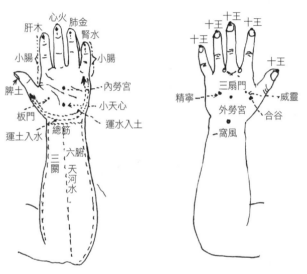

圖17-18　上肢部常用穴

1.脾土

【部位】大拇指羅紋面。

【操作】患兒坐勢，醫者坐於對面，用左手握住患兒的左手，右手用推法操作（以下諸穴操作姿勢均同此）。其方法有三種：

（1）將患兒拇指伸直，用直推法自拇指外側邊緣（赤白肉際）推到掌根橫紋處，為推脾土（清法）。

（2）將患兒拇指第二節屈曲，如上法操作，為補脾

土。

（3）用旋推法推於患兒拇指羅紋面穴位上，亦稱為補脾土（補法）（圖19）。

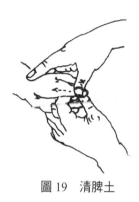

圖 19　清脾土

【次數】直推清法，200~500 次，補法 500~800 次，旋推 200~400 次。

【主治】消化不良、傷乳傷食、形體消瘦、嘔吐泄瀉、麻疹不透等症。實熱用清法，虛寒症用補法。

2. 肝木

【部位】食指羅紋面。

【操作】用拇指面在穴位上直推為清，旋推為補。

【次數】清 100～200 次，補 50～100 次。一般醫者認為本穴在在治療中宜清不宜補，補之恐動肝火。在必須要用補法時，可用腎水穴代替。（圖 20）。

【主治】肝風內動、煩躁不寧、驚風昏迷等症。

3. 心火

【部位】中指羅紋面。

【操作】用拇指面在穴位上直推為清，旋推為補。或

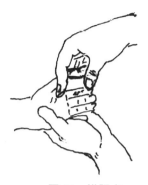

圖 20　推肝水

用拇指甲掐於中指尖，稱為瀉心火。

【次數】清 150～300 次，補 50～100 次，掐 10～20 次。心火宜清不宜補，補之恐動心火。所以用補法後要加清法調和。

【主治】驚風搐動、高熱昏迷、煩躁不安等均用清法。氣虛膽怯、睡臥露睛等心虛不足之症可適當用補法。

4. 肺金

【部位】無名指羅紋面。

【操作】直推為清，旋推為補。

【次數】清 150～400 次，補 150～300 次。

【主治】氣促痰多、肺熱咳嗽、風熱感冒等實證用清法。肺虛喘急、呼吸短促、自汗盜汗等虛不足之證用補法。

5. 腎水

【部位】小指羅紋面。

【操作】直推為補，旋推為清。

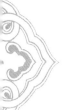

【次數】清 50～200 次，補 150～400 次。本穴在治療中宜多補少清。

【主治】尿多、遺尿、五更泄瀉、先天不足、氣血兩虧等虛症宜補。小便赤澀、下焦濕熱，宜用清法。

以上脾土、肝木、心火、肺金、腎水等五穴如連起來操作，稱為推五經。

6.大腸（又稱小三關）

【部位】自食指端邊緣至虎口（赤白肉際）成一直線。

【操作】用拇指自食指端直推至虎口，稱為推大腸（圖21）。反之，自虎口直推至指端，稱為清大腸。

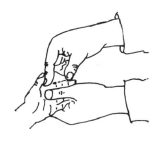

圖21　推大腸

【次數】推 50～200 次，清 100～300 次。

【主治】積食、便秘、腸熱等用清法。脾胃虛寒泄瀉及脫肛等用推法。

7.小腸

【部位】小指外側邊緣（赤白肉際），自指端到指根部成一直線。

【操作】用拇指自小指端直推至指根，稱為推補小

腸。反之，自指根直推至指端，稱為清小腸（圖 22）。

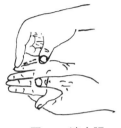

圖 22　清小腸

【次數】推補 200～400 次，清 100～300 次。

【主治】遺尿、午後潮熱等症用推補法。小便赤少，身熱煩躁用清法。

8. 十王（又稱十宣）

【部位】十指尖端。

【操作】用拇指甲掐法，以指代針，稱為掐十王。

【次數】各指均掐 5～10 次。

【主治】驚風抽搐、昏迷不醒、身熱煩躁、驚恐不安等症。

9. 老龍

【部位】中指甲根後一分處。

【操作】用拇指甲掐法，稱為掐老龍。

【次數】掐 5～10 次。

【主治】急驚昏迷、心火實熱等症。

10. 板門（又稱版門、魚際）

【部位】大魚際隆起處，成片狀。

【操作】（1）自拇指根掌橫紋來回直推為推板門（清

法）（圖 23）。（2）在穴位上用中指端揉為揉板門。

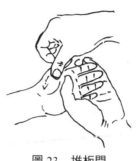

圖 23　推板門

【次數】揉 50～100 次，清 100～200 次。

【主治】悶、嘔吐、食積腹滿、虛熱（用清法），泄瀉、食慾不振（用揉法）等症。

11. 小天心

【部位】大、小魚際之間，掌根橫紋梢上正中處。

【操作】用中指端在穴位上作掐法或揉法，稱為掐揉小天心。應用時可先掐後揉（圖 24）

【次數】揉 20～50 次，掐 5-10 次。

【主治】驚風抽搐、高熱昏迷、兩目斜視等症。

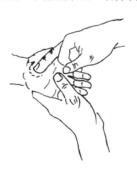

圖 24　揉小天心

12. 內勞宮

【部位】手掌中央，握拳時無名指端盡處是穴。

【操作】用中指端作揉法（圖25）。

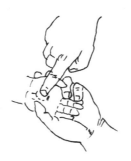

圖25　揉內勞宮

【次數】揉50～100次。

【主治】煩躁不安、久熱不退等症。

13. 運土入水、運水入土

【部位】自掌面大指根部起，循掌根邊緣至小指根部，成一半圓形。

【操作】用拇指端運法，自大指根部運向小指根部，

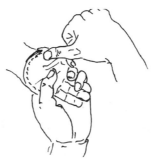

圖26　運土入水　運水入土

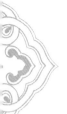

稱為運土入水。反之，從小指根部運向大指根部，稱為運水入土（圖26）。

【次數】10～30次。

【主治】泄瀉腸鳴、腹脹痛、便秘、消化不良等症

14. 大橫紋

【部位】掌面的腕橫紋上，自橈側至尺側，成一條橫線。

【操作】用雙手拇指面，從腕橫紋中點起，向橫紋左右分推，稱為分陰陽。（圖27）。

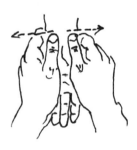

圖27　分陰陽

【次數】50～100次。

【主治】嘔吐、喘咳，寒熱往來。

15. 總筋

【部位】腕內側大橫紋穴的中點。

【操作】用單手拇指甲掐於穴位上，另一手將患兒腕關節搖動，稱為掐總筋。

【次數】20～30次。

【主治】腸鳴、吐瀉、驚厥等。

16. 外勞宮

【部位】掌背第三，第四掌骨間，與內勞宮相對。

【操作】用單手拇指作掐法或揉法，稱為掐、揉外勞宮（圖28）。

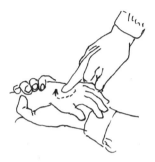

圖28　揉外勞宮

【次數】揉100～200次，掐20～30次。

【主治】完穀不化，腸鳴腹痛、泄瀉、脫肛等。

17. 二扇門

【部位】在手背部，中指本節兩旁凹陷處（有兩個穴位）。

【操作】用單手拇、食指端或雙手拇指端，分別按在穴位上，先作掐法，繼用揉法，稱為掐、揉二扇門（圖29）。

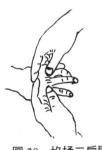

圖29　掐揉二扇門

【次數】掐 10～20 次，揉 100～200 次。

【主治】驚風抽搐，身熱無汗。

18. 合谷（虎口）

【部位】在拇指、食指掌骨間凹陷中。

【操作】用單手拇指端先掐之，繼用揉法，稱為掐、揉合谷。或用拇、食指對稱合拿之，稱為拿合谷。

【次數】掐 5～10 次，揉 50～100 次。

【主治】頭痛、咽痛、高熱驚風等症。

19. 天河水

【部位】在前臂內側正中，自總筋穴起至肘部橫紋中點，成一直線。

【操作】患兒掌心向上，醫者左手握住患兒手掌，右手用大拇指面或食、中指面，自總筋穴起向上直推至肘橫紋中點，稱為清天河或推天河。

【次數】100～500 次。

【主治】身熱煩躁、高熱不退、外感發熱等一切實熱症。本穴性涼，一切虛寒證需慎用。

20. 三關

【部位】在前臂橈側邊緣，自腕部大橫紋頭直上至肘彎橈側橫紋頭成一直線。

【操作】用單手拇指面或食、中指指面，自腕部橈側向上直推至肘彎橈側橫紋頭，稱為推上三關（圖 30）。

【次數】200～600 次。

【主治】外感惡寒無汗，營養不良，病後體弱，麻疹不透等症。本穴性溫，能發汗，一切實熱證需慎用。

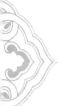

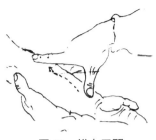

圖 30　推上三關

21. 六腑

【部位】在前臂尺側，自掌根（小指側）向上直至肘彎尺側橫紋頭，成一直線。

【操作】患兒前臂向上，屈曲約 90 度。醫者一手握住患兒手掌，另一手用拇指面或食指、中指指面，自肘彎尺側直推至腕部橫紋，稱為推退六腑。

【次數】100～600 次。

【主治】高熱驚風、脾胃實熱、壯熱汗出等一切實熱症。本穴性大涼，能清熱止汗，故對平素脾胃虛寒，大便溏薄，泄瀉完穀不化等患者不宜使用。

22. 精寧

【部位】在掌背第四、第五掌骨間，於外勞宮相平。

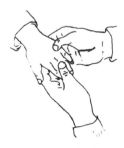

圖 31　揉精寧

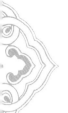

【操作】用單手拇指甲掐之，或用中指端作揉法，稱為掐揉精寧（圖31）。

【次數】掐5～10次，揉100～200次。

【主治】痰喘、食積、乾嘔等症。

23. 威靈

【部位】在掌背第二、第三掌骨間，於外勞宮相平。

【操作】用單手拇指甲掐之，或用中指端作揉法，稱為掐揉威靈。

【次數】掐5～10次，揉100～200次。

【主治】急驚昏迷，頭痛等症。

24. 一窩風

【部位】在手背掌根，腕橫紋中央凹陷處。

【操作】用單手拇指甲掐之，或用中指端作揉法，稱為掐揉一窩風（圖32）。

【次數】掐5～10次，揉100～200次

【主治】急慢驚風、腹痛腸鳴、感冒無汗等症。

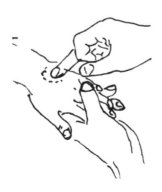

圖32 揉一窩風

（五）下肢部（圖33）

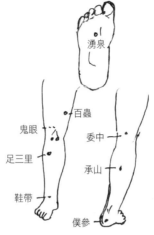

圖33　下肢部常用穴位

1.百蟲

【部位】在膝上內側（約2吋）肌肉豐滿處。

【操作】患兒仰臥或座位，醫者作於旁（以下穴位操作均同此），用拇指面作按法，稱為按百蟲（圖34）。

【次數】10～30次。

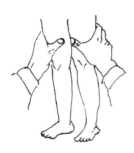

圖34　按百蟲

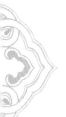

【主治】驚風抽搐、驚悸不安等症。

2. 鬼眼

【部位】在膝蓋骨下兩旁之凹陷中。

【操作】用雙手拇指端在穴位上對按之，或用單手拇、食指用拿法，稱為拿鬼眼。

【次數】按5～10次，拿10～20次。

【主治】下肢痿軟無力，急慢驚風等症。

3. 足二里

【部位】膝下三寸，脛骨外側。

【操作】用拇指端按或揉，稱為按、揉足三里（圖35）。

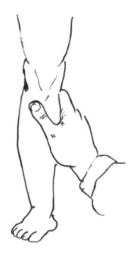

圖 35　按足三里

【次數】按5～10次，揉40～100次。

【主治】脘腹脹滿、泄瀉、嘔吐、下肢痿軟等症。

4. 委中

【部位】膝後膕窩中央。

【操作】用中指或食指端作拿法，稱為拿委中。

【次數】5～10次。

【主治】驚風、麻痺、發熱無汗等症。

5. 承山

【部位】小腿之中點，前後對稱有兩穴，在小腿前面的稱為前承山，在小腿後面的稱為後承山。

【操作】用拇指、食兩指分別對住前後兩穴作拿法，稱為拿承山。

【次數】5～10次。

【主治】驚風抽搐、下肢無力等症。重拿能發汗。

6. 鞋帶（解谿）

【部位】在踝關節前面凹陷處（足背繫鞋帶處）。

【操作】用拇指甲作掐法，稱為掐鞋帶（或稱為掐解谿）。

【主治】踝部麻痺畸形，驚風，吐瀉不止等症。

7. 僕參

【部位】足跟外側凹陷中。

【操作】用拇指甲作掐法或拿法。

【次數】各5～10次。

【主治】痰厥、驚風。

8. 湧泉

【部位】於足底（去趾）前三分之一處。

【操作】用中指端作揉法，稱為揉湧泉（圖36）；用

拇指面從足跟推至足尖為推湧泉。

　　【次數】50〜200 次。

　　【主治】吐瀉、發熱、小便不利等症。

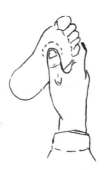

圖 36　揉湧泉

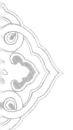

武當道醫 兒科臨證 靈方妙法

一、《小兒藥證直訣‧序》「五難」說

醫之為藝誠難矣，而治小兒為尤難。

自六歲以下，黃帝不載其說，始有《顱囟經》以占壽夭生死之候，則小兒之病，雖黃帝尤難之，其難一也；

脈法雖曰八至為和平，十至為有病，然小兒脈微難見，醫為持脈，又多驚啼而不得其審，其難二也；

脈既難憑，必資外證，而其骨氣未成，形聲未正，悲啼喜笑，變態不常，其難三也；

問而知之，醫之工也，而小兒多未能言，言亦未足取信，其難四也；

臟腑柔弱，易虛易實，易寒易熱，又所用多犀、珠、龍、麝，醫苟難辨，何以已疾，其難五也。

種種隱奧，其難固多。

二、《幼幼集成》指紋歌

浮沉分表裏歌

指紋何故乍然浮，邪在肌膚未足愁；

腠理不通名表證，急行疏解汗劑投。

忽而關紋漸漸沉，已知入裏病方深；

莫將風藥輕相試，須向陽明裏證尋。

紅紫辨寒熱歌

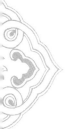

身安定見紅黃色，紅豔多從寒裏得，
淡紅隱隱本虛實，莫待深紅化為熱。
關紋見紫熱之徵，青色為風古所稱；
傷食紫青痰氣逆，三關青黑禍難勝。

淡滯定虛實歌

指紋淡淡亦堪驚，總為先天稟賦輕；
脾胃本虛中氣弱，切防攻伐損孩嬰。
關紋澀滯甚因由？邪遏陰營衛氣留；
食鬱中焦風熱熾，不行推蕩更何求？

三關部位歌

初起風關證未殃，氣關紋現急須防；乍臨命位誠危急，射甲迫關病勢張。

三、《幼幼集成》脈要歌

總括脈要歌

太淵一指定安危，六至中和五主虧，七八熱多三四冷，浮沉遲數貴詳推，有力為陽為實熱，虛寒無力裏何疑；若能留意於中取，何致亡羊泣途歧！

浮而有力實兼風，無力陰虛汗雨蒙；有力而沉痰食害，沉沉無力氣凝胸。遲而有力多為痛，無力虛寒氣血窮；數脈熱多終有力，瘡瘍無力不宜攻。

脈證宜忌歌

脈浮身熱汗之鬆，沉細身涼莫強攻；咳嗽正嫌浮數脈，細沉腫脹定知凶。沉遲下痢方為吉，洪大偏宜痘疹逢，腹痛不堪浮有力，洪吐浮衄總無功。

四、兒科新見病種簡介《兒童肛門滲油症 106 例》

我院（丹江口市第一醫院）肛腸科門診從 1998 年 11 月 8 日至 2000 年 6 月 2 日共接診一種罕見的兒童肛門滲油症 106 例，經全身一般檢查，肛門鏡檢，乙狀結腸鏡檢、糞常規鏡檢、糞培養檢查未查出與此病有直接因素的陽性體徵，經採用我院研製的乾坤腸康灌腸液作保留灌腸治療，結果 106 名患兒全部治癒，現將具體觀察、治療情況報導如下：

臨床一般資料：

性別：男 56 例，女 50 例。

年齡：最小 3 歲，最大 14 歲，平均 8 歲 3 個月。

病程：最短 20 天，最長 6 個月。

臨床表現：

上述患兒均在無任何感覺情況下，肛內向外滲油，將衣褲、床被污染或在學校將坐椅污染，症狀嚴重者能將棉褲及棉被濕透，於盛有清水的便盆中排便，便盆水面上可浮一層油層，用乾衛生紙揩擦肛門可見明顯油跡。

臨床檢查：

106 例患兒均為幼兒園或小學、初中學生，生長發育、智力均屬正常，只有 9 例患兒因精神負擔重，影響睡眠及飲食而營養欠佳。

體格檢查：

患兒全身檢查肝脾、腹部觸診均無陽性體徵。肝、膽、脾超音波也無異常發現，肛門鏡檢 85 例，有 5 例肛

門部靜脈曲張，排便時加重，但無臨床症狀。85 例肛門周圍均有紅腫現象，肛內確未見明顯異常，作小兒乙狀結腸鏡檢 20 例，均無異常發現。

實驗室檢查，大便常規：

可見少量脂肪球，無膿，血及蟲卵。大便培養+藥敏試驗共作 100 例，除 6 例查出賀氏桿菌，對卡那黴素、諾氟沙星、先鋒等抗生素高度敏感外，其餘 94 例均無致病菌生長。其中 68 例患兒病程超過三個月，經多種抗生素口服、化痔栓、消炎栓塞肛、中藥及 P.P 溶液外洗肛門部，最長連續治療 3 個月，最短連續治療 1 個月，均無效果。我們對 6 例查出致病菌患兒，遵照藥敏結果用藥 1 週，但臨床症狀無好轉。

根據患兒肛周紅腫的臨床症狀，我們採用我院自己研製的乾坤腸康灌腸液對 106 例患兒進行保留灌腸治療，每日 2 次，每次 50~100ml，5 天為一個療程。

具體操作：

患兒取右側臥位，暴露肛門，用生理鹽水清洗肛門，插入導尿管進入肛門約 3cm，用 50ml 注射器吸取 50～100ml 乾坤腸康灌腸液，緩慢地注入肛內。注入完畢臥床休息 10 分鐘，即可離去。結果 106 例患兒治療一個療程，臨床症狀全部消失。

典型病歷：

莫某，男，9 歲，丹江口市第二小學三年級學生，1999 年 10 月 12 日初診。

患兒母洗衣服時發現患兒褲襠內有油跡，仔細觀察患

兒肛門內有油液向外滲漏，經口服驅蟲劑、抗清素效果不佳，又用中藥口服、外洗仍無效果。因患兒精神負擔重，常不願見人，因在學校內常將課椅污染油跡，患兒就不願上學。

就診時檢查：

患兒發育、智力正常，肛門鏡檢查無異常，小兒乙狀結腸鏡檢查無異常，糞常規鏡檢提示有少量脂肪球，無其他異常，糞培養+藥敏，未見有致病菌。給乾坤腸康灌腸液作保留灌腸，每日 2 次，每次 100ml，治療 5 天，臨床症狀消失，觀察 1 個月，病情無反覆。

討論：

行醫一生，不知有多少經治之人療效不盡人意，亦不知有多少自己尚未見到之病症。筆者行醫近 40 年，兒童肛門滲油症確屬罕見，查閱案頭醫書，亦未見有配載。筆者亦是近兩年方遇上此病症，查閱本院所藏之書，未見記載。兒科醫生說：此病有別於「脂肪瀉」，限於本人水準及本院設備，對此病的病因、病理尚不能述清。「肛門滲油症」的病名為筆者暫定，望有志之士進一步研究闡明此病的病因、病機為此病正名。

註：此文發表在 2002 年「國際醫療遠程會診暨東西方醫學學術交流」研討會（在德國召開）發表。

導引養生功

張廣德養生著作　每冊定價350元

疏筋壯骨功
定價350元

導引保健功
定價350元

頤身九段錦
定價350元

九九還童功
定價350元

舒心平血功
定價350元

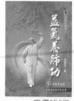
益氣養肺功
定價350元

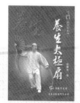
養生太極扇
定價350元

養生太極棒
定價350元

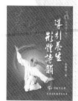
導引養生形體詩韻
定價350元

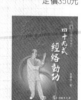
四十九式經絡動功
定價350元

輕鬆學武術

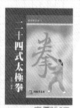
二十四式太極拳
定價250元

四十二式太極拳
定價250元

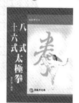
十六式太極拳
定價250元

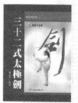
三十二式太極劍
定價250元

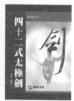
四十二式太極劍
定價250元

二十八式木蘭拳
定價250元

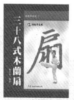
三十八式木蘭扇
定價250元

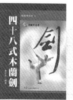
四十八式木蘭劍
定價250元

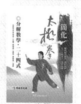
簡化太極拳 分解教學二十四式
定價280元

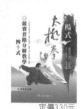
楊式太極拳 競賽套路分解教學四十式
定價330元

四十二式太極拳 競賽套路分解教學
定價250元

陳式太極拳 三十六式競賽套路分解教學
定價250元

太極跤

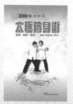
太極防身術
定價300元

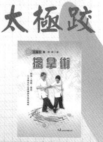
擒拿術
定價280元

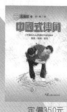
中國式摔角
定價350元

彩色圖解太極武術

定價220元

定價220元

定價220元

定價220元

定價350元

定價350元

定價350元

定價350元

定價350元

定價350元

定價350元

定價350元

定價350元

定價220元

定價220元

定價220元

定價350元

定價220元

定價350元

定價350元

定價220元

定價220元

定價220元

養生保健 古今養生保健法 強身健體增加身體免疫力

 醫療養生氣功 定價250元
 中國氣功圖譜 定價250元
 少林醫療氣功精粹 定價250元
 龍形實用氣功 定價220元
 魚戲增視強身氣功 定價220元
 道家玄牝氣功 定價200元
 仙家秘傳祛病功 定價160元

 少林十大健身功 定價180元
 中國自控氣功 定價250元
 醫療防癌氣功 定價250元
 醫療強身氣功 定價250元
 醫療點穴氣功 定價250元
 中國八卦如意功 定價180元
 正宗易筋掌養氣功 定價420元

 道家筋經內丹功 定價300元
 三元開慧功 定價250元
  防癌治癌新氣功 定價180元
 禪定與佛家氣功修煉 定價200元
 顛倒之術 定價360元
 簡明氣功辭典 定價360元
 八卦三合功 定價230元

 朱砂掌健身養生功 定價250元
 抗老功 定價230元
 意氣按穴排濁自療法 定價250元
 健身祛病小功法 定價200元
 張氏太極混元功 定價250元
 中國少林禪密功 定價200元
 郭林新氣功 定價400元

 太極 定價280元
 現代原始氣功 定價400元
 開脈太極 定價300元
 達摩功 定價300元
 太極內功養生法 定價180元
 無極養生氣功 定價200元
 小周天健康法 定價200元

 易筋經 定價350元
 洗髓經 定價400元
 精動易簡經 定價200元
 武當纏門七心活氣功 定價280元
 手杖健身法 定價200元
 武當道教養生導引術 定價180元
 養生長壽術 定價200元

 太極拳內功養生心法 定價280元
 意拳 定價280元
 靜坐要訣 定價200元

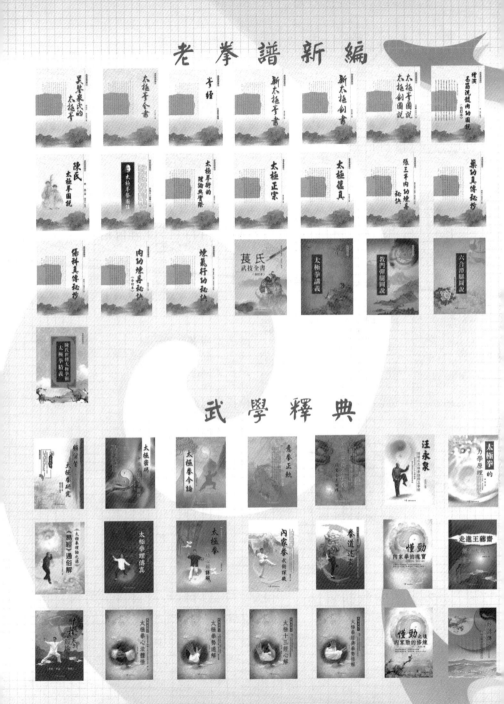

老拳譜新編

武學釋典

太極武術教學光碟

太極功夫扇
五十二式太極扇
演示：李德印 等
(2VCD)中國

夕陽美太極功夫扇
五十六式太極扇
演示：李德印 等
(2VCD)中國

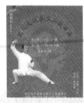

陳氏太極拳及其技擊法
演示：馬虹(10VCD)中國
陳氏太極拳勁道釋秘
拆拳講勁
演示：馬虹(8DVD)中國
推手技巧及功力訓練
演示：馬虹(4VCD)中國

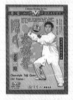 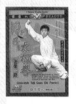

陳氏太極拳新架一路
演示：陳正雷(1DVD)中國
陳氏太極拳新架二路
演示：陳正雷(1DVD)中國
陳氏太極拳老架一路
演示：陳正雷(1DVD)中國

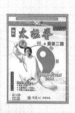 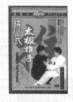 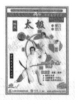

陳氏太極拳老架二路
演示：陳正雷(1DVD)中國
陳氏太極推手
演示：陳正雷(1DVD)中國
陳氏太極單刀・雙刀
演示：陳正雷(1DVD)中國

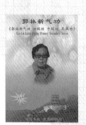

郭林新氣功
(8DVD)中國

本公司還有其他武術光碟
歡迎來電詢問或至網站查詢
電話：02-28236031
網址：www.dah-jaan.com.tw

原版教學光碟

歡迎至本公司購買書籍

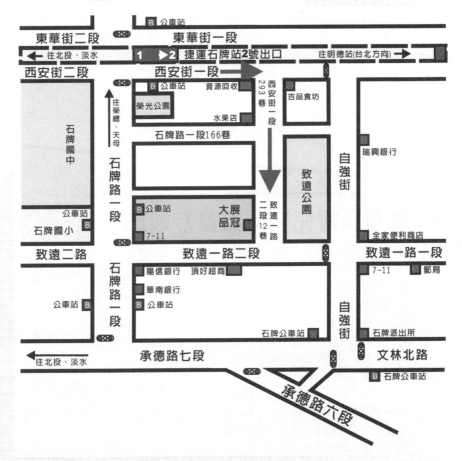

建議路線

1. 搭乘捷運‧公車

　　淡水線石牌站下車,由石牌捷運站2號出口出站(出站後靠右邊),沿著捷運高架往台北方向走(往明德站方向),其街名為西安街,約走100公尺(勿超過紅綠燈),由西安街一段293巷進來(巷口有一公車站牌,站名為自強街口),本公司位於致遠公園對面。搭公車者請於石牌站(石牌派出所)下車,走進自強街,遇致遠路口左轉,右手邊第一條巷子即為本社位置。

2. 自行開車或騎車

　　由承德路接石牌路,看到陽信銀行右轉,此條即為致遠一路二段,在遇到自強街(紅綠燈)前的巷子(致遠公園)左轉,即可看到本公司招牌。

國家圖書館出版品預行編目資料

武當道醫兒科臨證靈方妙法 / 尚儒彪編著.
——初版，——臺北市，品冠文化，2015 [民 104.11]
面；21公分一（武當道教醫藥；06）
ISBN　978-986-5734-38-1（平裝）
1. 小兒科　2. 辨證論治　3. 道教修鍊
417.5　　　　　　　　　　　　　　　　104018162

武當道醫兒科臨證靈方妙法

編　　著 / 尚 儒 彪
責任編輯 / 郝 志 崗
發 行 人 / 蔡 孟 甫
出 版 者 / 品冠文化出版社
社　　址 / 臺北市北投區（石牌）致遠一路 2 段 12 巷 1 號
電　　話 /（02）28233123，28236031，28236033
傳　　真 /（02）28272069
郵政劃撥 / 19346241
網　　址 / www.dah-jaan.com.tw
E - m a i l / service@dah-jann.com.tw
登 記 證 / 北市建一字第 227242 號
承 印 者 / 傳興印刷有限公司
裝　　訂 / 眾友企業公司
排 版 者 / 菩薩蠻數位文化有限公司
授 權 者 / 山西科學技術出版社
初版 1 刷 / 2015 年（民 104 年）11 月

定價 / 300元

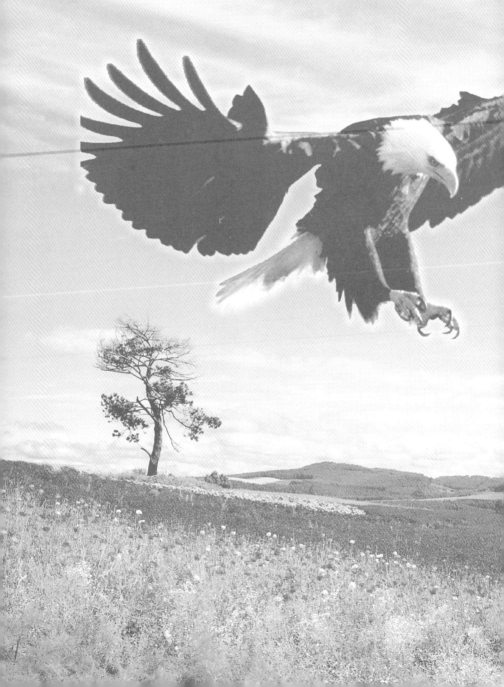

大展好書　好書大展

品嘗好書・冠群可期